リーズナブル
免疫生物学

吉田龍太郎
大阪医科大学名誉教授

中外医学社

目次

まえがき　1
    基礎医学への道　1
    学問の世界はときに排他的　2
    素人の単純な疑問　3
    マクロファージとの出会い　4
    実験結果から学ぶ　5
    一人で書く教科書　7

1　免疫生物学序論　9

1-1	からだの基本的構造　9
1-2	健康の維持　10
1-3	自己と非自己　11
1-4	どこで？　11
1-5	だれが？　11
1-6	どうした？　12
1-7	刑事事件にあって生体防御機構では知られていなかったこと　14
1-8	自然免疫系細胞上の Toll-like 受容体　14
1-9	肥満細胞　15
1-10	なぜ好中球が一番先に炎症部位に行くのか？　15
1-11	リンパ球の感染症における役割　16
1-12	免疫グロブリン（抗体）　17
1-13	限られた数の遺伝子から無数の抗体が産生される機構　17

2　免疫生物系の構成　21

2-1	生物は何のために食べるのか？　21
2-2	微小循環　22
2-3	血管とリンパ管　23
2-4	血球細胞の種類と役割　23
2-5	血球細胞が炎症部位へ浸潤する順序　25
2-6	常在性マクロファージの役割　25
2-7	多核白血球の役割　26
2-8	浸潤性マクロファージの役割　26
2-9	リンパ球の役割　28
2-10	単球と肥満細胞の役割　30

2-11	細胞の性質を調べる方法　30
2-12	一次反応と二次反応　31

3　B細胞免疫　32

3-1	Edward Jenner　32
3-2	二度なし免疫現象　33
3-3	遺伝子の組換え　34
3-4	抗原特異的抗体の産生機構　36
3-5	抗体の種類　39

4　T細胞免疫　42

4-1	T細胞による自己/非自己の識別　42
4-2	胸腺　43
4-3	T細胞の正と負の選択　44
4-4	T細胞受容体（TCR）の構造　46
4-5	Th1，Th2サイトカイン　48
4-6	抗原提示細胞とT細胞　48
4-7	胸腺からリンパ節へ　49

5　主要組織適合性抗原と移植免疫　51

5-1	がんは治る　51
5-2	主要組織適合性抗原の発見　52
5-3	移植片拒絶　52
5-4	ヌードマウスの発見　53
5-5	T細胞が同種異系を識別し，非自己を拒絶する　53
5-6	キラーT細胞とヘルパーT細胞　54
5-7	キラーT細胞ではなくヘルパーT細胞が移植片拒絶に必須　55
5-8	移植片上の被認識分子　56
5-9	MHCの拘束性　57
5-10	MHCクラス1やクラス2上の抗原の性状　58
5-11	下等動物も自己/非自己を識別し傷害　58
5-12	骨髄移植　60
5-13	胎児　62
5-14	母親と代理母　62
5-15	胎児混入細胞に対する寛容と拒絶　62
5-16	胎盤の構造　63
5-17	妊娠での不思議　64

6 自然免疫   66

- 6-1 自然免疫担当細胞   66
- 6-2 監視システム   66
- 6-3 炎症と免疫に関与する細胞   66
- 6-4 炎症・免疫と刑事事件   67
- 6-5 血管の透過性の亢進   67
- 6-6 白血球の遊走   68
- 6-7 病原微生物   69
- 6-8 液性免疫と細胞性免疫   69
- 6-9 新しいリンパ球とその機能の発見   70
- 6-10 リンパ球が炎症・免疫での主役に   70
- 6-11 リンパ球による抗原の特異的認識   71
- 6-12 マクロファージは非特異的貪食細胞   71
- 6-13 自然免疫細胞による炎症・免疫反応   72
- 6-14 ウイルス感染に対する生体防御   73
- 6-15 マクロファージによる巨大陰性荷電分子やPSの認識   75

7 マクロファージによる同種異系移植片拒絶   78

- 7-1 同種異系細胞の拒絶   78
- 7-2 同種異系移植片上のMHCクラス1分子を認識する受容体   82
- 7-3 非自己MHCクラス1 transgenicマウスの樹立   86
- 7-4 MMR1，MMR2や両者のノックアウトマウスの樹立   87

8 獲得免疫   90

- 8-1 獲得免疫の役割   90
- 8-2 Edward Jennerの功績   91
- 8-3 ワクチンの必要条件   94
- 8-4 抗体の蛋白構造   94
- 8-5 抗体遺伝子の構造   95
- 8-6 B細胞による抗体の産生   96

9 腸管での免疫応答   98

- 9-1 腸管の組織と機能   98
- 9-2 腸内細菌   99
- 9-3 腸の構造   100

10　母体と胎児　102

- 10-1　胎児は同種異系　102
- 10-2　血液型不適合による胎児の溶血性疾患　102
- 10-3　血液型に対する自然抗体　103
- 10-4　非自己白血球に対する寛容　104
- 10-5　骨髄移植での寛容　105

11　サイトカイン　107

- 11-1　背景　107
- 11-2　性状・機能　107
- 11-3　種類　108
- 11-4　基本的考え方　109
- 11-5　火災報知機的サイトカイン　109
- 11-6　以前に侵入した異物　110
- 11-7　異物の侵入が初回である場合　110
- 11-8　エフェクター細胞の活性化　111
- 11-9　侵入現場の clean up と再侵入への備え　111
- 11-10　サイトカインの意外な作用　113
  - 11-10-1．毛周期と IFN-γ　113
  - 11-10-2．マウス毛包におけるメラニン色素形成と血流　117
  - 11-10-3．創傷治癒におけるサイトカインの役割　120
- 11-11　サイトカインレセプター　121

12　ウイルス感染と免疫　123

- 12-1　小さい病原体としてのウイルス　123
- 12-2　ウイルスの単離　123
- 12-3　ウイルスの可視化　124
- 12-4　ウイルスの構造　124
- 12-5　ウイルスの増殖　126
- 12-6　ウイルスの細胞生物学的応用　127
- 12-7　ウイルス感染　127
- 12-8　ウイルスに対する生体防御　128
- 12-9　ウイルスに対する細胞性免疫　128
- 12-10　ワクチンと抗生物質の相違点　130
- 12-11　ワクチンの種類　131
- 12-12　ワクチンの副作用　131
- 12-13　肝炎ウイルス　132

12-14	ヒトをがんにするウイルス　133
12-15	がん遺伝子（oncogene）　134
12-16	ウイルスの応用　134

13　プリオン　136

| 13-1 | 狂牛病　136 |
| 13-2 | プリオン　137 |

14　過敏症　138

14-1	過敏症という名称は正しいか？　138
14-2	アレルギーの分類　138
	14-2-1．1型アレルギー　138
	14-2-2．2型アレルギー　140
	14-2-3．3型アレルギー　140
	14-2-4．4型アレルギー　141
14-3	アレルギー発症機構　141
	14-3-1．アレルゲンが初めて体内に侵入したとき　142
	14-3-2．アレルゲン特異的 IgE 抗体はいつできる？　143
	14-3-3．鼻粘膜下の所属リンパ節はどこか？　143
	14-3-4．アレルゲン非特異的 IgE 抗体の産生は IL-4 依存性か？　146
	14-3-5．所属リンパ節細胞構成の経時的変化　147
	14-3-6．マクロファージとリンパ球が IL-4 と IgE を産生　147
	14-3-7．大小2種類の細胞からなるリンパ節細胞　148
	14-3-8．同じ抗原で IgE や IgG を産生する実験系の確立　149
	14-3-9．だれが IgE を作るか IgG を作るかを決めている？　151
	14-3-10．マクロファージが IL-4 の産生量を決めている　152
	14-3-11．スギ花粉以外のアレルゲンに対する反応　153
	14-3-12．非特異的 IgE$^+$ B 細胞の IgE は非特異的か？　157
	14-3-13．非特異的 IgE$^+$ B 細胞は， 　　　　花粉関連アレルゲン特異的 IgE$^+$ B 細胞？　157
	14-3-14．関連アレルゲン特異的 IgE$^+$ B 細胞の誘導と通年性花粉症　158
	14-3-15．アレルゲン特異的 IgE$^+$ B 細胞とアレルゲンで 　　　　特異的 IgE を産生？　159
14-4	アレルゲン特異的 IgE 抗体の産生機構　160
	14-4-1．1回目のアレルゲンの侵入　160
	14-4-2．IgM から IgE へのクラススイッチはいつ起こるのか？　161
	14-4-3．1回のアレルゲン投与で特異的 IgE 抗体が産生されるのか？　161
	14-4-4．アレルギーは，発症と言うよりアレルゲンを排除する生理的反応？　162

14-4-5. 抗原特異的 IgA, IgE, IgG や IgM 抗体の産生機構　163
14-4-6. ある英語の教科書に書かれている plasmablasts とは？　164
14-4-7. B 細胞研究者による最近の実験結果の変化　165

14-5 アレルギーの治療　166

14-5-1. 1 型アレルギーの治療　166
14-5-2. 2 型アレルギーの治療　166
14-5-3. 3 型アレルギーの治療　167
14-5-4. 4 型アレルギーの治療　167

15　がん免疫の基礎と臨床　168

15-1 がんは自己細胞由来　168
15-2 悪性腫瘍の種類　169
15-3 上皮系細胞, 間質系細胞と血液細胞　169
15-4 バリア　170
15-5 悪性腫瘍の発生機序　170
15-6 フィラデルフィアクロモゾーム　170
15-7 がん遺伝子　171
15-8 がん抑制遺伝子　172
15-9 腫瘍細胞の性状　173
15-10 慢性白血病と急性白血病　174
15-11 白血病の症状　174
15-12 急性白血病の分類と治療法の世界的統一（FAB 分類）　175
15-13 その他の白血病　175

15-13-1. Adult T cell leukemia（ATL）　175
15-13-2. 骨髄腫　175

15-14 悪性リンパ腫　176
15-15 腫瘍の臨床的問題点　177

15-15-1. 外科的治療　177
15-15-2. 化学療法　177
15-15-3. 放射線療法　177
15-15-4. 免疫療法　178

15-16 新しい治療法としての免疫療法　179
15-17 がん征圧への道　180

15-17-1. がん特異抗原とエフェクター細胞　180
15-17-2. がん研究の方向　180
15-17-3. 同種同系と同種異系　181
15-17-4. 移植部に浸潤する 2 種類の細胞傷害性細胞　181
15-17-5. AIM-1 と AIM-2　182
15-17-6. AIM-2 誘導による移植がん細胞の拒絶　184

目次

    15-17-7. H-2^d 特異的 CTL の標的細胞特異性 185
    15-17-8. 上皮系細胞と非上皮系細胞に対する傷害機構は同じか？ 186
    15-17-9. 皮内に移植された腫瘍細胞の増殖と拒絶 186
    15-17-10. 皮内で増殖する腫瘍細胞の制御 187
    15-17-11. 皮内に移植された B16 細胞と皮膚の免疫組織学的解析 188
    15-17-12. 皮内で一旦増殖し拒絶される腫瘍細胞の制御 189
    15-17-13. 皮内に移植された Meth A 細胞と皮膚の免疫組織学的解析 191
15-18 がん征圧への総括 192

16 自己免疫疾患 194

16-1 背景 194
16-2 機序 194
  16-2-1. 先行因子 195
  16-2-2. 自己免疫反応誘導期 195
    a. 中枢性トレランスの破綻 195
    b. 末梢性トレランスの破綻 195
    c. ある種の日本人 HLA との相関 195
    d. B 細胞の polyclonal な活性化 195
    e. 分子相同性 196
  16-2-3. 慢性炎症期 196
  16-2-4. 臓器破壊期 196
16-3 基本的考え方 196
  16-3-1. エフェクター細胞 196
  16-3-2. 何が異常？ 196
  16-3-3. 何が自己／非自己を識別しているか？ 196
16-4 実験的自己免疫性ブドウ膜網膜炎 197
  16-4-1. 背景 197
  16-4-2. 未処理および EAU マウスからの mono-dispersed 網膜細胞の Percoll 密度勾配遠心法による分離 197
  16-4-3. EAU による網膜破壊の機序（in vivo） 200
  16-4-4. EAU による網膜破壊の機序（in vitro） 201
  16-4-5. 自己免疫疾患制御への総括 202

17 生活習慣病 205

文献 207
あとがき 221
索引 223

まえがき

基礎医学への道

　私は，1967年，岐阜大学医学部に入学し，クラブは軟式テニス部に入部しました．新入生歓迎会会場へのバスでたまたま隣り合わせた橋本正彦君が，数日後，軟式テニス部に入部したいので，見学に行くというので同行し，私も試し打ちをさせてもらいました．何度もホームランを打ちましたが，「君，素質あるね．」と褒めまくられ，橋本君と一緒に入部しました．しかし，1年生の冬までは何かに集中するわけでもなく，ブラブラ過ごしました．年が明け，学生時代の半分をクラブで過ごすのなら，頑張ってみようかと，初心者で始めた軟式テニスに打ち込むことにしました．1年生の冬から毎日，早朝のランニングを始め，朝，トーストを食べながら新聞を読み，汗がひくとゆっくり大学に出かけました．私は，典型的な体育会系学生となり，加えて，当時（1968年）学生による東大安田講堂の占拠など学生運動が盛んだったので，教養時代，憲法第9条などの条文と私の解説文を印刷してクラスメートに配布し，学生集会やデモには必ず参加しました．5回生のとき，成田空港用地（三里塚）に行き，約1週間，寝袋・テント暮らしと最寄りの駅での署名活動などにも参加しました．一方，講義は，その分野の専門家がされるのだから，素人が一から勉強するより効率が良かろうと，講義にはできるだけ出席しました．

　元々頭脳明晰ではなく，努力もしてこなかったので，卒業後の進路については，内科は無理，子供が好きで手に器用な面はあったので，小児外科医を目指すことにしました．6回生の秋，京都丹波自然公園での近畿医学生軟式テニス大会に出場後，しばらくして，京都大学医学部附属病院小児科の奥田六郎教授に入局希望の件で面会しました．その場で，突然，「今後，生化学が大事だから勉強されては？」と言われました．生化学!?　小児科の医者になる前に大学院博士課程に進み，生化学を勉強して，京大生にない能力を身に付けてから来なさいということだろう．大学院に進学することは，私には卒後の進路としてまったく想定外でした．卒業式後の謝恩会の席上で，軟式テニス部顧問だった福田精耳鼻咽喉科教授から，「吉田が，勉強が好きとは知らなかった．」と言われました．

　学生時代の成績がよかったわけではありません．加えて，大学院の試験は，辞書持ち込みなしの英語とドイツ語の2カ国語と一般的知識の3本立てでした．卒業試験を目前に控え，一般的知識は今さらどうにもならないので，私は英語とドイツ語を勉強しました．ドイツ語は教養時代以来でしたから，残っている知識は皆無に等しい．大学院の試験を受けた日は皮膚科の卒業試験の日で，伊藤賀祐教授に事情を説明して，別の日に試験を受けさせてもらいました．当然のことながら，教授のご機嫌はすこぶる悪かった．院生の募集人員に対して定員割れでもしていたのでしょうか，大学院入試に合格し，京都大学医学研究科医化学第一専攻の大学院生になりました．優秀な人がする基礎研究に，私は間違って迷い込んでしまいました．

　医化学第一講座の早石修教授は，当時，すでに世界的に有名な生化学者でしたが，私は早石修教授の名前も，勿論，業績も知りませんでした．1973年2月の医師国家試験は，筆記試験と口頭試問からなり，4月25日に合格発表がありましたが，基礎研究に医師免許証は要りません．発行日

を私の誕生日にしようと企みましたが，6日遅れの7月19日の発行となりました．

4月1日から京都大学医学部医化学第一講座第4研究部（テーマは緑膿菌のプロトカテキン酸3,4-2原子酸素添加酵素の構造解析）に大学院生として通学しました．研究のけの字も知らない体育会系学生には何とも難しいテーマでした．直接の上司である野崎光洋助教授から，「これ，読んでおくように」と早石研からの最近の論文の別刷りを数冊手渡されました．英和辞典を引いても載っていない単語が多い．読んでも何のことかわからない．

プロトカテキン酸3,4-2原子酸素添加酵素は分子量70万の巨大分子で，補因子（鉄）の数やSDS電気泳動でのバンドのパターンから構造が$(\alpha_2\beta_2)_8$と予想されていました．1年ほどして，たまたま，2種類のサブユニットの分離とN末から14残基のアミノ酸配列の決定に成功しました．野崎助教授から実験結果を論文にするように言われました．英語で論文を書くことは雲の上の話でした．何カ月かかったでしょうか，とにかく，論文の形にして野崎助教授に渡しました．言うまでもありません，最終稿では，私の書いた内容は原型を留めていませんでした[1]．

博士課程後期の私に与えられたテーマは，動物の酵素であるインドールアミン2原子酸素添加酵素（indoleamine 2,3-dioxygenase: IDO）についてで，ベンゼン環とピロール環（インドール環）とアミノ基を持つインドールアミンに基質特異性が広く，酸素源として活性酸素の一つO_2^-を使うとか，難しい．まして，メチレン青（色素）がIDO活性になぜ必要か？　という私のテーマに，私の頭がついて行きませんでした．2年ほど頑張りましたが，大した結果を得られず，「お世話になりました．小児科に行きます．」と言い，早石教授にも奥田小児科教授にも了承されました．しかし，何という運命のいたずらか，小児科に行く直前に，グラム陰性菌の細胞壁の主成分である細菌内毒素（lipopolysaccharide: LPS）によるIDOの誘導を見つけてしまいました[2]．

「君，小児科に行くのかね．」と早石教授に言われ，優柔不断な私は，この世界の怖さを知らず，家内の反対を押し切って研究を続けることにしました．その後，私は5年半医化学第一講座の助手を勤めました．助手時代，早石修教授の名声に集まった院生，佐山重敏[3]，裏出良博[4]，滝川修[5]，渡部紀久子[6]，安井浩明氏[7]らの学位論文の作成に関与しました．1983年，ドイツ，ミュンヘンでの国際トリプトファン研究会議（ISTRY）に参加するついでに，私は，マクロファージを研究している米国ロックフェラー大学のZanvil A. Cohn教授，interferon（IFN）の作用機構を研究している英国の国立医学研究所のIan M. Kerr准教授とプロスタグランディンの研究で1982年にノーベル医学生理学賞を受賞したスウェーデンのカロリンスカ研究所のBengt I. Samelsson教授のところでセミナーをしました．後2者は，IDOの誘導にIFNが関与している[8]ことや，そのIFNによるIDOの誘導がプロスタグランディン合成阻害剤で阻害された[3]からでしたが，従来の研究歴と何の関わりもなかったロックフェラー大学のCohn教授研究室のCarl F. Nathan准教授グループへ客員助教授として留学することにしました．1984年のことです．もう臨床への道はほぼなくなりました．

学問の世界はときに排他的

1962年，ヌード（毛がない）マウスが見つかり，1968年，ヌードマウスにTリンパ球が増殖・分化する胸腺がないことがわかりました．雌のヌード（nu/nu）マウスは，授乳時，乳腺の発達が悪いので，雄のnu/nuマウスと雌のnu/+マウス（胸腺あり）を交配してヌードマウスを増やします（子孫はnu/nu：nu/+＝1：1）．1971年，ヌード（nu/nu）マウスに他系統の皮膚

を移植しても生着しましたが，nu/＋マウスの胸腺細胞をヌードマウスに移入すると拒絶されました．そして，1976年，数種類の遺伝子の組換えによって数百万種類の抗体（B cell receptor：BCR）が産生される分子機構が解明され[9]，1984年にはT細胞受容体（T cell receptor：TCR）の構造が解明され，抗体産生機構と類似していることが明らかになりました[10]．素晴らしいメカニズムで，"リンパ球の役割を調べるのが免疫学"と考えられるようになりました．

そんな中，1981年，オーストラリアの有名な Ian F. C. McKenzie 研究室の Bruce E. Loveland は，1970年代後半に，キラーT細胞とヘルパーT細胞の表面抗原が見つかったのを受けて，adult-thymectomized, X-irradiated, bone marrow-reconstituted（ATXBM）マウスに，どちらのT細胞を移入すると移植拒絶反応が起こるか調べました．非常に素直な実験です．その結果，移植拒絶反応に必要なT細胞は，キラーT細胞ではなく，ヘルパーT細胞であると Journal of Experimental Medicine（JEM）に報告しました[11]．JEM はロックフェラー大学が出版している，当時（現在も），最も歴史と権威のある免疫学の雑誌です．そして，翌年の1982年に5報の McKenzie との共著論文を最後に，1996年，CD4やCD8ノックアウトマウスで，彼の実験結果が基本的には正しかったことが証明される[12-14]までの13年間，Loveland の名前の入った同種異系移植片拒絶に関する論文は McKenzie 研究室などから出ていません．Tリンパ球だが，キラーTリンパ球ではなくヘルパーTリンパ球だと言っただけです．表面抗原として，厳密さが甘い，Lyt-1とLyt-2，分子に対するモノクローナル抗体を使っていることや，後のCD4やCD8ノックアウトマウスとは違って ATXBM マウスを使ったとはいえ，有名な McKenzie 研究室の仕事でも，おそらく学会などで質問攻めに合い，一研究者がその分野から遠ざかりました．学問の世界は，一度ストーリーができあがると頑固であり，排他的です．

素人の単純な疑問

1987年，私は，大阪市の（財）大阪バイオサイエンス研究所細胞生物学部門部長として帰国し，副部長に伊藤誠二，研究員に根岸学と滝川修，ポストドックに奥亨，安井浩明，州鎌和茂，牛尾由美子，大久保明美と榎本俊樹，共同研究員に京大胸部研の院生，福井基成[15]，と岐阜大学泌尿器科の山本直樹，受託研究員に米田幸生，STA（Science Technology Agency：科学技術庁）フェローとして Valery I. Shevchenko, Martha C. Garcia, Antonio Sanchez-Bueno と劉建文，研究補助員として芦高恵美子，佐藤純子，平田恵子，小笠原陽子，辻淳子，永長久仁子，三輪桂子，川崎美和，若林摩代と八尾治加子が参画し，2つ（吉田および伊藤）の研究グループでスタートしました．

自分でテーマを選べる．私は，元々癌を治したいと医学部に進学しました．ただ，癌は簡単には治らないし，癌は altered self（同種同系）で，1980年代の研究成果から，癌遺伝子の発現か癌抑制遺伝子の欠損などにより癌化すると考えられていました．が，その後，数10年が経過して，癌特異抗原や癌関連抗原の数は増えましたが，そのほとんどが癌特異的ではありませんでした．したがって，癌を特異的に傷害する細胞，分子やその受容体を探す実験系を組むのは難しい，と私は判断しました．一方，A系統のマウスからB系統マウス（同種異系）への細胞や臓器の移植では，1930年代後半の Gorer の一連の仕事で，被認識分子が主要組織適合性抗原複合体（major histocompatibility complex：MHC）と判明しており[16]，レシピエントの免疫担当細胞上の受容体によってドナーの MHC が非自己と識別され拒絶されます．そして，当時，ほとんどの研究者

や医療従事者は，"自己／非自己を識別できる細胞はリンパ球"と考えていました．

T細胞は胸腺で増殖・分化し，自己MHCクラス1分子の上に自己ペプチドを提示する細胞と強く反応するTCRを発現するT細胞は除く負の選択（negative selection）と，自己MHCクラス1分子の上に非自己ペプチドを提示する細胞と反応するTCRを発現するT細胞を選別する正の選択（positive selection）が知られています．したがって，CTLは自己MHCクラス1上に非自己ペプチドを提示する細胞を傷害できますが，同種異系細胞（非自己細胞）がそのMHCクラス1分子上に同じ非自己ペプチドを提示しても傷害できません（MHC拘束性）[17]．すなわち，自己MHC拘束性T細胞は，異系MHCクラス1分子上の自己あるいは非自己ペプチドを提示する同種異系（非自己）細胞を，非自己と認識も，傷害もできません．また，リンパ球の存在は動物の2％くらいの脊椎動物に限られていますが，同種異系の移植片拒絶は，ホヤなどの原索動物，ヒトデなどの棘皮動物，ミミズなどの環形動物やクラゲ，ヒドラなどの原生動物に近い腔腸動物でも知られています．私は，"生物は，進化をしても，似た分子があれば，同じ機能を別の分子にさせることはない"と考え，下等動物にホモログがある，脊椎動物のどんな細胞あるいは分子が自己／非自己を識別しているのか興味を持ちました．

マクロファージとの出会い

発想は正しかったようですが，いかんせん，学生時代，免疫学を習っていませんし，大学院や助手時代，生化学を学びました．1988年，機器の体裁は整いましたが，まだ閑散とした（財）大阪バイオサイエンス研究所の実験室で，免疫学に素人だった私は，1900年初頭，Lathrop（マウスなどの親子関係をしっかり記録しながら繁殖させた，研究者ではない普通のご婦人．彼女の飼育したマウスなどが世界最大の動物実験施設，米国のJackson研究所，に引き継がれています．）が乳がん細胞をマウスの皮内に移植後，拒絶された実験と，1937年にPeter A. Gorerが被認識分子としてMHCを見つけた実験系を利用することにしました．すなわち，非自己を識別し，傷害するエフェクター細胞を同定するために，C57BL/6マウスにBALB/cマウスで継代した巨大な腹水型線維肉腫細胞，Meth A細胞，を腹腔内に移植しました．まず，論文として通り易いテーマ，IDOが移植片か宿主細胞かどちらで誘導されるか，調べました[18]．その後，経時的に腹腔内からMeth A細胞と浸潤細胞を回収し，低速遠心で移植したMeth A細胞を沈渣として除き，さらに，浸潤細胞を表面抗原に対する蛍光標識抗体で標識し，セルソーターで$CD8^+$，$CD4^+$や$Mac-1^+$細胞として単離しました．形態，表面抗原や機能（貪食能）などから，自己／非自己を識別し，非自己細胞を傷害するのはリンパ球ではなく，非常識にも，マクロファージである，とProceedings of the National Academy of Sciences of the United States of America（米国科学アカデミー紀要）に投稿し，Reviewers（論文を本雑誌に掲載してもよいか審査するその分野のエキスパート）にボロボロに言われながらなんとか掲載されました[19]．私は，米国留学時代に，初めてヒト単球の単離法を習い，coverslipやシャーレ上で分化するマクロファージの培養法を学びましたが，所詮，免疫学には素人でした．その後，自己／非自己を識別し，非自己細胞を傷害するのはリンパ球ではなく，マクロファージである，と続報を書いても相手にしてもらえず，reject（投稿した雑誌から門前払い）される日々が約5年続きました．学会では，多くの日本の免疫学の諸先輩から罵声に近い質問を受けるか，前の演題が終わるとほとんどの聴衆が別の会場に移動されました．そして，実験でも，正常な細胞の代表として用いられてきた非自己リンパ芽球を傷害するのはCTL

と判明し，大阪バイオサイエンス研究所の評価会議で研究者としての資質を問われました．10年契約ゆえ，退職まで1年4カ月でした．

実験結果から学ぶ

　この1年4カ月がなかったら，私は50歳直前で臨床医に転向したか，別の職業についていたと思います．ただ，不思議なことに，1年4カ月後（1997年6月15日）の退職が決まった途端に，投稿していた懸案の論文がaccept（掲載通知）され[20]，数報の関連論文もacceptされました[21,22]．大阪バイオサイエンス研究所を退職するまでの1年4カ月間，私は，今までに得た実験結果の意味を吟味し直し，ただ素直に実験の原則に従うことにしました．当時，細胞傷害活性の測定には，^{51}Crが使われ，標識された細胞から遊離した^{51}Cr量より傷害活性を算定しました．従来，標的細胞として，標識可能な（＝^{51}Crを取り込む＝増殖する）細胞，リンパ芽球，が使われてきました．しかし，移植したのは，リンパ芽球ではなく，皮膚でした．私は，移植した同種異系皮膚から増殖可能なマトリックス細胞など（skin components）を回収し，それらをドナーの脾臓リンパ芽球の代わりに標的細胞として用いることによって，移植片拒絶にマクロファージが関与することを証明しました．

　私は，基礎研究向きだったのか，実験をし，考えると楽しかった．10年間の大阪バイオサイエンス研究所での研究を終え，私の就職先で困りました．次の職がなかったのです．そして，私が選んだ道は，たまった実験結果を私の研究者時代の記録として活字にすることでした．私の恩師の一人である大阪医科大学の藤本守学長にお願いし，図書館を利用させてもらい，論文を数編書きました[23-27]．一方で，京大在籍時代の友人に，臨床医としての雇用の可能性を聞きました．半年間失業しました．ある日，私が例によって大阪医科大学の図書館で論文をまとめているとき，藤本学長が来られ「研究を続けなさい．」と言われました．家内とも相談して，50歳での臨床医への転向を諦めました．京大の友人にもその旨お伝えしました．藤本学長の出身教室（大阪医科大学生理学教室）の後継者である窪田隆裕教授のご厚意で，1997年12月16日，大阪医科大学の生理学教室講師として再出発しました．

　大阪医科大学生理学教室では，助教授，講師の先生や大学院生と机を並べ，実験室や共同機器センターなどを見て回りました．当然のことながら，生理学教室には，電気生理の機器はたくさんありましたが，私の研究に必要なものはありませんでした．奥まった部屋に行くと，畳三畳ほどの部屋にクリーンベンチが一台ありました．正直，ほっとしたのを憶えています．本職は生理学教室の講師です．窪田隆裕教授と久保川学助教授（現岩手医科大学教授）から，生理学の講義や実習の指導をするように言われ，鏡山博行医化学教授から生体防御学Iの一部（T細胞受容体）の講義をするようにと言われました．大阪医科大学の教師としての日々は，講義用プリントを作る前に，先生方がどんな講義をされるか聴かせてもらうことから始まりました．

　いろいろ慣れるのに，1年かかったでしょうか．少しずつ実験らしきことを始める余裕も出てきました．たまたま，科研費をもらっている研究者名簿を見て，形成外科の上田晃一講師（現形成外科教授）が部屋に来られ，院生を預けたいが可能かと聞かれました．実験をせず，本を読み，講義用プリントを作っている私へのありがたい話に，「大したことはできませんが，ありがとうございます．」と引き受けました．数カ月後の連休明けに来たのは，博士課程甲の申請締め切りまで7カ月という廣田龍一郎氏（現星ヶ丘医療センター形成外科部長）でした．幸い，大阪バイオサイエン

ス研究所で見つけていた，IFN-γノックアウトマウスでの脱毛の機構について研究をしてもらうことにしました．とんとん拍子に仕事は進み，田嶋定夫形成外科教授のご配慮もあり，甲での学位取得に間に合いました[28]．その後，大阪バイオサイエンス研究所時代，日清食品から受託研究員として来ていた米田幸生氏（現日清食品研究所課長）に研究生として来てもらい，その1年後には，京都大学の本庶佑教授のご厚意で，ちょうど博士課程を終える田代純子氏（現関西医療大学准教授）が助手として赴任しました．窪田教授のご配慮もあり，分子生物学的機器も徐々に揃い，ラボらしくなってきました．

その後，2004年にかけて，移植部への全浸潤細胞からT細胞を除いてもほとんどの皮膚細胞への傷害活性が残ること，全浸潤細胞は，自己皮膚細胞を傷害しないこと，移植部に浸潤するCTLはドナー型リンパ芽球を傷害すること，マクロファージの移植部への浸潤がCTLの浸潤より数日先行することなどを明らかにしました[29-31]．

私が免疫学に素人だったがゆえに，一時，研究を断念する危機にも瀕しました．しかし，その後も研究の場（大阪医科大学生理学教室に在籍し，形成外科，耳鼻咽喉科，一般消化器外科，眼科，泌尿器科，阪大微研や大阪薬科大学循環病態治療学教室との共同研究）に恵まれ，2006年，移植部に浸潤するマクロファージ上の異系MHCクラス1（H-2D^{d}およびH-2K^d）に対する受容体[monocyte/macrophage MHC receptor 1（MMR1）およびMMR2] cDNAの単離，受容体に対する特異的抗体の樹立，2011年，異系MHCクラス1 transgenicマウスや異系MHCに対する受容体KOマウスの樹立に成功し，2013年，異系MHCに対する受容体KOマウスが，異系MHCクラス1 transgenicマウス皮膚を拒絶できないことを明らかにしました[32-41]．すなわち，マクロファージ上のTCRやBCRとまったく相同性のないMMR1およびMMR2が自己/非自己（同種異系）の識別と非自己の拒絶に必須であることが判明しました．そして，2014年，本庶佑教授のご推薦で，MHC Class I Recognition by Monocyte-/Macrophage-Specific Receptorsという題でAdvances in Immunologyに総説を書かせていただく光栄に浴しました[42]．

一方，2003年頃から，大阪医科大学耳鼻咽喉科および大阪薬科大学循環病態治療学教室との共同研究で，アレルギーに関する実験を始め，アレルゲンだけを1回鼻粘膜下に投与すると，従来，教科書に書かれているアレルゲン特異的IgE抗体ではなく，非特異的（関連抗原特異的）IgEがマクロファージとinterleukin-4（IL-4）依存的に産生され，2回目の皮下投与でアレルゲン特異的IgEが産生されました[43-46]．2013年3月末で定年退職後，退官前にたまっていた未発表の実験結果〔アレルギーの初期反応は2段階からなり，第1段階（1回めの投与）で誘導された非特異的IgE$^+$ small B細胞が，2回目に感作されるアレルゲン特異的IgE$^+$ small B細胞を含むとき，第2段階（2回目の投与）で2回目に感作されたアレルゲンに特異的なIgEが産生される〕を論文として投稿したところ，"自己/非自己を識別し，非自己細胞を傷害するのはリンパ球ではなく，マクロファージ"を言い出した1987年と同様に，投稿した数種類の雑誌から門前払いを食らいました．別の論文にする予定の結果を足して，論文を何度も書き直した結果，2017年11月24日，何とかMicrobiology and Immunologyにacceptされました[47]．私（著者）は定年退官しましたので，今後，スギ花粉などの非自己/アレルゲンに対する受容体cDNAがクローニングされ，所属リンパ節での抗原特異的IgE抗体産生機構が明らかになることを期待しています．

一人で書く教科書

　多くの本には，多数決で決まったことや，多数の人が納得する内容が書かれています．したがって，最初に見つけた，あるいは，言った人の実験系で，結果が正しければ，執筆者の解釈の方向で教科書的知識になってしまいます．たとえば，1962年にNorman R. Gristによって発見されたヌードマウスは，68年に，胸腺が欠損していることが報告されて以降，医学と生物学の広範な領域において貴重な実験動物として利用されています．そして，i）ヌード（nu/nu）マウスは，他系統のマウスや種を越えたヒトなどからの腫瘍や移植片を拒絶できず，ii）nu/＋（胸腺がある）マウスからのT細胞を移入すると拒絶でき，iii）キラーT細胞はドナーの脾臓リンパ芽球を傷害しました．これらの事実から，キラーTリンパ球が，自己/非自己を識別し，傷害しているということになりました．これら3点セットの実験結果は，それぞれ正しいです．しかし，1970年代にCD4$^+$ヘルパーとCD8$^+$キラーの2種類のT細胞subpopulationが発見され，1996年にそれぞれのノックアウトマウスが樹立されると，同種異系マウスの心臓や腎臓などの移植片拒絶に必要なT細胞が，CD8$^+$キラーT細胞ではなく，CD4$^+$ヘルパーT細胞であることが判明しました[12-14]．その15年前の1981年，ATXBMマウスでのLyt-1とLyt-2に対するモノクローナル抗体を用いたLovelandの実験結果（移植拒絶反応に必要なT細胞は，キラーT細胞ではなく，ヘルパーT細胞である）[11]は，実験的には十分ではなかったかもしれませんが，基本的な考え方は正しかったわけです．さらに，キラーT細胞（CTL）は同種異系リンパ芽球を傷害できますが，同じMHCを発現する上皮系やある種の間質系細胞を傷害できないことが，我々の実験で明らかになりました[31]．しかし，"CTLによる自己/非自己の識別と傷害"が，一度教科書的知識になってしまうと，簡単には修正されず，"同種異系心臓や腎臓などの移植片拒絶に必要なT細胞は，CD8$^+$キラーT細胞ではなく，CD4$^+$ヘルパーT細胞である"は，せいぜいミステリーとして現在も片付けられ，教科書には書かれていません．新しい説を提唱するには，原典を読み，何が教科書的知識かを見極め，その論拠を崩さざるをえません．しかし，それをやると，有名な研究室の研究者ですら，10数年もの長い間，研究の第一線から退かされる可能性があります．

　免疫学をはじめ多くの学問は多岐，細部にわたり，かつ専門化しているので，普通，教科書は各専門家が分担執筆されています．しかし，執筆者の学問的背景や基本的考え方が違うと，実験結果の解釈が各専門家で異なることがあり，各章間で論理が混乱しわかりにくいことがあります．まして，免疫学は歴史が浅く，内容が日進月歩で変化しており，また，各章間で内容の重複も生じます．したがって，もし可能なら，一定の基本的な考え方に基づいて，一人の研究者が教科書を書く方がわかり易いと私は思います．

　私は，医学部卒業後，約11年間，生化学を学びました．3年間の米国留学中に細胞生物学を学び，やりたかった，癌の原因と治療の研究をするべく，免疫学の種々の実験をし，それらの結果から，今までの免疫学の教科書には，解釈が偏っている部分があることを知りました．1976年から1984年の"リンパ球の役割を調べるのが免疫学である"というものすごい風が吹き荒れる中，私は，免疫学に素人だったがゆえに，"下等動物は，侵入した異物の自己/非自己をその都度識別し，排除するのに対して，高等動物では，リンパ系細胞が，種々の抗原に特異的に結合できるT細胞受容体（TCR）やB細胞受容体（抗体：BCR）で，抗原情報を記憶し，同じ異物の侵入に対しては，より早く，より強く反応できる"と解釈しました．そして，リンパ球上のBCRとTCRで説明される自己/非自己識別機構と傷害機構に疑問を持ちました．

本書の特徴は，"現存する生物は，下等動物であれ，高等動物であれ，それぞれ解剖学的あるいは生理学的には完成品に近い"という私の考え方に基づいて，種々の免疫分子生物学的実験をし，ときに，得られた結果について，従来の教科書的知識とは異なる，解釈をしました．私は，結果を見てあれ！？　と思ったときは，再現性を確かめ，別の実験系で確かめ，分子生物学的手法で分子を同定し，さらに，分子をコードする遺伝子をノックアウトしてその分子の機能を確認しました．そして，私は，臨床のいろんな診療科から院生を預かった関係で，がん，ウイルス，自己免疫，移植，アレルギーや皮膚の毛周期など，広範囲の免疫生物学的実験をしてきました．その結果，こういうことかと納得した我々の実験結果を図や表として入れ，こう考えた方がわかり易いと思ったことを，そう解釈する理由（reason）として論文を引用し，できるだけやさしく解説しました（reasonable 免疫生物学）．自己/非自己の識別は，あらゆる生物にとって，種の保存や生体防御をする上で必須です．この冊子が，農学，理学，薬学，歯学，生命医科学や医学を学ぶ読者にとって，免疫生物学を理解する一助になれば大変嬉しく思います．

1 免疫生物学序論

1-1. からだの基本的構造

　我々の身体は解剖学的あるいは生理学的には完成品に近いと思います．その基本的構造は，非常に極端な言い方をすると，"ちくわ"です（図1）．"ちくわ"は中が抜けた筒状物で，口から肛門までは我々の身体の中にありますが，実は解剖生理学的には外なので汚れています．事実，口の中から肛門には多かれ少なかれ細菌がいて，口腔内には $6×10^9$ colony forming unit（cfu），胃や十二指腸では胃酸の影響などで少なく（$10〜10^3$ cfu/mL），空腸や回腸ではかなり多く（$10^4〜10^7$ cfu/mL），大腸では非常に多い（$10^{11}〜10^{12}$ cfu/mL）です．すなわち，口から肛門までは汚れています．

　消化管内には細菌がいて汚いので，消化管壁は簡単には傷つかない強固な上皮細胞と細菌を通さない上皮細胞間のタイトジャンクションで構成され，傷んだ壁は頻繁に再生・修復され，細菌の侵入を防いでいます．加えて，我々は病原微生物のいない生の食品や加熱した食べ物を口から食べ，まず口の中で噛み砕き，固形物を液状にして唾液，胃液や膵液中の消化酵素が働き易くし，大きな分子（炭水化物，脂肪，蛋白質）を小さな分子に分解します．しかし，食べ物を単純に最終消化物（グルコース，脂肪酸やアミノ酸）まで消化すると，これらは消化管内に常在する細菌にとっても栄養（炭素あるいは窒素）源であり，競合します．したがって，食物からの最終消化物を細菌に極力取られないように体内（血管やリンパ管）に取り込む必要があります．それが，消化管（小腸）絨毛での膜消化で，上位消化管で唾液，胃液や膵液などによって中間消化した消化物を細菌が侵入できない空間（微絨毛間）で最終消化し，微絨毛内の消化管上皮上の通路（チャネルなど）から吸収しています．その後，グルコースやアミノ酸は静脈（門脈）を経て心臓から動脈血として各組織に送られます．一方，脂肪酸は吸収上皮の滑面小胞体で脂肪に再合成され，その後，ゴルジ装置で水と油に親和性のあるリポ蛋白となり，側底膜よりエキソサイトーシス（開口分泌）され，リンパ管を経て心臓から動脈血として各組織に送られます．したがって，消化壁には，2種類のバリア（細菌の侵入

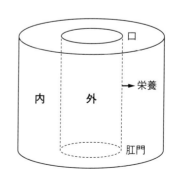

図1 からだのしくみ（内と外）

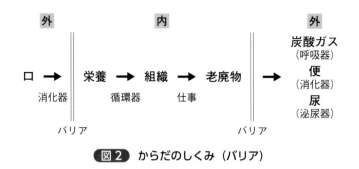

図2　からだのしくみ（バリア）

を防ぐ解剖学的バリアと細菌に最終消化物を取られないように吸収する解剖生理学的バリア）が存在します（図2）．常在する細菌の種類は，偏性嫌気性菌が主で，大腸菌は0.1％以下であり，宿主が摂取した食餌に含まれる栄養分を主な栄養源として発酵することで増殖します．腸内細菌は，食物繊維を構成する難分解性多糖類を短鎖脂肪酸に転換して，宿主にエネルギー源を供給し，外部から侵入した病原菌が腸内で増殖するのを防止するなど，宿主の恒常性維持に役立っています．

　吸収された栄養分を使って組織が仕事をし，その結果生じた老廃物は炭酸ガスとして呼吸器から，尿や便として泌尿器や消化管（肛門）から出ます．肛門は元々汚いですが，呼吸器や泌尿器ではきれいな内部から汚い外部に，酸素ガスや炭酸ガス分圧や老廃物濃度勾配と通路（チャンネルなど）によって排泄されます．

　組織には，勿論，循環器，消化器，呼吸器，泌尿器も含まれますが，これらの臓器は，酸素を取り込み，炭酸ガスを排泄（呼吸器）し，食べ物を消化（消化器）し，運搬（循環器）し，老廃物を排泄（泌尿器）しています．しかし，どの組織のために我々が日々食べるのでしょうか？　著者は，主として，脳・神経系や骨・筋肉系組織が仕事（考え，働く）をするために，我々は食べていると考えています．元大阪大学生化学教室 Yashiro Kotake 教授は，「本も読まなくてはならぬ．考えてもみなくてはならぬ．しかし，働くことはより大切である．凡人は働かなくてはならぬ．働くとは天然に親しむことである．天然を見つめることである．こうして初めて天然が見えるようになる．」と言われています．これは，研究者に向けての言葉です．農学，理学，薬学，歯学や医学を学ぶ学生諸君は，講義で教科書的知識を教わりますが，それは一つの考える基盤に過ぎません．社会人となり，天然に親しみ天然を見つめて初めて天然が見えるようになるのかもしれません．

1-2．健康の維持

　健康を維持するためには，身体の表面を覆う皮膚や口から肛門までの消化管などに常在する細菌がバリア（正常な上皮細胞とタイトジャンクションによる正常な消化管壁）の中に入らないように維持することが大切です．これが病気に罹らない最初の条件で，出産と共にこの世に生を受けるとき，正常な解剖学的バリアを持って生まれる必要があります．健常人では，個体が生きている間，バリアは維持されますが，死によってバリアを維持できなくなると腐敗が進みます．したがって，葬儀時，遺体をドライアイスなどによって低温に維持し，遺体の腐敗を防いでいます．

病気に罹らない第二の条件は，外界に接した皮膚，消化管，呼吸器，泌尿器，生殖器などのバリアを通過して侵入したものが，病原微生物なのか，異種あるいは同種異系移植片なのか，アレルゲンなのか，ウイルス感染した自己細胞なのか，自己が悪性化したがん細胞か，無菌の注射針なのか等々を見分け，病原微生物などの増殖を阻止する必要があります．この自己/非自己識別機構を調べる学問が免疫生物学です．

1-3. 自己と非自己

非自己とは何か？　蛋白質で，分子の状態であれば，花粉などのアレルゲンによる感作という言葉で表されます．このアレルゲンに対して，感受性のある人は，非自己であると認識し，同時に，特殊な抗体（IgE）を産生します．この生体反応をアレルギーと呼んでいます．侵入物が核酸であるウイルスや一種の細胞内器官，ミトコンドリア，のような細菌である場合，それらの侵入物による病態が感染症です．これらは，植物や食物由来の蛋白質，ウイルス，細菌など，異種に対する生体反応です．一方，卵子と非自己精子が受精（妊娠）し増殖・分化して個体（胎児）に成長しますが，胎児は父親のMHCを持っているので，母体にとっては，非自己（同種異系）ですが，胎盤などのお蔭で拒絶されず出産まで維持されます．

1-4. どこで？

我々はこれら非自己を身体のどこで識別し，取り除いているのか？　胎児は，子宮内に定着しますが，胎児以外の非自己がどこから侵入するか予測できません．したがって，身体のあらゆる場所で自己と非自己を識別する必要がありますので，移動できる細胞が，侵入部で自己と非自己を識別し，排除している可能性が高いです．

1-5. だれが？

身体のあらゆる場所に移動できるものということで，循環器の中を流れる血球，すなわち，赤血球，血小板，白血球，多核白血球，単球，リンパ球などがその候補になります．

赤血球はヘモグロビンの袋で，ヘモグロビンはヘムとグロビンからなり，ヘムを構成する2価鉄に肺胞で酸素が結合し，組織で鉄が酸化され酸素を放し，炭酸ガスを結合して肺胞から排泄されるか，腎臓で血液の酸塩基平衡に利用されます．ヘモグロビンは，酸素や炭酸ガスを運搬するだけで，かつ，非常に安定な蛋白質なので，この蛋白質を新たに作る必要はなく，赤血球に核はありません．また，酸素を運搬するのが役目なので，酸素を使ってATPを作る酸化的リン酸化を行うミ

トコンドリアもあっては困ります．したがって，赤血球はヘモグロビンの袋で，膜の維持などに必要な ATP を，ブドウ糖の嫌気的分解（glycolysis）によって作っています．しかし，安定なヘモグロビンの袋であっても，赤血球の half life は 120 日で，血液量は体重の 1/13 なので成人男性で約 5 L あり，赤血球は，血液 1 μL 中に約 500 万個あります．したがって，1 日に 500×10^4（個/μL）× 1000（μL/mL）× 5000（mL）× 1/2（half life）× 1/120（日）= 1.04×10^{11} 個もの赤血球が 1 日で壊れていることになります．

　血小板は血液凝固に関与し，血液は酸素，炭酸ガス，栄養素の運搬，pH の弱アルカリでの維持や体温の維持など，非常に大切な仕事をしているので，血管からの出血によって血液を失いたくありません．それを，血小板の凝集と血液凝固によって防いでいます．

　身体のあらゆる場所に移動できる血球成分で，赤血球と血小板は，独自の別の機能があり，白血球，すなわち，多核白血球，単球，リンパ球がその候補ということになります．

1-6. どうした？

　多核白血球，単球とリンパ球，が，自己と非自己を識別している可能性がありますが，それら 3 種類の細胞はどんな形で，外からの異物の侵入に備えているのか？　たとえば，サッカーをしていて滑り込んで膝を擦りむいたとします．血管の内面を覆っているのが血管内皮細胞で，滑り込み皮膚を擦りむくと，血管外の間質に，土の中の細菌が入ってくる可能性があります．血中の白血球が血管内皮の間隙を通って侵入現場に駆けつけ貪食・殺菌してくれます（**図3**）．

　しかし，血液中の血球が間質に出たくても，どこへ細菌が侵入したのかわかりません．侵入現場からの通報があると白血球は現場へ急行し易い．これらの時間的経過はどこかで見た順番で，警察がやる事件に対する捜査方法と似ています（**図4**）．

　白血球は，侵入現場からの通報があると現場へ急行し易い．細菌が入ってくると，C-X-C ケモカイン（C は Cysteine で X はどんなアミノ酸でもよい）などのサイトカインが走化性物質とし

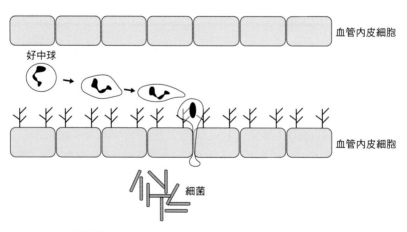

図3　炎症・免疫（白血球の細菌侵入部への急行）

1 ▶ 免疫生物学序論

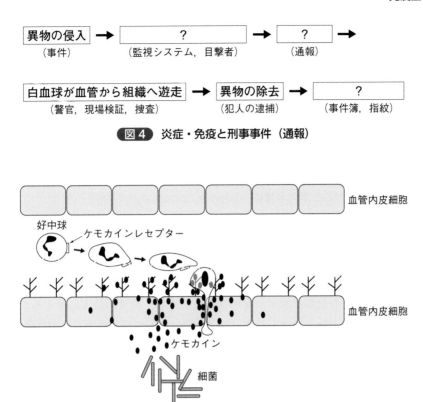

図5　炎症・免疫（ケモカインによる通報）

て，血管内皮を通って，血管内皮が血管内に出す枝，プロテオグリカン，に接着します．接着すると，血管の中を通っている，C-X-C ケモカインに対する受容体を持つ白血球は，走化性物質の濃度に依存して接着するため，流れる速度が減弱し，ついには C-X-C ケモカイン濃度の高いところで強固に接着し，血管内皮の間をすり抜けて血管外（間質）に出ます．その後，細菌自身の産出物（N-formyl-Methionyl-Leucyl-Phenylalanine: FMLP）や抗体で細菌に接触し貪食するか，細菌上の抗原と抗体の反応で活性化した補体によって細菌の膜に穴を開け溶解します（図5）．

　警察の事件に対する捜査方法では，目撃者か監視システムが犯行を目撃しています．監視システムが作動するか，目撃者が警察に通報すると，警察官が駆けつけ現場検証をして，捜査の結果，上手く行けば犯人が逮捕されます．その後，刑事事件の場合は，犯人の顔写真，指紋や DNA 情報を得，同じ犯人によるその後の犯罪では初犯より早く犯人を逮捕できます．これらを先ほどの図4に入れると，異物がたとえば泥棒の場合，遊走因子（ケモカイン）が110番通報で，血管の外へ

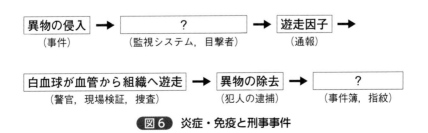

図6　炎症・免疫と刑事事件

遊走する白血球が警官や刑事で，異物の除去が犯人の逮捕になります．その後，刑事事件では同一犯人による再犯に備えます（図6）．

1-7．刑事事件にあって生体防御機構では知られていなかったこと

　図6での最初の？は，監視システムで，我々のからだの中にも異物の侵入を監視するシステムがあります．すなわち，1990年代半ばに，Jules A. Hoffmann（1941-）らが，自然免疫系細胞上の受容体（カビに対するハエのToll受容体など）が微生物の侵入を監視していることを発見し，LPSの生物学に詳しいBruce A. Beutler（1957-）と共に2011年ノーベル医学生理学賞を受賞しました[48, 49]．一方，Charles A. Janeway, Jr.（1943-2003）らは，Tollに類似の受容体がヒトにもあることを発見し，Toll-like receptor（TLR）と名付けました[50]．

　もう一つの？は，我々のからだがその異物情報を記憶し，再度の侵入に備えるシステムです．Susumu Tonegawa（1939-）らは，無数に近い抗原に対して特異的な抗体が産生されるメカニズム（遺伝子の組換え）を明らかにし[9]，1987年にノーベル医学生理学賞を受賞しました．彼らは刑事事件との類似性からそれらの受容体があるはずだと考えられたのでしょうか？

1-8．自然免疫系細胞上のToll-like受容体

　上述したように，ハエでは，背中側と腹側とを決める，Tollという蛋白質があり，その突然変異株がカビに感染して死んでしまいました．1996年にCellという非常に有名な雑誌に掲載されました[48]．そして，驚いたことに，翌年の97年に，このTollに似たものがヒトにもあることが報告されました[50]．細胞表面の受容体の相同性ではなく，受容体の細胞内アミノ酸配列に有意な相同性が見つかりました．すなわち，受容体の情報伝達機構には相同性がありますが，リガンド（被認識分子）は異なる可能性を意味します．その後10年以内の間にすべて（10〜15種類；ヒトでは10種類）のToll様受容体がマクロファージなどの自然免疫系細胞上に発見され，それらの受容体をノックアウトしたマウスも樹立され，受容体のリガンドとしてウイルス由来の核酸や細菌由来の核酸や蛋白質なども同定されました[51]．グラム陰性菌に共通の細菌内毒素（lipopolysaccharide: LPS）を認識するTLR4，グラム陽性菌を認識するTLR1とTLR2，マイコプラズマ（細菌とウイルスの間のようなもの）を認識するTLR2とTLR6，単鎖の核酸や2重鎖RNAを認識するTLR7やTLR3，細菌由来のCpG DNAを認識するTLR9，そして，鞭毛を持つ細菌の鞭毛蛋白，フラジェリン，を認識するTLR5などです（図7）．したがって，細菌やウイルスなどが侵入したということで，110番（C-X-Cケモカインなどのサイトカイン）通報し，TLRを欠損すると，そのリガンドである菌やウイルスに感染してマウスが死亡しました．そして，これらの受容体を発現している細胞が，マクロファージ系細胞であることが判明しました．大事なことは，マクロファージ系細胞などの自然免疫系細胞上のTLRsが侵入した異種抗原を非自己と

```
TLR1    (with TLR2)            グラム陽性菌
TLR2    (with TLR1, 4 or 6)    グラム陽性菌
TLR3                           2 重鎖 RNA
TLR4    (with LBP & MD-2)      グラム陰性菌
TLR5                           鞭毛
TLR6    (with TLR2)            マイコバクテリア
TLR7                           単鎖 RNA
TLR8                           薬剤
TLR9                           細菌 DNA
TLR10                          未知
```

図7 ヒト Toll-like receptors (TLRs) とそのリガンド

して識別すること，約 10 種類の受容体が無数に近いこれらの異種抗原の共通構造をパターン認識していること，その受容体の種類は，認識する病原体の種類の多さに比してとてつもなく少ないこと，そして，そのリガンドは，細菌とウイルスらしいということです．非常に上手くできています．

1-9. 肥満細胞

　肥満細胞というのは常在性細胞の一つですが，異物が侵入すると，ヒスタミンという物質を出して，異物侵入部の静脈側の血管を収縮させます．したがって，異物侵入部の動脈側の血管は拡張し，血管の透過性が高まります．この血管の透過性が亢進することの生理的意味は何でしょうか？以前侵入した異物であれば，血漿中の抗体を異物の侵入部に誘導し，同じく血漿中に存在する補体などと協力して異物を処理できます．しかし，初めて侵入した異種異物の場合は，マクロファージなどの上にある TLRs が反応し，血管から白血球が出て異物を貪食します．面白いことに，白血球でも侵入部位に浸潤する順番が決まっていて，一番最初が好中球，二番目が単球で，リンパ球は異物侵入後数日で現場に赴きます．異物侵入部のマクロファージ系細胞上の TLRs によってどんな非自己か識別され，血管内に向かって走化性物質（C-X-C ケモカインなどのサイトカインで，C は Cysteine，X はどんなアミノ酸でもよい）を分泌し，好中球や単球は強い走化性を示すので，現場に急行します．これらの炎症反応は，紀元前の昔から 4 主徴〔rubor（発赤），tumor（腫脹），calor（熱感），dolor（疼痛）〕や 5 主徴〔4 主徴に加えて loss of function（機能障害）〕として知られています．先天的に好中球が遊走しない Chédiak-Higashi 症候群や，細菌を貪食するが殺菌できない chronic granulomatous disease（CGD）などが好中球の異常として知られています．

1-10. なぜ好中球が一番先に炎症部位に行くのか？

　代表的な 3 種類の白血球，多核白血球，単球，リンパ球，が炎症部位へ駆けつける順番は大変

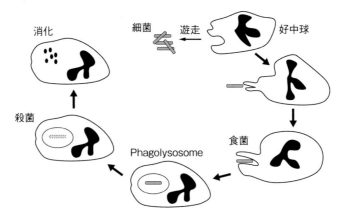

図8 好中球による食菌と殺菌

重要です．たとえば大腸菌を培養すると，20〜30分で2倍に増えます．たとえば，30分としますと，1時間で4倍，2時間で16倍になり，1日では2^{48}倍，2.8×10^{14}，すなわち，280兆個にもなります．たった1個の大腸菌が侵入しても，その場所が培養液と同じ栄養条件だとすると，生体が何も反応しないと1日で280兆個に増殖します．急性炎症を起こす細菌（連鎖球菌，ブドウ球菌，インフルエンザ桿菌，肺炎球菌など）の貪食と殺菌に関与する好中球が早期に，次いで慢性炎症（結核菌やらい菌など）を起こす細菌の貪食と殺菌に関与するマクロファージ（血中では単球）が続いて異物侵入部に急行します．もし，好中球やマクロファージが急行せず，数日後に，リンパ球が異物侵入部へ駆けつけた場合，細菌は，すでに天文学的数字にまで増殖しています．したがって，リンパ球の生理的役割は，細菌の貪食・殺菌ではなく，別の役割が予想されます．

好中球は，自身の細胞膜ごと細菌を食菌，phagosomeとして細胞内に入り，phagosomeは，lysosomeと一緒になって，phagolysosomeになります．phagolysosomeは膜上のNADPH oxidaseと消化酵素で細菌を消化します（図8）．これらの殺菌機構は好中球自身にも向い，間質に移行した好中球の寿命と相まって死滅するので，細菌と好中球の死骸が合わさって膿になります．

慢性炎症を起こす，結核菌やらい菌などに感染すると慢性化しますが，IFN-γでマクロファージを活性化すると，好中球やマクロファージによる貪食から逃れて慢性炎症化していた結核菌やらい菌を消化して感染を終結させることができます．ここでもリンパ球の直接的な役割は大きくはありません．したがって，なぜ好中球や単球が，異物侵入部位からの化学誘因物質に反応して，早期に炎症部位に急行するのか，理解できると思います．では，なぜ，リンパ球は炎症現場に数日後に行くのか，なぜ，リンパ球は異物侵入部位からの化学誘因物質に反応が弱いのか，その理由があるはずです．

1-11. リンパ球の感染症における役割

リンパ球は感染症において何をしているか？　感染後，数日に炎症部に来るということなので，この時点では，感染した細菌と好中球やマクロファージとの戦いは終わっていることが予想されま

す．刑事事件では犯人は逮捕されているので，事件簿が作成され，犯人の顔写真が撮られ，指紋が採取され，DNA 情報も記録されます．すなわち，リンパ球は異物情報の記憶に重要であり，この異物情報を記憶する分子が免疫グロブリン（抗体；B 細胞受容体）や T 細胞受容体と考えるとわかり易いと思います．

1-12．免疫グロブリン（抗体）

1-2．で述べた如く，たとえば，CD8$^+$ 細胞傷害性 T リンパ球（CTL）は，7～8 残基のアミノ酸からなる非自己（たとえばウイルス）ペプチドを MHC クラス 1 の上にのせて提示する自己の細胞を，ウイルスに感染した細胞として傷害します．その際，抗原と接する前にあらかじめ用意された 10^9 種類以上［理論的には，20 種類のアミノ酸 7～8 残基からなるペプチド（＝ $20^{7\sim8}$ ＝ $1.28\sim25.6\times10^9$）と特異的に反応できれば十分］の TCR を発現する T 細胞のうち，非自己ペプチドと特異的に反応する TCR を発現する T 細胞が CTL に分化，増殖し，非自己ペプチドを提示する自己のウイルス被感染細胞を傷害します．したがって，免疫グロブリンの基本構造（アミノ酸配列）も，無数近くあることが予想されます．しかし，世界は広く，賢い方がおられ，1890 年代に，Emil von Behring と Shibasaburo Kitasato が，破傷風菌とジフテリア菌の抗毒素血清を作成し，抗体の存在を予想しました．1950 年代後半には，Rodney R. Porter と Gerald M. Edelman が，多発性骨髄腫の患者尿中（軽鎖）と血漿中（重鎖）に排泄されるモノクローナル抗体を用いて，免疫グロブリンの基本構造を決定しました[52, 53]．

抗体は，Y 字型の 2 本の重鎖と 2 本の軽鎖よりなり，抗原と結合するフラグメントを Fab，F はフラグメントで Fab の ab は，antigen binding，抗原が結合するフラグメントを意味します．Fc の c は abc の c ではなく，結晶（crystal）化し易いフラグメントという意味です．S-S の S は Cysteine の SH 基であり，2 個の Cysteine 分子の SH 基が酸化され S-S 結合を形成し，Cystine として二次構造を作っています（図 9）．

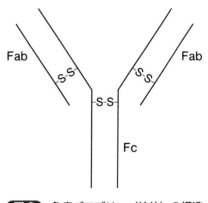

図 9　免疫グロブリン（抗体）の構造

1-13．限られた数の遺伝子から無数の抗体が産生される機構

ヒトを含む哺乳類の遺伝子は 3 万種類弱です．一方，抗原の種類は無数近くあり，それぞれに特異的な抗体がなぜ産生されるのか，長らく不明でした．Susumu Tonegawa の研究によると，抗体が抗原と結合する部分は，variable 領域，いわゆる，変わりうる領域，V 領域，diversion の D 領域，ジャンクションの J 領域からなっています．これらの領域がどういう遺伝子の構造に

なっているかと言うと，V領域というのは数10種類，D領域も10種類以上，J領域も複数の種類の遺伝子からできています．一方，Fc部分は変化が少なく通常1～2種類からなっています．したがって，それぞれの領域から1種類の遺伝子を選択すると，数10×数10×数10種類の抗体ができることになり，1種類の遺伝子から数千から数万種類の抗体遺伝子ができることになります（図10）．従来の"1 gene 1 polypeptide"の概念を大きく変える発見です．

　従来の生化学では，一つの蛋白質は一つの遺伝子からできていると言われてきましたので，抗原が無数で，遺伝子の種類が限られている場合，無数の特異的抗体の産生は不可能です．そこで，Susumu Tonegawaは，数10種類の似通った遺伝子の直列構造から1種類，別の数10種類の似通った遺伝子の直列構造から1種類が選択され，recombination，組換え，という形で，数万種類の抗体が作られるというまったく新しい機構を証明しました．これは，刑事事件で言う，顔の特徴，丸顔か馬面か，顔が大きいか小さいかとか，鼻は大きいか小さいか，高いか低いか，目はたれ目かきつね目か等々，そういうものを組み合わせると，いわゆるモンタージュ写真ができるのと似ています．したがって，免疫グロブリンの遺伝子構造は，刑事事件でのモンタージュ写真だと考えられます（図11）．

　我々のからだの健康を維持する仕組み（炎症・免疫反応）は，刑事事件と同じように考えること

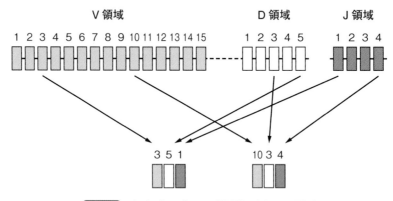

図10 免疫グロブリン（抗体）遺伝子の構造

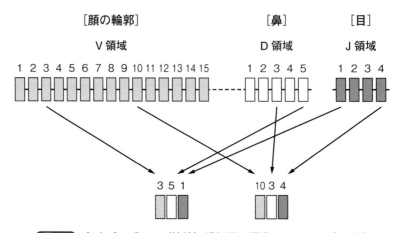

図11 免疫グロブリン（抗体）遺伝子の構造とモンタージュ写真

ができ，事件が起きたかどうかは監視システムや目撃者によって感知され，我々のからだは常在性細胞によって異物（たとえば細菌）の侵入が感知されます．感知されると事件では110番通報されますが，炎症・免疫反応では，サイトカインによって何かが侵入したことを知らせます．事件では，警官，刑事，カメラマンや鑑識官がその現場に直行するわけですが，炎症・免疫反応では白血球（好中球，単球，リンパ球など）が侵入部位に駆けつけ，その順番が決まっていて，最初に好中球，少し遅れて単球が浸潤します．事件では，警官や刑事らによる現場検証と捜査によって，上手く行けば犯人が逮捕されます．炎症・免疫反応では，細菌を好中球が貪飲，phagosome をつくり，lysosome と合体して phagolysosome になり，その膜上の NADPH oxidase 活性によって活性酸素を作って細菌などを殺菌します．その後，刑事事件では，事件簿を作成し，指紋や DNA 情報を取って，同一犯人による再犯を防止します．炎症・免疫反応では，細菌と好中球の死骸をマクロファージ系細胞が貪食し，その異物情報をリンパ球に知らせます．リンパ球は，提示された異物情報を抗体（B細胞受容体：BCR）やT細胞受容体（TCR）というモンタージュ写真を作って記憶し，同一異物の再侵入時に，異物が分子だと，分子と反応する膜型 BCR$^+$ 記憶 B 細胞が大量の特異抗体を産生し，異物（ウイルスや同種異系など）分子を発現する細胞だと，異物分子と反応する TCR$^+$ 記憶 T 細胞が活性化され，増殖するので，より早くより強く反応します（図12）．

　分子のレベルで言うと，監視システムが TLRs，110番にあたるものが C-X-C ケモカイン，IFN-γ や IL-2 による細胞性免疫の活性化は，鑑識などによる科学的捜査に相当し，好中球/マクロファージ上の受容体が細菌上の特異抗原を認識し，貪食後，phagolysosome 内で NADPH oxidase によって活性酸素を産生し細菌を殺菌します．細菌と好中球の死骸をマクロファージ系細胞が貪食し，異物特異的ペプチド断片の情報をリンパ球に抗原提示し，リンパ球はその抗原に合う BCR や TCR を持つ B 細胞や T 細胞として記憶します．事件の捜査中は，いわゆる黄色いテー

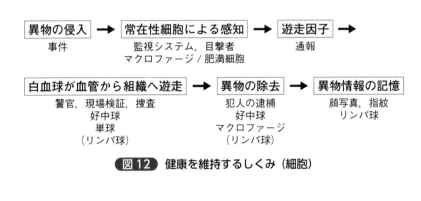

図12　健康を維持するしくみ（細胞）

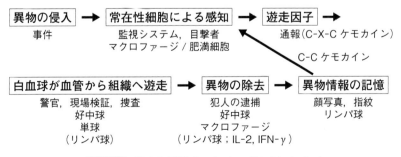

図13　健康を維持するしくみ（サイトカイン）

プをはって立ち入り禁止にしますが，事件が解決し，犯人が逮捕され事件簿，DNA 情報記録やモンタージュ写真ができると，事件現場をきれいにし，元通りにします．炎症・免疫反応では，主としてTリンパ球がC-Cケモカインを出して血中から単球や好塩基球を遊走し，常在性細胞（マクロファージや肥満細胞など）による監視システムを再構築します（図13）．

2 免疫生物系の構成

2-1. 生物は何のために食べるのか？

　基本的に免疫生物系を理解するためには，生理学や解剖学などの基礎知識が必要です．免疫系の構成は，前章でも出てきましたが，我々のからだは口から始まって肛門まで消化器官はつながっているので消化管の中は基本的に汚い．口から食べた食べ物は，口で咀嚼，噛み砕いて，食道，胃，小腸を通って消化管の中を消化されていきますが，小腸粘膜には，大きなバリア（汚い消化管からきれいな膜内へ）があって，消化された栄養分が膜内へ吸収されます．このとき，口から肛門までは汚く，細菌がいっぱいいるので，すぐ傍にいる細菌に栄養を取られないように，細菌が利用するグルコース，アミノ酸，脂肪酸まで分解しないで中間消化でやめます．その後，腸管の微絨毛内という特殊空間（微絨毛内に大きな細菌は侵入できない）での膜消化という最終消化をして，グルコース，アミノ酸，脂肪酸まで分解して吸収します．グルコースやアミノ酸は血管（門脈）へ，脂肪酸は粘膜細胞内で脂肪に再合成し，脂肪による梗塞を防ぐために，ゴルジ装置で水と油に親和性のあるリポ蛋白となり，側底膜よりexocytosisされてリンパ管（胸管）に入り，鎖骨下静脈で少しずつ血管内に溶解されます．これらの栄養分は，循環器によって各組織に送られ，組織が仕事をします．組織の仕事によって発生した老廃物は，消化管（肛門）や別のバリア（呼吸器や泌尿器）を経て体外に排出されます（図14）．消化管の食べ物が消化・吸収される腸管粘膜には，細菌の侵入を防ぐために，tight junctionという非常に強い解剖学的バリア，膜消化という最終消化部位への細菌の侵入を防ぐ解剖学的バリアと，最終消化物を特異的に微絨毛内に移行するchannelという生理学的バリアがあります．

　この組織というのは，循環器でもないし，呼吸器でも泌尿器でもありません．これらの臓器（循

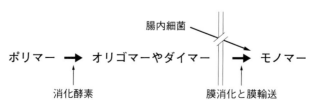

図14　蛋白質，炭水化物の消化（分子の大きさ）

環器，呼吸器，泌尿器など）は，細胞からなり組織の一種に違いはありませんが，脳と筋肉が仕事をするために栄養をとっています．したがって，学生に限らず，脳によって各臓器の機能を制御するのみならず，脳を使って考えることが大事です．もう一つの仕事は筋肉労働で，学生は体育会系のクラブに入って学生生活を謳歌し，これも学生に限らず，手足を動かして仕事をします．脳と手足で働き，そのために食べる，これがヒトに限らず，生物の基本的な構造です．

2-2. 微小循環

　もう一つ大事なのが図15です．細胞の代謝を維持する上で，最も重要な物質輸送機構は拡散で，拡散の速さは拡散面積と濃度勾配に比例します．口の中で噛み砕いて食道を通り，胃を通って小腸や大腸に行き，栄養分を取り込み組織へ運びます．組織というのは間質にあり，血管の中に組織はありません．この栄養分を間質に浮いている細胞に供給する仕組み，それが図15です．難しい式が書いてありますが，要は，血管圧によって血管の中から外へ出ようとし，他方，血液の中にはアルブミンという血漿蛋白質があり，血漿膠質浸透圧で間質中の水を引っ張っています．それらの力の引き合いによって，間質に浮いている組織に動脈血中にある栄養分を移行させています．さらに，組織で産生された老廃物を今度は静脈血中に移行する必要があります．そういう意味で，この血圧と膠質浸透圧は大変重要です．最低血圧が維持できないと，栄養分が間質を経て細胞（組織）に行かないし，組織で発生した代謝産物を静脈血中に移行できません．一方，膠質浸透圧が低下すると水が間質に溜り（浮腫），浮腫によって間質の組織圧が上がると動脈管内の栄養分の間質への移行が阻害されます．健康時には，動脈側では血管から間質への栄養分（栄養素や酸素）の移行が必要で，濾過力＞吸収力で濾過が起こり，静脈側では組織でできた代謝産物（尿素や炭酸ガスなど）が間質を経て静脈へ回収されることが必要で，濾過力＜吸収力で吸収されます．そして，静脈中の代謝産物は，肺などの呼吸器や腎臓などの泌尿器から炭酸ガスや尿として排泄されます．一方，口から食べたものから栄養分を除いた残渣は腸内細菌の死骸と共に便として肛門から排泄されます．

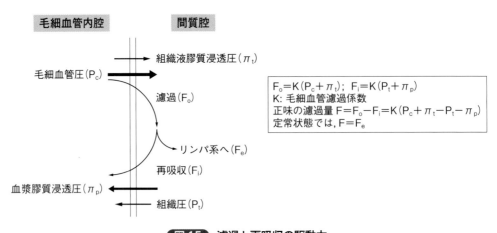

図15　濾過と再吸収の駆動力

血圧がある程度保てないとショック状態になるのは，一方で，動脈血中の栄養分が組織へ移行しないので，脳や筋肉で仕事ができず，他方，組織で溜まった老廃物を体外へ排泄できないからです．

2-3. 血管とリンパ管

　濾過されたもののうち，比較的小さいもの（栄養素や電解質など）は，濃度勾配に従って静脈側に再吸収されますが，静脈壁を通れない比較的大きな物質や細胞はリンパ管（管壁が粗で大きなものも通過できる）の方に行き，リンパ節が篩になるので，がん細胞が間質に浸潤するとリンパ管を通ってリンパ節に転移します．また，間質の中に病原微生物が侵入すると，それを知らせるために，間質に常在する細胞（マクロファージ系細胞）がC-X-Cケモカインを分泌し，血管内皮細胞のプロテオグリカンに付着します．ケモカインに対する受容体を持っている白血球が，付着したケモカインの濃度勾配に従い血管内での流速を遅らせ，病原微生物の侵入部に近い内皮細胞に付着し，間隙から病原微生物の侵入部に行き病原微生物と戦います（図16）．病原微生物と白血球の死骸は，大きいので血管系には戻れず，リンパ管を通って所属リンパ節に行き，病原微生物の抗原情報が獲得免疫系に提示されます．栄養分の流れ，血管の中にあった白血球の流れや，微生物と戦った後の両者の死骸が，どういう形で，どこに行くのかを理解する必要があります．

異物の侵入 → 遊走因子 →
白血球が血管から組織へ遊走 → 異物の除去

図16 炎症・免疫（異物情報）

2-4. 血球細胞の種類と役割

　血球成分は，赤血球，白血球と血小板からなります．機能がそれぞれ異なり，赤血球はヘモグロビン〔＝鉄を含む色素（ヘム）＋グロビンという蛋白質〕の袋で，肺で酸素を結合し，消費の場所（＝組織）で酸素を離し，組織が産生した代謝産物（＝炭酸ガス）を結合し，HCO_3^-として尿中に排泄したり，肺から直接炭酸ガスとして排泄したりして，血液と組織間の酸素と炭酸ガスの交換やpHの調節に関与しています．赤血球は比較的安定なヘモグロビンの袋で，酸素と炭酸ガスを運ぶので，分裂や蛋白合成は必要ではなく，核は要りません．また，酸素を運ぶのが仕事なので，酸素を消費するミトコンドリアでの電子伝達系ではなく，解糖系で産生されたATPを利用しています．したがって，赤血球にはミトコンドリアもありません．また，末梢血管まで酸素を運び，末梢で離し，末梢に溜った炭酸ガスを腎や肺に運んで排泄するのが赤血球の仕事なので，赤血球は，真ん中がへこんだドーナツ型をしていて変形し易く，細い血管中も流れることができます．赤血球に限られたことではありませんが，形態や細胞内の構造はその機能を果たし易くできており，非常に合理的（reasonable）です．

　白血球は，多核で短命な多核白血球と，血中では単球，血管から間質に遊走するとマクロファー

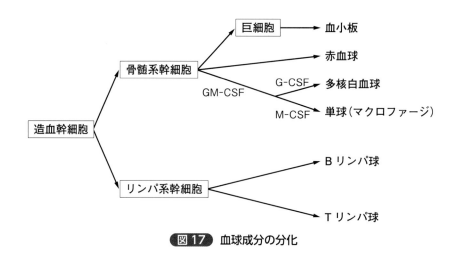

図17 血球成分の分化

ジと名前を変える単球，ヤツメウナギ以降の高等動物で発達したリンパ球があります．多核白血球には，その顆粒の pH から好酸球，好中球と好塩基球が知られ，リンパ球には，主として，他の細胞の活性化を助けたり，傷害活性など細胞性免疫を担当する胸腺（thymus）由来の T 細胞と，主として抗体を産生して液性免疫を担当するファブリキウス嚢（Bursa Fabricii）由来の B 細胞からなっています（図17）．他に，マクロファージ系細胞で抗原提示を司る樹状細胞や，リンパ球由来のナチュラルキラー細胞（NK 細胞）や最近では innate lymphoid cells（ILCs）が報告されています．マクロファージには，炎症に関与する単球由来のマクロファージと常在性マクロファージが知られています．腹腔，肝，腎，肺胞，脾臓，皮膚や脳などの常在性マクロファージの起源については，以前より議論されていますが，血球細胞の起源については，すべて骨髄の造血幹細胞由来です．従来，単球は，貪食能が低く，貪食能の高いマクロファージに生理的機能があるとされたために，単球はマクロファージの前駆細胞とされてきました．しかし，H_2O_2 の遊離能は，単球＞マクロファージであり[54]，ヒト monocyte/macrophage MHC receptor 1 および 2 の発現も，単球＞マクロファージ[37,41]なので，著者は，単球は，独自に重要な機能を果たしていると考えています．

血小板は，巨核球という大きな細胞がちぎれてできますが，栄養分，代謝産物，ホルモンなどの運搬や体温調節に関与する血液が外に漏れることを，血小板の凝集と血液凝固で防いでいます．

赤血球，血小板，単球と多核白血球は骨髄系幹細胞が，T リンパ球，B リンパ球，NK 細胞などはリンパ系幹細胞が，それぞれの細胞系列に特異的なサイトカインによって血球細胞に増殖・分化します．しかし，GM-CSF のように，G（granulocyte：顆粒球）と M（monocyte/macrophage：単球/マクロファージ）は，初期には同じサイトカインに反応し増殖・分化しますが，その後，別のサイトカインによって制御され，また，顆粒球の中でも，好中球と好酸球/好塩基球は，別のサイトカイン（G-CSF や IL-3 など）によって増殖・分化します．したがって，多核白血球というのは，多核と形態では似ていますが，好酸球/好塩基球と好中球は細胞学的には違い，好中球は細菌感染防御に重要で，G-CSF というサイトカインに反応し増殖・分化します．この特異性を利用して，がん患者さんに，致死量の X 線を照射すると骨髄に機能抑制がかかり，細菌感染防御に必要な好中球の産生が下がるので，G-CSF を使って好中球だけを増やして感染を防ぐ方法が，臨床で実際に使われています．

2-5. 血球細胞が炎症部位へ浸潤する順序

異物が体内に侵入すると，発赤（rubor），熱感（calor），腫脹（tumor），疼痛（dolor）という炎症の4主徴が起こることは太古の昔から知られており，その後，19世紀になって，それらがどんな細胞学的変化によって起こるのかが明らかにされました．すなわち，組織に常在するマクロファージと肥満細胞が監視システムとして働き，血中から組織へ細胞がかけつけます．その順番がはっきりしていて，1-9や1-10で述べた如く，好中球が一番早く反応して急性炎症になり，結核菌やらい菌などに対する慢性炎症の場合は，主として単球が血中から組織に出てマクロファージとなり反応します．急性炎症のとき，リンパ球が，細菌の組織への侵入後2～3日してから現場に来るのは，その情報を得て，異物情報を記憶することがリンパ球の仕事と理解するとわかり易いと思います．それぞれの細胞（好中球，好塩基球，好酸球，単球，マクロファージ，Bリンパ球やTリンパ球）の生体防御機構における役割を整理すれば，血球細胞が炎症部位へ浸潤する順序を容易に理解できると思います．

2-6. 常在性マクロファージの役割

組織に常在する肥満細胞にはたくさんの顆粒があります．主としてヒスタミンが詰まっており，病原微生物が侵入すると，ヒスタミンが脱顆粒して分泌され，侵入部の静脈側の血管を収縮させるので，動脈側の血管が拡張します．血管が拡張すると，血管の透過性が上昇し，血漿内蛋白質，抗体や補体，の間質への移行を促進します．もう一つの常在性細胞はマクロファージで，たとえば，肝臓では，規則正しく並んだ肝細胞，肝実質細胞，の間質に常在しており，異物の侵入を監視しています．

Tollは，昆虫の体の前後を決めている蛋白質ですが，1996年，Tollが変異したハエがかびに感染して死んだ，とCellという有名な雑誌に報告されました[48]．世の中には，同じ分野や同じような考えを持っている研究者がたくさんおられるようで，翌年，ハエの細胞内外の情報伝達機構（分子）をハエとヒトとで比べ，細胞外（受容体）の分子構造はあまり似ていませんでしたが，細胞内の分子構造はハエとヒトとで似ているという結果が，これまた有名な雑誌，Nature，に報告されました[50]．その後，10年ほどの間に，10種類ほどの受容体遺伝子や受容体分子の構造や受容体のリガンドも明らかにされ，それらの受容体ノックアウトマウスも樹立されました[51]．これらの受容体はToll-like receptor（TLR）と総称されており，TLR1, 2はグラム陽性菌のペプチドグリカンを，TLR5はサルモネラ菌などの鞭毛蛋白質，フラジェリンを，TLR4はグラム陰性菌の細胞壁の主成分，内毒素lipopolysaccharide（LPS）を，TLR3はインフルエンザウイルスなどが増えるときにできる二本鎖RNA，double stranded RNAを，TLR2, 6は細菌とウイルスの間に位置する，マイコバクテリアを認識します（図7）．

これらは監視システムであり，だれが入ってきたかは不明ですが，病原微生物が侵入したと火

災報知器で発信され110番通報します．とにかく，その侵入現場に炎症担当細胞（好中球，次いで単球，2～3日後にリンパ球）が順番に行くことになります．大腸菌などの急性炎症細菌には好中球が対処し，貪食して phagosome を形成し，NADP oxidase を含む lysosome と phagolysosome を形成し，細菌を殺し，自らも死滅して膿となります．その膿をマクロファージが貪食し，所属リンパ節に行って異物抗原をリンパ系細胞に提示します．

2-7．多核白血球の役割

　多核白血球は，顆粒の染まり具合により，好酸球，好中球と好塩基球の3種類に分けられています．血中にある赤血球は，男性で500万個/μL で，白血球の数は，せいぜい5000個/μL です．ということは1000倍赤血球が多いので，末梢血では1000個の細胞を数えると，999個は赤血球で白血球は約1個存在します．そして白血球の50％くらいが好中球なので，好中球は2000個に1個しか見えません．出血したとき，スライドガラスにとってみると赤血球ばかりが見えます．2000個のうち，1個好中球が見えるのが正常ですが，白血病などではその比率が増えます．

　形態ですが，核が数珠状になっています．なぜ核が変な形なのか，面白い問題です．好中球は非常に増殖が速い細菌の生体防御に特化した細胞で，細菌を貪食（phagosome を形成）し，NADPH oxidase のある lysosome と合体（phagolysosome）し，活性酸素などを生成して細菌を殺し，自らも死滅して，マクロファージ系細胞に貪食され，異物情報が抗原提示され記憶されます．細菌と戦った白血球は血管の外に出ると，大体2日もたないで，死滅します．著者の予想ですが，核の形が変なのは，細胞の短い寿命を意味しているのかもしれません．因みに，赤血球は無核ですが，核がない方が，核が変形している多核白血球よりもずっと長生きします．赤血球の半減期は120日です．

　好酸球（好塩基球）の場合，顆粒中の酸（塩基）が染まり，赤く（暗紫色に）見えます．好酸球の電顕的な特徴は，顆粒の中に，核のように見える角ばった構造が特徴です．健常人では，好酸球や好塩基球は，共に白血球の0.5％くらいで，アレルギー性疾患や寄生虫症などの際に増加しますが，その機能ははっきりしていません．

2-8．浸潤性マクロファージの役割

　細菌が入ってくると，好中球が血管から侵入部へ浸潤して貪食します．Phagosome が lysosome と一緒になって phagolysosome になり，lysosome にある NADPH oxidase で活性酸素などを出して，貪食した細菌を消化します．消化しますが，自分の体の中でするので，自分自身も死んでしまい，これが膿になります．こういう形で好中球は細菌に対処します．マクロファージは，好中球が食べ残したものとか好中球が手に負えなかったものを傷害・貪食します．NADPH oxidase で活性酸素である，スーパーオキサイド（O_2^-）や過酸化水素（H_2O_2），を作り，普通

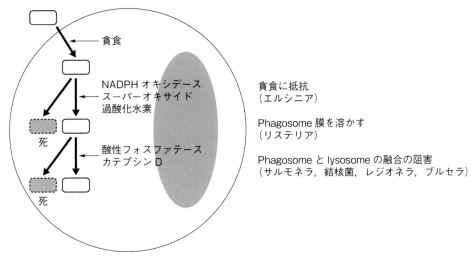

図18　病原細菌とマクロファージ

の細菌は死滅します．しかし，エルシニアという微生物のように，phagosome の膜を溶かして外に脱出するものもあります（図18）．また，リステリアは，phagolysosome の形成を阻害し，NADPH oxidase が働かないようにしています．我々は哺乳類という，ほぼ完成された生物ですが，これらの細菌はどちらかと言えば，呼吸しかしていない，ミトコンドリアみたいな微生物です．が，細胞の形態をしていないこれらの微生物でも，非常に賢くて，phagosome の膜を溶かし，phagolysosome の形成を阻害して，そこでぬくぬくと育ちます．病原性を発揮しますが，簡単には死なず細胞質で生き延びるので，慢性炎症を惹き起こします．こういう微生物の感染には自然免疫だけでは難しく，抗生物質という力を借りないとなかなか感染症が治りません．たとえば，結核菌については，抗生物質を3種類（イソニアジド，リファンピシン，エタンブトール）を使って治療しています．

　好中球が最初に微生物の侵入部に急行し，単球が次で，侵入した異物と，好中球，マクロファージが戦い，死骸が残ります．それらが血管に戻ったら困ります．それらの多くはマクロファージ系細胞に貪食され，残った死骸と共にリンパ管に吸い込まれます．毛細リンパ管の構造は毛細血管の壁構造と似ており，一層の扁平な内皮細胞と基底膜を有し，壁に平滑筋細胞は認められません．これら内皮細胞は，組織間質腔に分布するコラーゲン・エラスチン線維によって組織に繋留されており，周囲の組織や筋肉などが運動すると，ガサガサ内皮細胞が動き個々の内皮細胞間に隙間ができます．その隙間から，間質の内容物がリンパ管内に入るので，すごく大きいもの，細胞もリンパ管を通ります．しかし，何でも通すわけにはいかないので，リンパ節が関所のような働きをしています．その結果，一方で，所属リンパ節のT細胞が炎症部位にいたマクロファージ系細胞から侵入異物の抗原情報をもらい，他方，がん細胞がリンパ管を通って所属リンパ節に転移する可能性があります．

　血管と同様に，全身にリンパ管があり，リンパ管と血管は走行が同じ方向で，全身のリンパ節を経て，鎖骨下静脈などから全身の血管系に合流します．リンパ節はどこにあるのか？　口の周りでは扁桃，アデノイド，ワルダイエル輪，腸管にあるパイエル板や鼠径部や腋窩部のリンパ節などが

あります．脾臓は血液のリンパ節とも考えられています．

　リンパ節という関所で何をしているのか？　リンパ管の内皮細胞が，動いて，間質の固形物などを吸い込んだもの［マクロファージ系細胞（樹状細胞）や抗原など］は，輸入リンパ管からリンパ節の皮質に流入します．T細胞やB細胞に，こういうものが侵入したよ，とHEV（high endothelial venules：高内皮細静脈）周辺で知らせます．リンパ節に血行性に移動してくるリンパ球のほとんどがこの血管を介してリンパ節に流入し，HEV周囲には成熟T細胞が密に存在するからです．輸入リンパ管を介して移入してくる樹状細胞は，通常，そのリンパ節で死滅すると考えられています．なぜなら，輸出リンパ節からリンパ節外に移動する細胞はリンパ球のみだからです．一方，髄質では，髄索という索状の構造に，多数のマクロファージと形質（プラズマ）細胞が付着しています．これらの細胞（多数のマクロファージと形質細胞）の生理的意義について，従来の教科書には説明がありません．輸出リンパ節からリンパ節外に移動する細胞がリンパ球のみだからといって，輸入リンパ管を介して移入してきた樹状細胞は，そのリンパ節で死滅したのでしょうか？　髄索に付着しているマクロファージは何のためにリンパ節に留まっているのでしょうか？抗体を産生するgerminal centerは，髄質ではなく皮質のB細胞領域です．髄索に付着した形質細胞は何をしているのでしょうか？　また，形質細胞による抗体産生は，通常，異物侵入後2週間で侵入前に戻るので，髄索に付着している形質細胞も何のためにリンパ節に留まっているのでしょうか？　ここでは皆さんに疑問を呈するのみとし，著者の仮説については，後の章（第14章 過敏症など）で我々の実験結果を交えて詳しく述べたいと思います．

2-9．リンパ球の役割

　リンパ球がどんな形をしているのかと言うと，普通に見られるリンパ球は，核がほとんどです．好中球がだいたい白血球の50～60％で，リンパ球は25％，単球は5％です．末梢血1μL中の赤血球の数は400万から500万個で，白血球の数は4000から6000個ですから，白血球は末梢血中の血球成分のうち1000個に1個ということになり，リンパ球は白血球の25％なので4000個に1個という比率になります．リンパ球は核がほとんどであるということから，細胞質に傷害システムを持っていないか，あまりそういうのが役割ではないか，別の方法で傷害すると考えられます．大顆粒リンパ球（large granular lymphocyte：LGL）は，IL-2でT細胞を活性化すると，顆粒が見えてきます．電顕で見ても，細胞質にびまん性に特徴的な電子密度の高い，peroxidase陰性の顆粒（primary lysosome）を持ち，その顆粒の一部はゴルジ体の近傍に存在し，多くのミトコンドリアを持っています．

　リンパ節で抗原情報が記憶されるわけですが，どういう風に記憶されるかは第3章 B細胞免疫や第8章 獲得免疫で詳しく説明します．簡単に言うと，一つの遺伝子の中に，重鎖では，数10種類のV領域（variable領域），10数種類のD領域（diversion領域）と数種類のJ領域（junction領域）があります．これらの順列組み合わせの掛け算は非常にたくさんのpossibilityを生じます．ヒトの遺伝子の数は3万弱種類しかありません．無限に近い抗原に対してどうやって特異的な抗体を作るか，昔から謎でしたが，1976年にSusumu Tonegawaが，抗体の重鎖を

codeする1つの遺伝子上に65種類（V領域）×27種類（D領域）×6種類（J領域）と，チョイスがたくさんあることを明らかにし，1984年にはT細胞受容体（T cell receptor: TCR）の構造が解明され，抗体産生機構と類似していることが明らかになりました[10]．

　これらがどういうことかと言いますと，侵入した異物抗原に対してマッチするチョイス，抗体やT細胞受容体，がたくさんあり，10^8から10^9，億とか数十億種類の抗原に対してそれぞれに特異的なIgMやTCRを表面に発現しているB細胞やT細胞がたくさん用意されているということです．方法論としては非常に重要で面白いものですが，炎症・免疫学的には，抗原に出会う前から非常にたくさん用意されているということが重要です．すなわち，抗原に接する前からあるというのは，ここで起こっているのは，いわゆる鍵と鍵穴の関係で，たくさんのものから1つのB細胞やT細胞が選択される，ということです．

　免疫学の教科書には，リンパ球は抗原を特異的に認識できる唯一の細胞で，自己/非自己をも識別できると書いてありますが，抗原と抗体の構造が合うかどうかということですので，自己/非自己を識別しているかは疑問です．侵入した抗原に対して，特異的な抗体（BCR）やTCRを作り出せるB細胞やT細胞だけが記憶細胞として残ります．したがって，血管の外で，病原微生物（細菌など）が入ってくると好中球が主として反応して，異物を除去します．その後，炎症部位へ浸潤したマクロファージ系細胞が，好中球と微生物の死骸を貪食し，異物抗原を所属リンパ節に行って，抗原を提示します．我々の体の中のどこで生体防御が行われるのか？　それは，感染を防衛している最前線である微生物の侵入部です．侵入異物情報が記憶されるのは異物侵入部とは別の場所，所属リンパ節，です．だれがどういう順番で微生物の侵入部に駆けつけ傷害するのかと，どこで異物情報が記憶されているのかを理解すると，生体防御機構がわかり易くなります．

　まず，侵入した異物が病原微生物かアレルギーを起こすアレルゲンか，無菌の注射針か機械的打撲などによる浮腫を起こす自己の蛋白質か等々，自己か非自己かを見分ける必要があります．次に，非自己抗原と判明すると，生き物であれば傷害，排除し，異物情報を記憶し，その抗原と特異的に反応するB細胞受容体（B cell receptor: BCR；抗体）やT細胞受容体（T cell receptor: TCR）を発現するB細胞（形質細胞）や細胞傷害性T細胞を誘導する必要があります．形質細胞は，大量の抗体を産生するので，形態は通常のBリンパ球と明らかに異なり，抗体を一生懸命に作っているので，細胞質には平行に走行する粗面小胞体が存在し，成熟した形質細胞では小胞体の幅が広くなり免疫グロブリンが溜っています．こういう細胞はいつまでも長生きしない方がよいでしょうから，抗体産生を終えるとアポトーシスを起こして死滅します．異物が無生物の場合，異物が非自己かどうかを判定し，かつ，アレルゲンであれば，アレルゲンに対する特異的IgEを産生するB細胞（形質細胞）を誘導する必要があります．が，著者らの実験結果によると，初回は，どういうタイプのIg（IgA，IgE，IgGかIgM）を産生すべきかが判断され，関連抗原特異的Ig^+ B細胞がリンパ節に準備されます．そして，2回目に1回目と同じあるいは別の抗原が侵入し，その抗原特異的Ig^+ B細胞がリンパ節に準備されていたとき，2回目に侵入した抗原特異的Igを産生するようです．実験をして，結果を知って，著者は，生物の生体防御機構の巧妙さに感心しました．第14章　過敏症で，詳しくお話します．

2-10. 単球と肥満細胞の役割

　病原微生物（細菌など）が侵入すると，監視システムとして常在している細胞，マクロファージと肥満細胞，が110番通報，C-X-C（CysteineとCysteineの間に別の種類を問わないアミノ酸があるサイトカイン）ケモカインを分泌し侵入部位の血管内皮細胞に付着し，異物侵入部位を知らせます．110番に反応して白血球は好中球，単球の順番で血管（異物侵入部の血管内皮細胞間隙）から外に出て，異物侵入部で異物を処理します．マクロファージ系細胞が異物情報を持って所属リンパ節に行き，抗原提示してBCRやTCRとして記憶します．Tリンパ球は，異物の侵入で壊れた監視システムを再構築するために，C-CケモカインというCysteine同士が並んだ構造のケモカインを分泌し，血管から単球と肥満細胞の前駆細胞（好塩基球？）が血管外に出て常在性細胞（マクロファージと肥満細胞）になります．

　単球の特徴は，核に切れ目があり，好塩基球は，HE染色などで細胞質の顆粒が暗紫色に染まります．好酸球の顆粒は赤く染まります．好塩基球は白血球の0.5％しかないので，普通，末梢血の血球1万個の中に1個あるかないかくらいです．形態は，顆粒がありますが，好酸球では，電顕で顆粒が直線的に切れてみえるのが特徴ですが，好塩基球では普通の電子密度の高い顆粒です．このようにして新しい監視システムができます．

　多くの教科書では，肥満細胞の前駆細胞は不明と書かれていますが，好塩基球と肥満細胞は非常によく似ています．たとえば，$Fc_\varepsilon RI$の発現，顆粒内物質（ヒスタミンなど）やサイトカイン（IL-4やIL-13）産生などはほとんど一緒です．細胞の名前が違えば，どこで成熟するのかは違うのが当たり前で，好塩基球は骨髄で成熟し，肥満細胞は間質で成熟します．したがって，間質常在性の肥満細胞は，血液の好塩基球が前駆細胞と考えてもよいと，著者は思います．

2-11. 細胞の性質を調べる方法

　細胞の性質を調べる方法論には2通りあり，直接法と間接法があります．直接法は，細胞が既知の分子を発現しているか調べます．その分子に対する特異的抗体を蛍光標識したものと一緒に4℃でincubationすると，抗体は抗原に対して強い親和性を持っているので瞬時に抗原に付着します．したがって，cell sorterという機械で，蛍光標識した抗体が付着して，細胞集団が移動するかどうかを解析し，場合によってはcell sorterで好きな細胞分画を分取できます．Cell sorterというのは，皆さんがコピーするとき，たとえば，1～10ページを何部かコピー（sort）するように，解析後，単離したい細胞を分取できる機械です．レーザー光を細胞懸濁液に当てて，細胞の大きさ（前方散乱光：細胞の影）や細胞内の構造（側方散乱光：細胞内顆粒の多い少ない）を調べることができます．また，抗体にいろんな蛍光物質をつけておいて，細胞表面の抗原に抗体がつくので，赤色の蛍光を発する細胞，緑色の蛍光を発する細胞の比率を知ることができ，分取したい細胞分画を囲み，シース液を水滴にした後，プラスチャージやマイナスチャージをかけ，磁場をか

けて目的の細胞を分取することができます．この機械のことを FACS（Fluorescence-Activated Cell Sorter）と言います．

間接法は，Elispot（enzyme-linked immunospot）assay といって，抗原に対する特異抗体を産生する B 細胞やサイトカインを産生する T 細胞を酵素標識した抗 Ig 抗体や抗サイトカイン抗体で検出する方法で，単一細胞レベルで分泌された抗体やサイトカインを検出できる方法ですが，直接，抗体やサイトカインを産生する細胞を検出していないので間接的検出法です．

2-12．一次反応と二次反応

今までに侵入したことのない異物が侵入する一次反応では，いろんな細胞が手分けして異物を処理し，マクロファージ系細胞が処理された異物を貪食し，リンパ管を経て所属リンパ節に行き，T 細胞や B 細胞に異物情報を教える，と教科書には書いてあります．が，我々の実験結果によると，一次反応では，T 細胞への抗原情報（異物の素性から産生されるべき抗体のクラスが決められる）だけのようです．二次反応では，抗原に対する受容体を発現しているマクロファージ系細胞が抗原を取り込み，抗原を処理して，T 細胞に抗原提示します．一方，抗原特異的 Ig を発現している B 細胞に抗原が結合し，抗原抗体複合体を細胞内に取り込み，抗原を処理して，マクロファージ系細胞から抗原提示を受けた T 細胞に抗原提示します．その情報が，マクロファージ系細胞から受けた抗原情報と一致したとき，T 細胞はその B 細胞に IL-4，IL-5 や IL-6 などのサイトカインを局所分泌し，形質細胞に分化させると著者は考えています．二次反応では，記憶 T，B 細胞ができるので大量の特異抗体が産生されます．この特異的抗体産生機構については，第 14 章で著者らのアレルギーでの実験結果を交えて詳しく説明します．

3 B細胞免疫

3-1. Edward Jenner

　体に異物が侵入したときに，刑事事件と同じようなことが起きるという話はもう何回もしましたのでわかっておられると思います．すなわち，常在する細胞，駐在さんがいて，そこで異物の侵入があったことを感知し，110番通報されて，警官がその現場に急行します．その後，いわゆる捜査本部ができて，異物が何であるかが同定（犯人が逮捕）され，事件簿，犯人のDNA情報や顔写真が作成されます．Edward Jennerは，炎症・免疫反応のどのステップを利用して種痘をしたのか？

　この写真（図19）は，Edward Jenner（1749-1823）が，James Phippsという少年に種痘（牛痘というウシの天然痘患者にできた膿疱を健常人に植え付ける）をしている像で，彼は，18世紀末に，種痘によって天然痘を予防したので，近代免疫学の父と呼ばれています．

　18世紀の終わり頃，ヨーロッパでは天然痘が流行し，天然痘は，年間に数10万人を死亡させる恐ろしい病気でした．発病から約2週間，めまいとか強力な頭痛，発熱，その3日後に紅斑とか発疹ができ，それが水泡や膿になり，この段階で約2，3割の患者が死亡しました．それが20万人から60万人ということは，年間百万人近い人々が天然痘患者だったということになります．その7～8割の人は，脳炎，角膜炎で失明したり，治っても痘痕（アバタ）顔になったりしました．種痘は一種の人体実験なので，現代ではこういうことは不可能ですが，当時，天然痘は人類にとって克服しなければならない病だったので，許されたのかもしれません．

　いわゆる非常に強い炎症反応が顔や全身で起こるので，治った顔があばた顔となり，外から見てすぐにわかる症状なので，これをJennerが一つのヒントにしました．すなわ

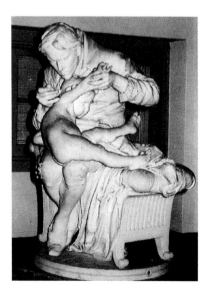

図19　Jennerが，James Phippsという少年（Jennerの父親が教会の神父さんで，教会で仕事をしていた人の子供）に種痘をしている像

ち，Jennerが住んでいるところの乳搾りをする女の人にあばた顔がほとんどないという事実，それが種痘を開発するきっかけになりました．Jennerは，12歳から外科医John Hunterのところで見習い奉公をしているときに，患者さんが「私は，むかしウシの天然痘に罹ったことがあるので，ヒトの天然痘に罹ることはありません．」と，Hunterさんに言うのを聞きました．いわゆる昔からの言い伝えとかもあるでしょうが，こういう言葉の中に非常に重要な現象の経験が含まれています．Jennerは，これはどういうことなのか？ ウシの天然痘に罹ったらヒトの天然痘に罹ることはないのか？ 見習いをしながら，いろいろ考えていたようです．

　1700年代の末頃の話です．それがどういう時代かと言うと，病気の原因がまったくわかっていない時代でした．炭疽菌，結核菌やコレラ菌など病原体をドイツの細菌学者，Robert Koch（1843-1910）が発見したのは1876年から1883年にかけてです．そして，当時（1700年代の末頃）でも，致死率の高い天然痘を予防する実験は，簡単にはできなかっただろうと予想されます．Jennerは，最初の人体実験で，ウシの天然痘をヒトに感染させました．このような考え方をその時代の人はしなかったので，この点だけでも，Jennerがすごい人だとわかります．ウシの天然痘での膿をヒトに植えて，ヒトがウシの天然痘を発症することを確かめています．したがって，ヒトにうつる原因が膿にあるということ，試験管内で純粋に培養したわけではありませんが，増えたものをヒトに投与するとウシと同じように発症することを証明しました．次に，ウシの天然痘が，ヒトからヒトに伝染することも人体実験をして確認しました．こういうことを根気よく調べた後，ウシの天然痘に自然に罹っても，ウシの天然痘を発症したヒトの膿を人工的に植えても，自然に罹ったときと同じようにヒトの天然痘に抵抗力ができることを確かめました．Kochの4原則が，Kochより100年近く前にJennerによって実証されました．が，当時，ウシの天然痘の膿を植えるとウシになるとJennerの天然痘予防法が批判され，そういう絵（戯画）も描かれました．おそらく，たくさんの大変な困難を乗り越えて，種痘という，ウシの天然痘の膿を植えるという画期的な予防法が開発されたのだろうと，著者は思います．

　それから19世紀末になって，病原微生物（光学顕微鏡で見える細菌など）が分離され，その後，純粋培養できるようになってから，それらが伝染病の原因だということがKochやLouis Pasteur（1822-1895）などによって明らかにされました．ただ，この時代でも，光学顕微鏡で見える微生物が対象でした．ウイルスについては，1929年，超遠心機でウイルスを単離できるようになり，1939年，電子顕微鏡が開発されてウイルスを見ることが可能になりました．細菌やウイルスが病原体と判明する百数十年も前に，Jennerは，その時代からすれば非常に挑戦的な仕事をしたことになります．

3-2. 二度なし免疫現象

　一度病気に罹ると，同じ病気には二度と罹らない．病気を発症する細菌やウイルスは，無数種ありますが，一度感染すると二度と感染しないものは20種類あるかないかです．したがって，今では一部の感染症ですが，永久免疫ができるものに対しては二度と罹らないという，二度なし免疫現象と教科書には書かれています．この実体は何でしょうか？ 一度病気に罹ると二度目は罹らな

い，憶えているということは，今考えればそういうことになるわけですが，この時代には実体はよくわからなかったはずです．が，当時，天然痘が流行すると，天然痘に罹患し，治癒した人が天然痘患者の看護にあたりました．すなわち，当時の人々は，天然痘では，二度なしを経験的に知っていたことになります．

　二度なしというのは科学的にはどういうことか？ それを調べたのが，Emil von Behring（1854-1917）と Shibasaburo Kitasato（1852-1931）です．Koch とか Pasteur が病原体の培養に成功したのと同じ頃に，どうもからだには今で言う抗体というものがあるということで，ジフテリア抗毒素を見つけました．これが 1900 年前後のことです．

　しかし，抗体というのは，抗原が無数にあるわけですから，抗体も無限にできる必要があります．その構造は，違うでしょうから，どんな構造をしているのか？ 似ているのか？ どこが違うのか？ その構造を明らかにしたのが Rodney Porter（1917-1985）と Gerald Edelman（1929-2014）です．1958 年から 1959 年にかけてですが，どんな構造かを調べるのに，彼らは非常に賢い方法を使いました．多発性骨髄腫の患者さんでは，骨髄の中で 1 種類の抗体だけを作る腫瘍化した B 細胞が増えています．Porter と Edelman らは，この患者さんの尿中に，抗体の一部（軽鎖），Bence Jones 蛋白，が大量に排出されていること，また，血清中で monoclonal 抗体（重鎖）が上昇していることに注目しました．抗体は 2 本の重鎖と 2 本の軽鎖からできていますが，その軽鎖，軽い方の抗体がたくさん尿中に出ていたわけです．一方，Porter と Edelman らは，重鎖が患者さんの血清中で増加し，それらが monoclone 蛋白質であることに注目し，そのアミノ酸配列を明らかにしました．どんな構造だったかというと，Y 字型の 2 本の重鎖があり，これらの 2 本鎖の間を橋渡ししているのが SS 結合（蛋白質が一次構造から二次構造を作るときに特徴的な，Cysteine と Cysteine が Cystine として SS 結合し，一次構造を二次構造化している）で，Y の分かれた部分を裏打ちするように，SS 結合しているのが軽鎖です．Behring と北里柴三郎が予言した抗体の基本構造が明らかになりました（図 9）．

3-3．遺伝子の組換え

　二度なし現象が，からだの免疫が作る抗体というものによって行われている可能性があり，抗原は無数にあるわけですから，無数の抗体ができる必要があります．しかし，ヒトの遺伝子の数は有限で，当時，いろんな方法で，数万種類しかないことがわかっていました．どういうメカニズムで，無数の抗原に対して抗体が無数できるのか？

　1897 年，Paul Ehrlich（1854-1915）が鋳型説（元々様々な抗原に対する鋳型を細胞表面にもっている細胞があり，その鋳型が抗原に出会うと抗体を産生する）を唱えましたが，Karl Landsteiner（1868-1943）は，新しく人工合成された化合物に対しても抗体ができるので，この世になかった物質に対する鋳型を元々細胞が持っていたとは考えにくいと反論しました．その後，1940 年には，Linus Pauling（1901-1994）が指令説（同じアミノ酸配列を持つ抗体が，抗原に出会うと抗原に合わせて構造が変化し，ほぼ無限に異なる立体構造抗体を作れる）を唱え，1957 年，Frank Burnet（1899-1985）がクローン選択説（抗原に対する特異抗体は目的ではな

く，最初から集団の多様性として存在しており，抗原はそれを選んで増幅する）を唱えました．一方，1953 年，James Watson（1928-）と Francis Crick（1916-2004）が DNA 二重らせん構造を解明し，遺伝が DNA の複製によって起こることや塩基配列が遺伝情報を担っていることが明らかになりました．同時期，1958 年から 1959 年にかけて，Porter と Edelman が，抗体の蛋白構造を明らかにして，鋳型説や指令説は否定的と考えられるようになりました．しかし，ヒトの遺伝子の数は有限で 3 万種類弱しかありません．抗体の多様性のメカニズムは相変わらず，不明のままでした．

　1968 年，スイスの Werner Arber（1929-）とアメリカの Hamilton Smith（1931-）は，細菌へのウイルス感染を防ぐために，細菌が自己の遺伝子をメチル化などで修飾し，感染するウイルスを分解して，ウイルス感染を制限する，制限酵素を発見しました．細菌が持つ一種の生体防御機構ですが，ヒト（研究者）は，いろんな細菌が持つ制限酵素を利用して，巨大な遺伝子を小遺伝子に切断して構造を決定することなどに利用しました．そして，1976 年，抗体の蛋白構造が判明してから 20 年ほど後のことですが，スイスの Basel 免疫研究所の Susumu Tonegawa（1939-）が，無数の抗原に対してどうやって無数の抗体ができるのかを明らかにしました．

　どういう実験結果からそのからくりがわかったか？　生殖細胞は，すべての細胞になる可能性があるので，遺伝子は生まれたときのままですが，ある特定の抗原に対する抗体だけを作り出す形質細胞が腫瘍化した細胞では，重鎖を code する遺伝子と軽鎖を code する遺伝子がそれぞれ 1 種類しかありません．そこで，化学や生化学で習っていると思いますが，重鎖と軽鎖それぞれで，1 種類しかない，特定の配列に対する probe を作ります．そして，たとえば重鎖の 5′ 端と 3′ 端で働く制限酵素で切ってやると，1 種類しかないので，この probe と hybridize する長さは広義の variable（V）領域〔＝狭義の variable（V）領域 + diversion（D）領域 + junction（J）領域〕と constant（C）領域で，size が一緒になります．しかし，まったく遺伝子の組換えが起こっていない精細胞では，狭義の V 領域，D 領域と J 領域が，それぞれ数十種類の遺伝子群からなり，制限酵素で切れるサイトも，数十種類の遺伝子群の間に何カ所かある可能性があり，重鎖の V 領域と C 領域の probe と hybridize する長さは異なる可能性が高い．また，たくさんある遺伝子の組換えが終わった B 細胞だと，重鎖の V 領域と C 領域の probe と hybridize する長さには，いろんなサイズが存在する可能性があり，smear になります．すなわち多発性骨髄腫の患者さんや正常人の B 細胞と健常人の生殖細胞では，軽鎖や重鎖の V 領域と C 領域のプローブと hybridize する size が異なるということです．このような実験結果から，Susumu Tonegawa は，1 つの遺伝子の中にどうもたくさんのチョイスがあって，そのチョイスとチョイスの掛け算で非常にたくさんの抗原に対してたくさんの抗体ができるのではないかと考えたようです．

　従来，1 gene 1 polypeptide というのが化学の常識でした．ところが，1 つの遺伝子の中に多数のよく似た構造を持つ領域があって，似たようなものが数種類から数十種類ある中から 1 種類取ってくる場合，その領域が，V，D，J と C からなるので，そのできうる重鎖の種類はそれぞれのチョイスの掛け算になります．同様に，軽鎖は，V，J と C 領域からなるので，でき得る軽鎖の種類も，それぞれのチョイスの掛け算になります．そして，抗体は重鎖と軽鎖からなり，それぞれは独立にチョイスされるので，両者を掛けあわせると膨大な数の抗体ができる可能性があります．

　これは刑事事件で言うとどういうことを意味するのか？　たとえば，V 領域では数十種類ある中には，顔の輪郭について，顔が大きいか小さいか，おでこ，ほほやあごが出ているか，鼻が大き

いか小さいか，高いか低いか，目が大きいか小さいか，切れているか垂れ目か等々，いろんなチョイスの中から選んでできたモンタージュ（montage）写真，あるいは指紋，を想像してください．このようにして，何億通りかのモンタージュ写真や抗体を作って，犯人や異物抗原がどういうものであったかを記憶する，こういう system が抗体のでき方の構造を調べていくとわかったということです．

　皆さんが化学や生化学で習ったことは，核の中にある DNA が mRNA になって，mRNA が細胞質の中の polysome にくっついて，そこに mRNA の triplet 構造に合った tRNA がアミノ酸を運んできてペプチドができます．ここで重鎖と軽鎖で何が違うかというと，重鎖は広義の V 領域と C 領域からなり，広義の V 領域は狭義の V，D，J 領域からなります．まず，D と J の領域で組換えが起こりますが，これは重鎖だけで起こります．重鎖では，その後，V 領域と DJ 領域で組換えが起こり，さらに，C 領域との間で組換えが起こります．その後は，普通の蛋白質と一緒で splicing によって intron が抜け，poly-A が 3′ 端に付加されて mRNA となり，細胞質に出て，polysome で蛋白質が合成されます．したがって，抗体の合成が普通の蛋白質の合成とどこが違うのか？　DJ 領域で組換えが起こり，それから V 領域と DJ 領域との間の組換えが起き，広義の V 領域と C 領域の組換えが起こったあと，通常の蛋白質と同じ経路を辿って抗体蛋白質が合成されます．これが抗体で非常に特徴的な蛋白質を合成する方法です．

　B 細胞受容体も T 細胞受容体も基本的には同様の構造です．どうして無限の抗原に対して抗体（BCR）ができるのかという原理で，クラス 1 やクラス 2 分子の上にのった無数に近い抗原に対して T cell receptor（TCR）が合成されます．

　組換えって具体的にどんな風に起こるのか？　V 領域にたくさんのチョイスがあるわけで，V_1 から V_n まであります．この中の V_1 だけ選ばれたとすると，V_2 から V_n まで要らなくなります．外へ環（palindrome）をつくって J につなぐと，palindrome 構造がリング DNA となってなくなります．ヒトの重鎖をコードする遺伝子は，第 14 染色体上にあり，V 領域は V_1 から V_{65} が，D 領域は D_1 から D_{27} が，J 領域は J_1 から J_6 が cluster を形成しているので，V_1 を選ぶときは V_2 から後が splicing で intron と一緒になくなり，D や J 領域でも同様で，その後 1 種類の C 領域がつながり，計 10530 通りの重鎖ができる可能性があります．軽鎖，λ 鎖か κ 鎖，の場合，その基本構造は VJC で，λ 鎖をコードする遺伝子は第 22 染色体上にあり，V が 30 種類，JC のセットで 4 種類の計 120 通り，同様に，κ 鎖をコードする遺伝子は第 2 染色体上にあり，V が 40 種類，J 鎖が 5 種類，C 鎖は 1 種類で，計 200 通りになり，軽鎖は λ を取るか κ を取るかになりますので，足し算で計 320 通りのチョイスがあることになります．したがって，1 つの遺伝子から 1 つの polypeptide ができるという従来の考え方ではなく，3 つの遺伝子から $10530 \times 320 = 3.37 \times 10^6$ 種類の抗体蛋白質ができるという，まったく新しい方法で，哺乳類は，無数に近い異物抗原に対して，無数に近い抗体で対処できるようになりました．

3-4．抗原特異的抗体の産生機構

　幹細胞から種々の細胞に分化するとき，B 細胞の系列の前駆細胞の場合，pre-B 細胞で μ 鎖とい

うIgMの重鎖が細胞質でできます．その後，未熟B細胞で軽鎖の組換えが起こり，IgMが細胞の表面に出ます．そして，成熟B細胞では，まだ機能のはっきりしていないIgDがB細胞表面に発現します．注意してほしいのは，幹細胞からB細胞系列に分化して，1個1個のB細胞が種々の抗原特異性を示すIgMを発現した，無数に近いB細胞ができるのは，未熟B細胞の段階です．すなわち，表面に1種類のIgMを発現した，非常に多様なB細胞が無数に近い種類，抗原と遭遇する前に準備されているということです．この後，1種類のIgMとIgDを細胞表面に発現した成熟B細胞が，抗原と接します．

　従来，B細胞が初めて抗原と接したとき，抗原の構造とfitした抗体，IgM，を持つB細胞が選ばれて（クローン選択），抗原の種類や抗原と出会った場所などに関するヘルパーT細胞からの情報に従ってclass switchが起こり，形質細胞に活性化，増殖，分化し，抗原特異的抗体を産生すると言われています．しかし，抗原決定部位は，数種〜10数種類のアミノ酸（全部で20種類）からなるので，抗原と20の数〜10数乗種類の抗体のうち，親和性の高いものが選ばれますが，勝手にいろんなものに特異的抗体を作ってもらっては困ります．異物が微生物の場合，微生物の種類によって担当者が異なりますが，細菌だと好中球が食菌し好中球も死んでしまいます．そこにマクロファージ系細胞が来てそれらを貪食し，異物抗原が何であったかをT細胞に教えます．一方，B細胞が表面にIgMを持っていて，抗原が入ってくると，この抗原に一番fitするIgMが抗原をtrapします．抗原-受容体複合体が細胞内にinternalizeされ，分解（processing）され，B細胞上のクラス2分子の上に異物由来の抗原をヘルパーT細胞に抗原提示します．そうするとこのT細胞はマクロファージ系細胞から教えてもらった抗原情報と同じものを提示しているB細胞であれば，形質細胞になっていいですよと，IL-4を分泌してB細胞を活性化，さらに，IL-5やIL-6を分泌して，B細胞を増殖させ，形質細胞へと分化させ，特異的抗体を作るようにヘルプします．したがって，皆さんのからだの中では抗原に対して何でも異物抗原に抗体を作るのかというとそうではなく，T細胞に自己マクロファージ系細胞から抗原提示された情報と自己B細胞が持ち込んだ情報が同じときにしか，ヘルパーT細胞はB細胞を形質細胞へ活性化，増殖，分化させないということです．ここでもMHC（クラス2）の拘束性が生きています．

　形質細胞では，蛋白合成がものすごく活発化していますが，いつまでも抗体を産生し続けても困るので，形質細胞は短命で，徐々にpolysomeがなくなりアポトーシスによって数日で消失します．抗体というのはある時期しか作らないということと，B細胞が，抗体を産生する形質細胞になるのには，ヘルパーT細胞からの制御があることは覚えておいてください．ただ，最近の著者らの実験結果では，非特異的抗体産生＋クラススイッチ（class switch）と特異的抗体産生は，別々に，2段階で起こると思われます．第14章で詳しくお話します．

　抗体を生化学的にはどんな風に見ることができるのか？　抗原と抗体で沈降物を作ると目に見えます．組織が水浸しになるのを防いでいる，アルブミン，はものすごく酸性の蛋白質なので，電気泳動すると陽極側に移動し，α1，α2，γグロブリンなどは非常に塩基性の蛋白質なので陰性側に移動します．これらの蛋白質にどういう（酸性か塩基性か）アミノ酸が多いのか想像できると思います．血清を電気泳動後，抗原を少し離れた場所（○印）に入れてやると，血清中の蛋白質とどういう反応をするか調べることができます（図20）．抗体と抗原の濃度が複合体形成上最適なところで沈降物ができ，沈降物をバンドとして目で見ることができます．陰性荷電の多いものから，陽性荷電の多いものまで見ることができます．山ができるということは非常にヘテロだということで

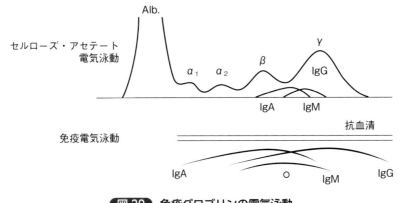

図20 免疫グロブリンの電気泳動

す．抗体の性質ですが，pH 8.6 では，抗体は主として陰性側のγグロブリン分画に存在し，特定抗原で免疫した免疫動物の血清や感染症に罹患した人の血清を免疫電気泳動すると，このγグロブリン分画の量が増えますが，正常の状態で免疫されて作られる抗体は非常に不均一（polyclonal 抗体）で，不均一ということは monoclonal ではないということです．1種類だけ均一な抗体が増えている人がいれば，その人は多発性骨髄腫の患者さんである可能性が高いということになります．

　抗原と抗体が反応する部位，抗原上の抗原決定部位，を epitope，抗体の抗原結合部位を paratope と呼びます．抗原抗体複合体が見えることは，抗原と抗体が反応する部位，抗原上の抗原決定部位（epitope）と抗体の抗原結合部位（paratope）を1分子上に複数個持つことを意味しています．軽鎖の可変部ですが，それぞれの抗体のすべての部位のアミノ酸に違いがあるかというと，そうではなく，違いが極端にあるところが3カ所あります．重鎖でも，同じように3カ所にだけ極端に違いがあります．したがって，アミノ酸変異が際立って多い領域，これらを hypervariable 領域と言いますが，抗原決定部位と相補的に結合しているので，相補性を決定する領域（complementarity determining region: CDR）として，CDR1, CDR2 や CDR3 と呼び，その他の領域を framework region（FR）と呼んでいます．

　どんな構造の抗体が最終的にできるかということですが，まず，①多くの生殖細胞型 V 遺伝子があり，それらが②遺伝子組換えと③H鎖とL鎖の組み合わせによって数百万通りの抗体ができます．加えて，④遺伝子変換，⑤N nucleotide の付加，⑥不正確な遺伝子組換えや⑦体細胞点突然変異などによって，抗体の多様性が生まれます．たとえば，ある抗原に対して monoclonal 抗体がたくさん採れ，その構造を調べてみるとそれぞれ構造が違うし長さも違います．しかし，長い短いはあるけど，stop codon が入らないようになっています．すなわち，たくさんのありとあらゆる可能性のある polypeptide を作るというのが原則で，基本的にはたくさんできればいいということです．たくさんできれば，抗原に初めて出会うときであれば，より多くの抗原に対して反応でき，抗原に強く結合するクローンが選ばれたあとであれば，より強く抗原に結合する抗体ができます．

　抗原の数が無限大あるわけですから，抗体はできれば無数作りたい．こういう原則ですから，決して抗体は抗原の構造を初めからわかって作っているわけではなさそうです．アミノ酸の種類は

20種類あるわけで，たとえば，ウイルス感染した細胞のMHCクラス1上にのる抗原ペプチドの数は7～8残基です．単純に考えますと，抗原は$20^{7～8}$種類ありそうですが，前述した7つの過程を経ると理論的にはできると思います．結局，特異的な抗体（BCR）を作って記憶のhard discを作っていると考えるとわかり易いと思います．約百万通りの抗原にfitするような抗体を抗原に遭遇する前に準備しておいて，抗原とfitしないところは，N nucleotideの付加，不正確な遺伝子組換えや点突然変異などでまかない，より親和性の強いものにする．基本的に何をやっているかと言うと，自分と他人を見分けているわけではなく，抗原に対して強い親和性を持つ抗体を，抗原と遭遇してから作っているように，著者は，思います．

ある種の教科書には，誤解（リンパ球あるいは抗体やTCRが自己／非自己を識別しているかのように）を招く書き方をされていることが多いので注意してください．なぜなら，感染症に対する生体防御において，リンパ系細胞が，たとえば，細菌感染において果たす役割は，基本的には，細菌に対する炎症・免疫反応の最終段階です．最終段階というのは，たとえば，細菌が入ってきたとき，細菌は数十分で2倍に増えるので，数日後に感染現場に駆けつけたのでは話になりません．好中球が何で早く感染現場に行くのかは，ものすごい勢いで増える侵入物に対して早く対処しないといけないからです．リンパ系細胞は何をしているかと言うと，少なくとも細菌感染症では，主として，その異物情報を記憶しているのだろうと著者は想像しています．二度なし，あるいは，再侵入したとき，より早くより強く対処するために記憶しているのでしょう．したがって，その記憶のメカニズムは，1つの遺伝子から1つのpolypeptideや蛋白質ができるという従来の考えでは対応できず，限られた遺伝子の数の中で，無数に近い抗原に対して数億種類の抗体を産生できるメカニズムは，実験結果が教えてくれたまったく新しい考え方だと思います．それは，リンパ系細胞を持つようになった，哺乳動物の特権です．下等動物は，Aが侵入しても，Bが侵入しても，もう一度Aが侵入しても，同じ早さと強さで反応しますが，リンパ系細胞を持つようになった高等動物は，もう一度Aが侵入したとき（2次反応）は，記憶しているので，1次反応より，より早くより強く反応するので，病原体の遺伝子構造が不変で，記憶細胞のhalf lifeが長ければ，"二度なし"も可能です．

3-5．抗体の種類

抗体にどんな種類があるのか？　ヒトの抗体は5つのクラスに分類でき，γ鎖はIgGの重鎖でγ1からγ4の4種類があり，μ鎖はIgM，α鎖は2種類存在しIgA1とIgA2，ε鎖はIgE，δ鎖はIgDの重鎖です．軽鎖はκかλのどちらかを使います．抗体はこれらいずれかの重鎖にκかλのどちらかとSS結合してできます．γ鎖は4種類なのでIgGは4種類，IgM，2種類のα鎖ゆえに2種類のIgA，とIgEができることになります．IgMが成熟B細胞の上に出ていたわけですが，それがIgAになったり，IgEになったりするのはどういうことかというと，VDJやVJの組換えが終わり，抗原にfitする抗体の広義のV領域の構造は決まりました．このstepは，ある意味いい加減でもよく（N nucleotideの付加，不正確な遺伝子組換えや点突然変異などでまかなう），とにかく，抗原にfitする抗体を作ることが大事です．次に，我々のからだは，この抗原はど

ういう性質のものか，たとえば，アレルギー（Th2）に関係しているのか，Th1 に関係しているのか，腸管とか外に向いている部分の抗原で，抗体は分泌しないといけないのかなど，判断（class switch）しないといけません．この step は，厳密でなければなりません．

　侵入異物がアレルゲンの場合，IgE を作る必要があり，重鎖は ε になりますから，C 領域は ε のところまで組換えが起こらないといけません．Isotype を決める C 領域遺伝子は，μ と δ，γ3，γ1，α1，γ2b，γ2a，γ4，ε，α2，の順で並んでおり，それぞれの重鎖遺伝子の前にはスイッチ領域があり，これがのりしろになって class switch が起こり，抗体のクラスが決まります．クラスを決めることは大変重要ですが，B 細胞に可能な機能か，別の細胞でないと無理な機能か，読者には考えていただきたいと思います．

　抗体の分子量は 15 万前後ですが，IgM の場合は 5 量体で，5 つの IgM からなりますので，分子量が百万近い巨大分子です．血清中の濃度では，IgG が一番高く（14 mg/mL），一番低いのは IgE（0.0001 mg/mL）です．血清の中の half life では長い順に IgG＞IgM＞IgA で，大体 1 週間から 3 週間ですが，IgE は 2 日で血中からなくなります．それは，血清中の IgE 量が少ないためか，血中から積極的になくす必要があるのかなどが理由として考えられます．が，IgE$^+$ 好塩基球の数が，1 回目のアレルゲンでの感作で上昇する非特異的 IgE 量と相関があり，2 回目のアレルゲンでの感作で上昇するアレルゲン特異的 IgE 量とは相関がない[45]のも，面白いと，著者は，思います．

　また，補体を活性化する能力の有無は，抗体による異物除去機構を考える上で必要なので知っておいた方がよいでしょう．これにも，理屈がありそうです．抗原があると抗体が結合して抗原-抗体複合体を形成し，補体を活性化してその異物を除去することができます．このとき，抗体に対する Fc$_\gamma$I 受容体を持った細胞（マクロファージや好中球）には IgG 抗体が高い親和性（10^8 M^{-1}）で結合し，抗原を発現している異物を，抗体依存的に細胞傷害活性（antibody-dependent cellular cytotoxicity: ADCC）を発揮し傷害します．しかし，アレルゲン（食物や花粉など）が異物抗原である，IgA や IgE では，補体の関与が炎症・免疫反応の主体ではないのか（？），Fc$_\varepsilon$ 受容体は肥満細胞，好塩基球，好酸球などに発現しています．頻回，花粉などのアレルゲンに曝露されると，アレルゲン特異的 IgE 抗体が産生され，肥満細胞の Fc$_\varepsilon$ 受容体に特異的抗体が結合すると感作が成立します．翌年，特異抗体にアレルゲンが結合し，IgE が crosslink すると，刺激が細胞内に伝わり，肥満細胞の細胞内顆粒に溜っていたヒスタミン（histamine）やロイコトリエン（leukotriene）などが分泌され，くしゃみ，鼻閉など，アレルギー症状を発症すると考えられています．

　それからもう 1 つ，憶えておいてほしいことは，胎盤を通過できるのは IgG だけだということです．これも重要な生理的意義があって，抗体を産生できない胎児が出生後半年間，母親からの IgG によって，微生物から守られています[55]．

　抗原に対して親和性を持った IgM を表面に持つ B 細胞が活性化，増殖，分化して，形質細胞として特異的抗体を産生すると言われています．しかし，A 型の人は，A 抗原を持っていて B 抗原は持っていないのに，抗 B 型自然抗体を血清中に持っています．また，B 型の人は，B 抗原を持っていますが，抗 A 型自然抗体を持っています．極めつけは，O 型の人は，H 型抗原，すなわち，A 抗原も B 抗原も持っていませんが，抗 A および抗 B 型自然抗体を血清中に持っています．一方，AB 型の人は，A 抗原と B 抗原の両方を持っていますが，血清中に自然抗体を持っていません．自分の持っている抗原に対して抗体を持てば，抗原抗体反応で，赤血球が破壊されるので，抗体がで

きないことは，reasonable ですが，なぜ，自然抗体ができるのか？　不思議です．ただ，これら血液型抗原に対する自然抗体は IgM で，胎盤を通過せず，母親と胎児の血液型がどんな組み合わせであれ，補体を活性化して相互の赤血球を傷害することはありません．我々のからだは何とも上手くできています．では，何のための自然抗体なのでしょうか？

　抗体の性質ですが，簡単に塩析，いわゆる硫安とか完全に電解する溶液中で，抗体蛋白質のチャージを相対的になくしてやると塩析します．クロマトとかで簡単に分離できます．これも化学や生化学で習うと思いますが，分離精製した IgG 抗体を還元剤で処理して SS 結合を切ると，軽鎖（分子量 2.3 万）と重鎖（分子量 5.5 万）に分かれます．抗体の分子量は 15 万前後ということを前述しました．したがって，5.5 万×2 + 2.3 万×2 = 15.6 万ということになり，抗体は 2 本の重鎖と 2 本の軽鎖が SS 結合によって結合した構造になっています．

　大事なことは，抗原が無限大あるので抗体を無限大作る必要があります．抗原に出会う前に，成熟 B 細胞は膜型抗体を細胞表面に発現しています．この B 細胞の役割は，自分と他人を見分けることではなく，非常にたくさんの抗体を前もって作り，入ってきた異物抗原がどういうものであったかを記憶するためのものだろうと考える方がわかり易いと，著者は，思います．一度起きた感染症が二度起きないようにするための"二度なし"を実現するための抗体ですから，元々，自分と他人を見分けるとかそういう生理的意義は基本的にはないと思われます．

4 T細胞免疫

4-1. T細胞による自己/非自己の識別

　異物が侵入してからそれが除去されて,記憶されるまでにどういう細胞が関与するのか,何回も書いていますのでおわかりと思います.基本的には,異物情報の記憶という免疫反応の中で比較的遅い反応に,B細胞とT細胞が関与しているようです.

　Jennerは,ウシの天然痘に罹った人の水疱の膿を植え付けて,ヒトの天然痘を予防しました.種痘は,1800年前後という,病原体の実体がわかっていない時代の天然痘予防法ですので,Jennerはとんでもない才能の持ち主だったと思われます.19世紀末になって,PasteurやKochが,病原体がどういうものか,i) 病原体を病巣部から分離,ii) 病原体を純粋培養し,iii) 純粋培養した病原体を健常人に接種し同じ病気が発症する,のを確認しました.Kochの3原則ですが,さらに,純粋培養した病原体を接種し,同じ病気が発症した病巣部から同じ病原体を分離同定すれば,Kochの4原則になります.

　ほぼ同じ頃（1890年）,Behringらによって破傷風抗毒素が発見され,液性免疫と言いますが,抗体というのがありそうだということがわかってきました.その後,今からたった60年ほど前ですが,PorterやEdelmanが,多発性骨髄腫の患者さんの尿中へモノクローナル抗体が出てきているのを見つけ,その構造を明らかにしました.順調な人類による発見の歴史です.

　当時,病気,特に感染症,をどうやって予防するか,液性免疫という抗体が注目されていましたが,1960年代になると,非常に大きな変化がありました.他人の皮膚を移植したとき,拒絶されますが,その反応は,抗体で起きるのではないことは,当時,すでにわかっていました.1962年,その後の免疫学の方向を決めた発見がありました.イギリス,GlasgowのRuchill病院のGrist研究室で,ヌードマウスが見つかりました.元々臨床の先生が,動物を繁殖飼育しているときに毛がないマウスができたのでしょう.それをヌードマウスと呼び,ただ単に毛がないと,当時,思われていたのかもしれません.しかし,1968年にヌードマウスに胸腺がないことがわかりました[56].この頃には,胸腺は,T細胞が増殖・分化する場所だとわかっていましたので,ちょっとした騒ぎになったと思います.そして,第一に,ヌードマウス（nu/nu）に他系統の皮膚を移植しても,異種の皮膚やがん細胞を移植しても,拒絶できませんでした[57].第二に,ヌードマウスと同じ系統（nu/+）の胸腺T細胞をヌードマウスに移入してやると自分と非自己を見分け,非自己皮膚

を拒絶しました[58]．第三に，数年後，レシピエント（移植を受けた方）マウスの脾臓のT細胞が，ドナー（皮膚を植えた方）の脾臓のリンパ芽球を傷害しました[59]．こういう3点セットによって，キラーT細胞が自分と他人を見分け，同種異系（種が一緒で系統が違う，たとえば，皆さんから著者へ皮膚を移植してもらったりする）細胞，組織や臓器を，キラーT細胞が攻撃し拒絶する，ということになりました．さらに，1970年代後半になって，B細胞で，遺伝子の組換えによって，無数の抗原に対して無数の抗原特異的抗体ができる機構が明らかにされ[9]，1984年，T細胞受容体で同様の機構によって無数の外来抗原に対するT細胞受容体ができる機構が明らかにされると[10]，リンパ球の細胞表面に発現する受容体が，抗原の自己/非自己を識別し，抗体（BCR）を産生，あるいは，T細胞受容体（TCR）を発現し非自己を拒絶するという，今の免疫学の方向が確立されました．それらの説明が，皆さんが図書館で読まれる教科書に載っています．これら3点セットの個々の実験結果は，それぞれ正しいです．しかし，それらをどう解釈するかが非常に重要であると，著者は，思います．

4-2．胸腺

　胸腺はどこにあるのか？　鎖骨と鎖骨の間の少し上のところに，対の比較的透明な臓器，胸腺，があります．骨髄にstem cellがあって，そのT細胞の前駆細胞が血中を流れて胸腺に定着し，そこで増殖・分化してリンパ節や脾臓や他のリンパ節に行きます．胸腺は英語でthymusと言い，ここで分化・増殖する細胞を，このthymusのTをとってT細胞と言います．

　胸腺は，青年前期に一番活発に大きくなって，それから，老年期には石灰化してしまう臓器

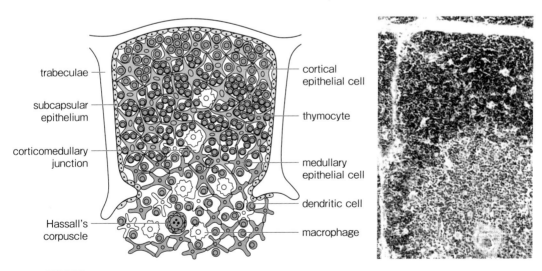

図21　胸腺組織
左：胸腺の図解．上が皮質（密），下が髄質（粗）．
右：H-E組織切片．
〔Howe C. J., Isaacson P. G., and Spencer J.（1994）Cell Immunol. 158: 218-227〕

です．縦に切りますと，皮質では細胞は密で，髄質では粗です．その境界が corticomedullary junction で，corticoepithelial 細胞は T 細胞を教育する細胞です．所々にマクロファージ系の細胞，樹状細胞（dendritic cell：DC）と呼ばれている細胞，がいます（図21）[60]．

4-3．T 細胞の正と負の選択

　胸腺での分化・増殖はどういう風に起こるのか？　組織的には，皮質では細胞が密で髄質では疎になると書きました．胸腺でのT リンパ球の分化で重要な役割を果たすのが上皮細胞で，ナース（nurse）細胞と呼ばれています．胸腺の上皮細胞株では，石を敷き詰めたような典型的な上皮系の細胞です．Mac-2 陽性マクロファージ系細胞は，胸腺の髄質にも皮質にもいる細胞です．

　これらの細胞が分化・増殖にどういう役割を果たしているのか？　まず，骨髄からT 細胞の前駆細胞が，どんな風に胸腺に入るかはよくわかっていません．骨髄の前駆細胞なので，まだT 細胞系のマーカーはありません．すなわち，T 細胞受容体（TCR）を持たず，TCR が受け取った情報を細胞内に伝える CD3 や，ヘルパーT 細胞やキラーT 細胞の表面抗原である CD4 や CD8 など，細胞内外のT 細胞マーカーを全部持っていません（$TCR^- CD3^- CD4^- CD8^-$）．この細胞が胸腺でナース細胞と出会う頃には，CD3 とか，ヘルパーとキラーの表面抗原の両方を持つ double positive（$TCR^+ CD3^+ CD4^+ CD8^+$）細胞になります．

　その後，細胞密度が密から疎になります．この段階で何かが起こっています．髄質では DC によって抗原を提示され，選択が起こって，最終的に静脈の中へヘルパーT 細胞かキラーT 細胞となって，末梢血中に出て行きます．

　胸腺から細胞を単離し，セルソーター（fluorescence-activated cell sorter：FACS）でそれらの表面抗原を調べることができます（図22）．細胞をシース液に懸濁し，その水流にレーザーを当てて，細胞の大きさ（forward scattering：FSC）や細胞の中の構造（散乱光で調べるので side scattering：SSC）で解析し，あるいは，緑の蛍光色素（fluorescein isothiocyanate：FITC）や赤い蛍光色素（phycoerythrin：PE）などで標識された抗体を使って，その抗体と反応する細胞表面抗原を解析します．たとえば，ヘルパーT 細胞の抗原（CD4）を持っている細胞は，FITC-labeled anti-CD4 抗体と反応して右へ移動し，キラーT 細胞に対する抗原（CD8）を持っている細胞は PE-labeled anti-CD8 抗体と反応して上へ移動します．そうすると，どちらの抗原も持たないもの，どちらかの抗原を持っているもの，両方の抗原を持っているもの，がどれくらいの比率で存在するかわかります．

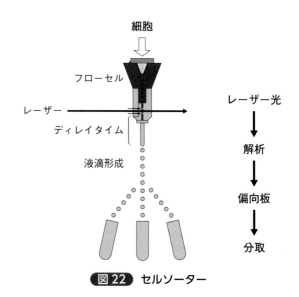

図22　セルソーター

Cell sorterのすごいところは，シース液を超音波処理して小さな水滴にして，その水滴に電荷をかけ，磁場をかけて，水滴に入った希望の抗原を発現した細胞だけを分取することができます．こういう風にして，最近では，10種類以上の蛍光色素が開発され，それらで標識された抗体を用いて，胸腺の中にどういう細胞があるのかなど，組織や臓器の10種類に近い細胞種を1回のcell sorterの解析でそれらの比率を調べ，それぞれの細胞を単離することができるようになりました．

　Cell sorterなどの結果から，骨髄から胸腺内に移入したT前駆細胞は，その後，$\gamma\delta$T細胞と$\alpha\beta$T細胞に分化します．$\gamma\delta$T細胞はいわゆる外と接しているところ，腸管とか，肺とか，そういう上皮に存在し，末梢血中やリンパ節には$\alpha\beta$T細胞が分布します．胸腺の皮質の$\alpha\beta$T細胞のほとんどはdouble positive（$TCR^+CD3^+CD4^+CD8^+$）な細胞で，それらが髄質に移行するとき，double positiveからsingle positive（$TCR^+CD3^+CD4^+$ or $CD8^+$）に変わり，そのときに95％以上が死滅します．胸腺の中でほとんどが死んでしまいます．

　なぜ，分化・増殖した，ほとんどの胸腺細胞が死ぬのか？　T細胞がどういう仕事をしているのかを考えてもらいたい．胸腺内で上皮細胞が，自分のMHC，主要組織適合性抗原，の上に自分のペプチドをのせています．ペプチドは自分のからだでできている蛋白質の一部を自分の名刺であるMHCの上にのせて，自分はこういうものだと説明しています．そういう上皮細胞とT細胞が非常に強い反応をしてしまうと，自己免疫疾患を発症する可能性があるので除きます（除くので負の選択と呼びます）．それからまったく反応しないのも困りますが，弱い相互作用というのがどういうことかと言うと，自分のMHC上に自己のペプチドをのせたら，弱く反応し，病原体（ウイルスとか細菌）など，非自己由来のペプチドには強く反応してほしい．そのとき，炎症反応が起こり異物情報を記憶して，病原体などの非自己が再度侵入したときに"二度なし反応"ができる．そういう反応ができるように弱い相互作用がないと困ります．自分のMHC上に自己のペプチドをのせた上皮細胞に強く反応するのは困るし，反応がないのも困る．少し反応するT細胞だけを残す（正の選択と呼びます）ので，95％が死滅します．

　どこで正の選択が起こるのか？　自分のMHCの上に本来は自分のペプチドをのせるわけですが，ウイルスに感染した場合，自分の蛋白合成工場がウイルスに占拠されるので，ウイルス由来のペプチドをMHCの上にのせることになります．こういうウイルス感染細胞には反応してくれないと困ります．非自己のペプチドをのせたものに対して反応し，自己のペプチドをのせた上皮細胞には弱く反応するT細胞をpositive（正）に選択しています．上皮細胞は皮質に分布するので正の選択は，皮質から髄質にT細胞が移行するときに起こると予想されます．正の選択で大事なことは，自己の細胞がウイルスなどに感染し，非自己ペプチドを自己MHCの上にのせる細胞に強く反応する必要があるので，非自己ペプチドを非自己MHCの上にのせた細胞には反応しない，すなわち，MHCの拘束性があります．

　一方，樹状細胞は，すでに細胞の密度が低くなった髄質で負の選択をしています．病原体等由来の非自己ペプチドをのせた自己MHCには強く反応するけれども，自己ペプチドをのせた自己MHCには反応してもらっては困るので除きます．正の選択後，主として髄質で負の選択が行われます．

　胸腺の表面側が皮質，内側が髄質です．正の選択は前述したように主として皮質で起きます．負の選択は髄質，内側で起きます．アポトーシスを起こしている細胞は皮質で多く見られ，髄質では稀で，非常に少ない．また，アポトーシスを起こした細胞をマクロファージが貪食しています．胸腺皮質の上皮細胞が主として正の選択をし，アポトーシスを起こしたT細胞を貪食している細胞

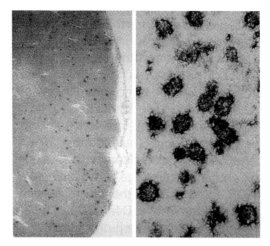

図 23 胸腺皮質でのアポトーシス
左：弱拡．Apoptotic な細胞が，胸腺皮質に散見されるが，髄質にはほとんど見られない．
右：強拡．マクロファージ（膜が黒く染色）が，その apoptotic な細胞（多数の細胞の膜が薄く染色）を貪食している．
〔Surh C. D. and Sprent J.（1994）Nature 372: 100-103〕

は骨髄由来のマクロファージで，皮質で，上皮細胞とマクロファージが共同で正の選択をしている可能性を示唆しています（**図 23**）．一方，組織学的には，主として胸腺髄質の上皮細胞と骨髄由来の樹状細胞が共同で，負の選択をしていることになります．

4-4．T 細胞受容体（TCR）の構造

　T 細胞の移動ですが，分化にしたがって胸腺内の皮質から髄質に移動しますが，その移動と分化の関係はよくわかっていません．結果は，組織的に見てみると，皮質の細胞は密で髄質では粗です．皮質と髄質で正と負の選択が起こっています．実際に 95％の細胞が死滅しています．成熟 T 細胞がどのように胸腺から末梢のリンパ節に出ていくかは不明ですが，胸腺から出ていった T 細胞はまだ生の（processing を受けていない）抗原刺激を受けていないという意味で，ナイーブ T 細胞です．

　BCR の遺伝子構造については，1976 年，Susumu Tonegawa が明らかにし[9]，1984 年，TCR が BCR 遺伝子と非常に似ていることが，Mark Davis らによって明らかにされました[10]．TCR にγδ型とαβ型があります．ヒトの TCRαβの場合，αとβ遺伝子があってこれがαはどうなっているかと言うと V 領域が 45 通り，δ領域を挟んで J 領域が 61 種類あり，C 領域が 1 種類あります．したがって，α鎖ができる確率は $45 \times 61 \times 1$ となり，2745 種類になります．一方，TCR βの方は V 領域が 75 種類，これは抗体の重鎖と同じように 2 種類の D 領域があり，それに加えて J 領域が 6 ＋ 7 種類あり，計 1950 種類になり，ヒトの TCRαβは，5.35×10^6 通りの構造をとりうるということになります．

DとJとの組換えがまず起き，それからDJとVとで組換えが起こります．これは抗体，BCR，の重鎖と同じですし，α鎖は抗体の軽鎖と同様です．TCR遺伝子は，BCR遺伝子と非常によく似た構造をしています．そして，遺伝子が組換わるときの各領域の3′端には，7塩基＋23塩基のspacer＋9塩基からなるrecombination signal sequences（RSS），5′端には，9塩基＋12塩基のspacer＋7塩基からなるRSSが，それぞれのりしろになります．spacerの12塩基と23塩基はまったく同じ構造が1つか2つあるということで，組換えはat randomに起こっていると考えられます．

　TCRの構造はどうなっているのか？　β鎖がどんなふうになっているのか？　γ鎖がどうなっているのか？　それから，TCRαβやγδができあがるときにどうなるのか？　実際，TCRβの遺伝子の組換えが抗体と同じように起こって，βができ，αができます．CDRという，抗体では，V領域はすべての構造が違うのかというと，そうではなく，3カ所だけhypervariableなところがありました．TCRでもまったく同様です．Sはシグナルペプチドです．αができてβができると，αβができる．しかし，TCRのβができるとき，自己には強く反応しないで，非自己には反応する，正と負の選択を，βだけでやっているらしいということがわかっています．すなわち，preTCRαとTCRβをくっつけて細胞の表面に発現し，βの品質をチェックしているらしい．なぜなら，このpreTCRαをノックアウトすると，TCRαβはできません．ただこの品質チェックはBCRでは知られていません．14-3と14-4で，詳しくお話します．

　ヒトとマウスのTCRの構造を比べたものです（図24）[61, 62]．mと書いてあるのがマウス（mouse）で，hがヒト（human）です．ヒトとマウスでは，ほとんどが対になっていて，ヒトでTCRがあればマウスでも似たTCRがあります．ということは，ヒトとマウスでTCRの遺伝子構造が非常に似ているということを意味しています．また，抗体の重鎖は，VDJCで，βとδ

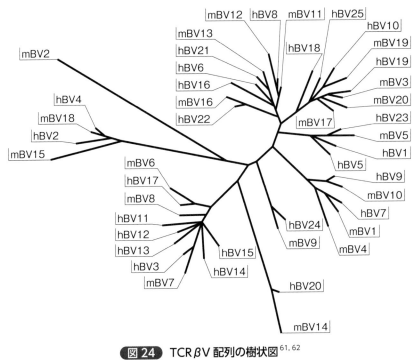

図24　TCRβV配列の樹状図[61, 62]

が抗体の重鎖に，αとγがVJCですから抗体の軽鎖に似ています．そして，ヒトとマウスのTCRの領域の数ですが，マウスで複数個D領域があり，ヒトでも同様でした．軽鎖にあたるα鎖とγ鎖では，D領域は，ヒトでもマウスでもありません．したがって，組換えのされ方がよく似ているし，構造もよく似ているので，ヒトの実験をする上で，マウスは非常によいモデルになります．

4-5. Th1, Th2サイトカイン

　TCRγδは別にして，TCRαβの場合，キラーT細胞とヘルパーT細胞があり，ヘルパーT細胞には，さらに，機能的に細胞性免疫をヘルプするT細胞（Th1），液性免疫をヘルプするT細胞（Th2）に分かれます．第11章で触れますが，Th1は，病原体感染に対する細胞性免疫で，IFN-γやIL-2の産生などを促進しますが，IgEなどのB細胞による抗体産生には抑制的です．一方，Th2は，逆に，液性免疫を促進しますが，細胞性免疫には抑制的です．したがって，マクロファージが関与する遅延型過敏症は，ツベルクリン反応などに見られるもので，Th1が促進します．実際にTh1に関与するサイトカインとしてどういうのがあるかというと，IL-2, IFN-γ, TNF-β, TNF-αやGM-CSFなどが細胞性免疫に関与するサイトカインで，IL-4, IL-5, IL-6, IL-10, IL-13などは，Th2が産生します．

4-6. 抗原提示細胞とT細胞

　CD4という表面抗原を持つヘルパーT細胞は，膜上のTCRで抗原提示細胞から，抗原情報を受け取ります．この場合の抗原提示細胞は，マクロファージ系の細胞で，細胞の表面のMHCのclass 2上に，侵入した抗原の素性をペプチドの形で教えます．その抗原に一番fitするTCRαβが選択されます．CD8という表面抗原を持つT細胞は，キラーT細胞で，抗原提示細胞は，たとえば，ウイルスに感染した細胞と考えてください．核を持っている細胞は，細胞表面に名刺のような分子，MHCクラス1，を持っています．細胞にウイルスが感染し，ウイルスで占拠されたため，主としてウイルスのための蛋白質を作っているので，ウイルスのペプチドをMHCクラス1の上にのせて提示しています．キラーT細胞は，MHCクラス1上にのっているペプチドとMHCクラス1の両方を認識して，これはウイルスに占拠された使い物にならない細胞だと判断し，キラーT細胞はこの細胞を攻撃し傷害します．

　したがって，TCRとBCRの類似点と相似点についてですが，TCRの場合はαβとかγδがあり，BCRの場合は重鎖と軽鎖からなっているので，構造の違いと抗原の結合部位の数の差などがあります．

4-7. 胸腺からリンパ節へ

　鳥でのファブリキウス嚢にあたる臓器で分化・増殖したB細胞と，胸腺で分化・増殖し，正と負の選択を経たTリンパ球は，末梢血に出ます．しかし，末梢血を循環しているリンパ球は，病原体が組織に侵入しても，2～3日後に現場に駆け付けるので，どうも，末梢血がリンパ球の主たる仕事場ではないらしい．

　リンパ節は皮質と髄質からなり，皮質の辺縁部には主としてB細胞からなる濾胞があります．その周囲には高内皮細静脈（high endothelial venule：HEV）が豊富に存在し，リンパ節に血行性に移動してくるリンパ球のほとんどは，この血管を介して流入します．HEVを介してリンパ節に移入してくる細胞はリンパ球のみです．そのメカニズムは，循環するT細胞が，CCR7ケモカインやインテグリンファミリーであるLFA-1などの接着因子を介して，HEVと接触・接着し，リンパ節組織内に入るので，HEV周囲には成熟T細胞が密に存在します．したがって，リンパ節の特に皮質の構造は，これら末梢血から流入してくるT細胞とB細胞から成り立っています．

　一方，炎症部位（間質など）に浸潤した免疫細胞や侵入病原体の死骸（抗原）などが，所属リンパ節の輸入リンパ管から入ってきます．そのとき，こんな異物が入ってきましたよと情報提供する抗原提示細胞〔樹状細胞（dendritic cell：DC）〕が，異物抗原と共に入ってきて2つのことが起こります．1つは，種々の抗原特異性を持ったIgMの中から，抗原にfitするB細胞が選ばれ，抗原-抗体複合体をinternalizeしてdigestし，そのペプチド情報を抗原特異的ヘルパーT細胞に抗原提示します．この抗原提示がDCからの情報と同じ場合，ヘルパーT細胞は，IL-4，IL-5とIL-6を出して，そのB細胞を活性化，増殖，分化させ，形質細胞になり，これらの過程で，class switchが起こるように，従来の教科書には書かれています．したがって，1回の抗原刺激で，抗原特異的な抗体が産生されると書かれています．ただ，我々のアレルギーに関する実験結果では，1回目の感作でclass switchが起こり，誘導されるnon-specific IgE$^+$ B細胞の中に2回目の抗原に対するIgE$^+$ B細胞があれば，2回目の抗原に対する抗原特異的IgE抗体が産生されました．Class switchがいつ起こるのか？ Ig$^+$ B細胞はいつどのように誘導されるのか？ 1回目の刺激と2回目の刺激は必ず同じ抗原である必要があるのか？ 等々，他のIgクラスにも一般性があるのか，今後の他の研究室での実験結果を待ってまとめたいと思います．

　間質には常在性の細胞が存在し，そこに異物が入ってくると，常在性細胞が感知して，最初に好中球が，その後単球が血中から遊走して病原微生物を処分します．その抗原，液性因子，DCと少数のリンパ球が，リンパ管を経て輸入リンパ管から所属リンパ節に入ります．皮質でT細胞に抗原提示し，抗原特異的ヘルパーT細胞になります．一方，抗原はB細胞表面の最もfitするIgMに抗原-抗体反応し，その複合体をinternalize後，B細胞がその抗原をprocessingして抗原特異的ヘルパーT細胞に抗原提示します．DCからの情報と同じとき，B細胞を形質細胞に分化させ，class switchと共に，特異的抗体が産生されます．抗原提示を終えると，DCはリンパ節で死滅し，リンパ球だけが輸出リンパ管から出ていきます．

　健康を維持する仕組みというのはどういうことかと言うと，異物が侵入してくると常在性の細胞が感知して，110番通報します．110番通報するのはサイトカイン（C-X-Cケモカイン）がやる

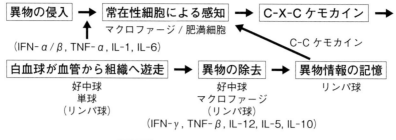

図25 感染症からからだを守る

わけですが，警官に当たる白血球を組織（犯行現場）に遊走します．遊走する順番は好中球，単球でリンパ球は2～3日して異物侵入現場にかけつけます．リンパ球は，異物除去のときに細胞性免疫をIL-2やIFN-γによって活性化したりしますが，3日ほどして侵入物は何でしたか？　と言ってくるわけです．ということは，Th1細胞は，異物の素性を知って細胞性免疫を活性化しているのでしょうか？　だれかに頼まれて活性化しているのでしょうか？　好中球とマクロファージが異物を除去すると，B細胞は抗体を産生し，T細胞はキラーT細胞となって，一部はメモリー細胞となって異物情報を記憶します．犯人が逮捕され，事件簿が作成され，顔写真や指紋を取り終わると，犯行現場を保存する必要はなくなり原状復帰されます．そのためにC-Cケモカインというサイトカインを出し，血中から単球と好塩基球を呼んで，マクロファージと肥満細胞として常駐させ，監視システムを再構築します．これらがグルグルと廻って，皆さんの健康が維持されています（図25）．いつもこのサイクルのどの部分の話か考えながら理解すると免疫学はわかり易いと思います．

5 主要組織適合性抗原と移植免疫

5-1. がんは治る

　免疫学は，自己と非自己を見分ける機構を追究する学問です．そういう意味では，移植片拒絶の機構を調べることは，正に免疫学の目的です．移植実験は，我々が持っているであろう，自分と他人を見分ける機構を追究するための実験ですが，以下のような実験から始まりました．Aという系統のマウスにB系統マウス由来の乳がん細胞を移植しました．1900年初頭のことですが，当時は，マウスならAであれBであれ一緒，ヒトはAさんであれBさんであれ一緒と考えられていたのかもしれません．すなわち，ヒト間で臓器を移植すると，拒絶されるということを想定しなかったようで，移植後，臓器不全に陥るのは如何に名手でも，手術の方法に問題があると初期には，考えられてきました．すなわち，当時，同種同系マウスという，20世代以上，sister-brother交配を繰り返し，遺伝子が99.99％以上（＝ $[1 - (1/2)^{20}] \times 100\%$）が一緒の，ヒトでの一卵性双生児という，マウスは知られていませんでした．Sister-brotherで20世代以上交配すると遺伝子は全部一緒になります．そういうマウスを近交系マウスと呼んでいます．1900年前後ですから，そういうマウスや考え方が，まだ確立されていなかった時代ですが，そういうマウスに乳がん細胞を皮内（intradermal: i.d.）に移植しました．そうすると，がん細胞は増えるはずですが，消えました．これは1900年前後のことです．抗体がありそうだという時代の話です．この実験に関与したのは，Lathropという名前の普通のおばさんです．いろんなペットを飼っていた普通のおばさんですが，やっていることは普通ではありませんでした．マウスを何万匹と飼っていて，そのマウスがどの親由来かを詳細に記録していました．このおばさんが，こういう現象を見つけたわけで，研究者はびっくりし，がんは治ると思いました（図26）．

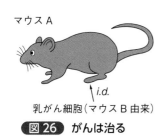

図26　がんは治る
〔Lathrop et al.（1900）〕

5-2. 主要組織適合性抗原の発見

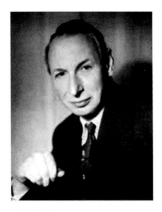

図27 Peter A. Gorer
(1907-1961)

がんは，何らかの形で治ると，研究者は色めき立ちました．ところが，36年後，イギリスのPeter A. Gorerという人（図27）が，29歳，大学院を出るか出ないかというときに，被認識分子が何であるか調べました．その結果，認識されている分子は，がん特異抗原ではなく，有核細胞なら持っている抗原だとわかりました．したがって，がん細胞だけではなく，皮膚にもあるし，どこの組織にもありました．これを主要組織適合性抗原（major histocompatibility complex：MHC），と言い，いわゆるがん特有の抗原ではなく，皆さん，一人一人の有核細胞が持っている名刺のような分子と判明しました[16]．

5-3. 移植片拒絶

昔，移植しても，移植片が生着しないというのは，紀元前とか紀元後すぐの時代，偉い人の臓器が機能不全になって，それで他人の正常な臓器と入れ替えたら治るだろうと，ヒトで一生懸命やったことがあったようです．そうすると，偉い王様を治すつもりが，王様も亡くなりました．この現象は，種が一緒で同じ系統のマウス，いわゆる一卵性双生児の場合，これは同種同系（syngeneic）になりますが，この場合は，移植（isograft）すると移植片は生着します．ところが，同種異系（allogeneic）になりますと，たとえば，BALB/cという白い毛のマウスの尻尾の皮膚をC57BL/6マウスの背中に移植（allograft）しますと，種が一緒ですが系統が違うので，移植片は拒絶（reject）されます．20世代以上 sister-brother 間で交配し，遺伝子がほぼ同じ純系マウスは，1900年前後にはいなかったし，有核細胞が非常に似通った，しかし，微妙に異なるMHCを持っているという，概念そのものが1900年前後にはありませんでした．同種同系の純系マウスができ，実験者の手に入るようになったのが1930年以降です．したがって，種々の系統のマウスを使って実験ができるようになったのは，1930年代後半ですからまだ80年ほどしか経っていません．一方，自分のお尻の皮膚を手に移植する場合は，自己（家）移植（autograft）で，一卵性双生児間なら，同種同系で，移植片は生着します．が，ヒトや系統の違うマウス間では，同種異系で，非常に似通っているので，識別に数日が必要で，移植片は約2週間で急性拒絶されます．マウスからサルやブタからヒトの場合は，種が違うので異種移植（zenograft）で，同じ機能を持つ臓器や組織でも，おそらくそれぞれの先祖が混ざり合うことがあったのか，すでにある抗体などが関与して超急性拒絶されます．

5-4. ヌードマウスの発見

　この免疫学の歴史が大きく変わった，あるいは解釈が変わったのは，1962年で，イギリスのGlasgowのRuchill病院のGrist研究室でヌードマウス（nude mouse）が発見されたことによります．ヌードマウスには毛がありません．毛がない変なマウスが繁殖中にできたということで，ただ最初は毛がないということでした．ところが，1968年，ヌードマウスの発見から6年後ですが，不思議なことに，イギリスの大学の理学部の教室で，ヌードマウスに胸腺がないことがわかりました[56]．

5-5. T細胞が同種異系を識別し，非自己を拒絶する

　胸腺がないということは，前章でお話したようにT細胞が分化増殖できません．当然考えることは，胸腺がないなら，どういう免疫学的な変化が起こるのかということで，1970年代，研究者の皆さんが一生懸命調べました．そうすると，ヌードマウス（nu/nu）では，他系統や異種の皮膚を拒絶できませんでした[57]．ヌードマウス同士を交配すると繁殖が悪い（雌のヌードマウスの授乳期での乳腺の発達が悪い）ので，普通，雄のヌードマウス（nu/nu）に雌のnu/＋マウスを交配し，nu/nu：nu/＋＝1：1の比率で増やすことができます．すなわち，胸腺がなく，T細胞が分化増殖できないので，nu/＋（ヌードじゃない同腹）マウスのT細胞をヌードマウスに静脈注射し，その後，他系統の皮膚などを移植すると移植片を拒絶しました[58]．これは非常に大事なことで，ヌードマウスがどういう性質のマウスかや，胸腺の生理的意義が大きく注目されました．さらに，他系統のマウスの皮膚などがドナーとしてレシピエントに移植されますが，ドナーの脾臓のリンパ芽球をレシピエントの脾臓のリンパ球が傷害することもわかりました[59]．これで3点セットが揃ったことになります（図28）．ヌードマウスが見つかり，胸腺もなかった．胸腺はT細胞

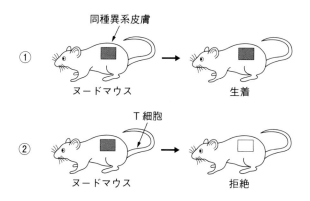

図28 CTLによる同種異系移植片の拒絶

が分化増殖するところで，T細胞がないヌードマウスは，同種異系あるいは異種の細胞，組織，臓器を見分けられず，拒絶できませんでした．ヌードマウス（nu/nu）に，同腹（nu/+）マウスのT細胞をヌードマウスに移入すると，移植片を拒絶しました．そのT細胞の中に，ドナーの脾臓リンパ芽球を傷害することができるCTLがいました．これらの結果から，T細胞が同種異系を識別し，非自己を傷害し拒絶する，という結論になりました．

5-6. キラーT細胞とヘルパーT細胞

　1976年，無限大にある抗原に対して，抗体，B細胞受容体，が遺伝子の組換えによって無数に近い種類の抗体ができることが，Susumu Tonegawaによって明らかにされました[9]．1978年，Tasuku Honjoが，抗体遺伝子のDNAレベルでの組換えがIgMからIgGなどへのクラススイッチの分子的基盤であると提唱し[63]，さらに，1984年，T細胞受容体も，B細胞受容体と同じように遺伝子の組換えによってできることが判明しました[10]．1962年にヌードマウスが見つかって，胸腺がないのがわかったのが68年で，76年になって，B細胞受容体ができる仕組みがわかり，1984年になってT細胞受容体もMHCクラス1やクラス2上の無限大に近い抗原の自己/非自己を識別し，非自己を傷害できることがわかりました．免疫学の目標である，自己/非自己の識別機構はついに解明されたことになります．これが1984年で，教科書に載っているお話です．

　しかし，1978年，今度はTリンパ球にどんなものがあるか調べられました[64]．胸腺で説明しましたようにヘルパーT細胞というのはCD4という抗原を特異的に持っており，キラーT細胞はCD8という抗原を持っています．これは1978年ということですからヌードマウスが見つかってから15年ほど経って，Tリンパ球は主として2種類からなることがわかりました．ヌードマウスには，毛がないだけではなく，胸腺もありません．T細胞を移入すると異種あるいは同種異系移植片を拒絶することができます．したがって，このT細胞はヘルパーT細胞ですか？ キラーT細胞ですか？ そういう非常に素直な実験をしたのが，オーストラリアの有名な研究施設（The Walter and Eliza Hall Institute for Medical Research）の有名なラボ（McKenzie研究室：George D. Snellの共同研究者）のおそらく大学院生だったLoveland氏です．彼が調べてみると，ヘルパーT細胞でしたとJournal of Experimental Medicine（JEM）に報告しました[11]．JEMはロックフェラー大学が出版している，当時（現在も），最も歴史と権威のある免疫学の雑誌です．1981年のことですから，1976年，Susumu TonegawaがB細胞受容体，抗体，がどうやって無限大の抗原に対して無数の抗体を作るのか，1978年，Tasuku Honjoが，抗体遺伝子のDNAレベルでの組換えがクラススイッチの分子的基盤であると提唱し，そして，1984年，Mark Davisらによって，T細胞受容体が，MHC上の無数の抗原に対して反応するか，その遺伝子の仕組みが明らかにされました．したがって，1981年と言えば，それら分子生物学の華々しい成果の真っ只中です．そんな時期に，移植片拒絶に必要なのはヘルパーT細胞，という主旨の論文が，なぜ，JEMという権威ある雑誌に掲載されたのでしょうか？ おそらく，last authorであるMcKenzieという名前にJEMのEditorial BoardやReviewerが敬意を払ったのだと思います．私が投稿していたら，Reviewerに廻らず，1日2日で返ってくる論文の内容です．

しかし，問題はその後です．ヌードマウスではなく，ATXBM マウスですよね？ ヘルパー T 細胞をどうやって取ってきたのですか？ その purity は？ Lyt-1 という抗原はヘルパー T 細胞以外にもあるのではありませんか？ ヘルパー T 細胞分画にキラー T 細胞が混入していた可能性はありませんか？ 等々，文句がつき，それらに対して Loveland 氏はしっかり反論できなかったのかもしれません．Loveland 氏，JEM に論文を発表して 1 年後までは，5 報の McKenzie 氏との共著論文を発表していますが，その後 13 年間，1996 年に CD4 や CD8 ノックアウトマウスで彼の実験の主旨が正しかったことが証明されるまで，彼の名前の入った同種異系移植片拒絶に関する論文が McKenzie 研究室などからも出ていません．McKenzie 研究室がその研究テーマから撤退したことを意味します．Loveland 氏は，非自己である移植片を拒絶したのは，T リンパ球だが，キラー T リンパ球ではなくヘルパー T リンパ球だと主張しました．論文を読んでみると，淡々と結果を述べるのではなく，従来の結果をけなすような表現が散見されますが，"キラー T リンパ球ではなくヘルパー T リンパ球"とは言ってはいけないことなのでしょうか？ この本（リーズナブル免疫生物学）の著者は，1987 年 10 月末に開所した，（財）大阪バイオサイエンス研究所で免疫学的な研究を始め，Loveland 氏が発表した 1981 年からたった 10 年後の 1991 年，まだ，1996 年の CD4 や CD8 ノックアウトマウスの報告の 5 年も前に，こともあろうに，マクロファージが非自己である移植片を拒絶したと言ってしまいました[19]．

5-7. キラー T 細胞ではなくヘルパー T 細胞が移植片拒絶に必須

しかし，世の中，面白いものです．1990 年代になって，いろんな分子の発現をノックアウトすることができるようになりました．最初のノックアウトマウスは，1989 年，Mario Capecchi, Martin Evans, Oliver Smithies らによって作り出され，移植関連でも分子をノックアウトする，その分子を発現しないマウスを作ることができるようになりました．たとえば，キラー T 細胞の特異抗原である CD8 をノックアウトすると，キラー T 細胞ができないわけで，そういうマウスから CD4 を表面抗原として持つヘルパー T 細胞をヌードマウスに養子免疫すると移植片は拒絶されました．しかし，CD4 抗原をノックアウトしたマウスから $CD8^+$ キラー T 細胞を養子免疫すると，移植片は生着しました．したがって，同種異系の皮膚，心臓，腎臓などを拒絶するのには，ヘルパー T 細胞が必須で，キラー T 細胞は必須ではない，ということが明らかになりました[12-14]．

したがって，1981 年に Loveland が言ったことは，証明方法としては不完全だったかもしれませんが，主旨は正しかったということです．1996 年，CD4 や CD8 ノックアウトマウスを使って，皮膚や心臓移植でキラー T 細胞は拒絶に必須ではないという論文が，私が知っているだけでも 7 報出ています．免疫学というのは現象論を重んじる学問で，著者は，それ（現象）を分子・細胞・組織・臓器・個体のレベルで説明することが非常に大事だと思っています．しかし，残念なことに，当時の免疫学の研究者は，分子生物学で証明された実験結果に黙り込み，そして，本当かもしれない，だけどミステリーだ，と言われ，その後，20 年以上が経とうというのに，キラー T 細胞は同種異系移植片拒絶に必須ではない，とはっきり書いている教科書を，著者は，知りません．

5-8. 移植片上の被認識分子

では，"だれ"が移植片の何によって自己と非自己を見分けているのか？ その前に，どんな分子が自己/非自己の識別に関与しているのかを考えたいと思います．1936年，Peter A. Gorerがその分子が主要組織適合性抗原（MHC）と同定したこと[16]，さらに，MHCの異なる数が多いほど移植片の生着率が下がることが知られているので，被認識分子はMHCあるいはそのhomologueらしい．

生物にとって，種を維持することは最重要課題で，最も下等な多細胞生物である海綿でも，Aという海綿とBという海綿をばらばらにして混ぜると，Aという海綿とBという海綿に分かれます．最も高等な生物である脊椎動物，たとえばマウスやヒトでは，有核細胞は，主要組織適合性抗原という独自の蛋白質を発現しています．

図29は，主要組織適合性抗原の遺伝子構造ですが，左はマウスの主要組織適合性抗原，histocompatibility-2 (H-2) 複合体で，右はヒトの主要組織適合性抗原，human leukocyte antigen (HLA) 複合体です[65]．中央に書いてある単位，Kb，は，どれくらいの長さの塩基配列かということを意味します．生化学で習うのは，分子量数万の蛋白質が多いと思います．アミノ酸の平均分子量を115としますと分子量数万の蛋白質は数百アミノ酸からなり，1アミノ酸にmRNAやtRNAのtriplet構造が対応しますので，せいぜい1000 base (=1kb) の話で，5'端や3'端の構造を加味しても数kbの話です．ここに書いてあるのは3000 kbですから，桁が3桁違います．

非常に長い遺伝子のなかに，たくさんの構造の似たH-2やHLA複合体があります．マウスH-2（図の左側）にはD領域とK領域（図の左側：I領域はMHCクラス2）が知られ，C57BL/6マウスはbハプロタイプ（haplotype）なので，C57BL/6マウスのMHC class I分子は，$H-2D^b$ とか $H-2K^b$ と表現されます．また，ヒトMHC (human leukocyte antigen: HLA) class I分子には，A, B, C領域（クラス2領域はDP, DQ, DR）があり，それぞれ1種類ずつ両親から引き継ぎ，HLA-A11, 24とかHLA-B51, 52のように表します．自己と非自己の名刺が，非常にたくさんあります．ただし，マウスのハプロタイプはせいぜい数10種類，ヒトのHLA-A, BとCは，それぞれ27, 59, 10種類で，それらは抗体やTCR遺伝子と違って，個々人の違いは掛け算ではなく，それぞれ，1種類ずつ，両親から引き継ぎますが，その数は，母子寛容や自己免疫防止などにより著しく減少します（その詳しい説明と根拠は第7章でします）．

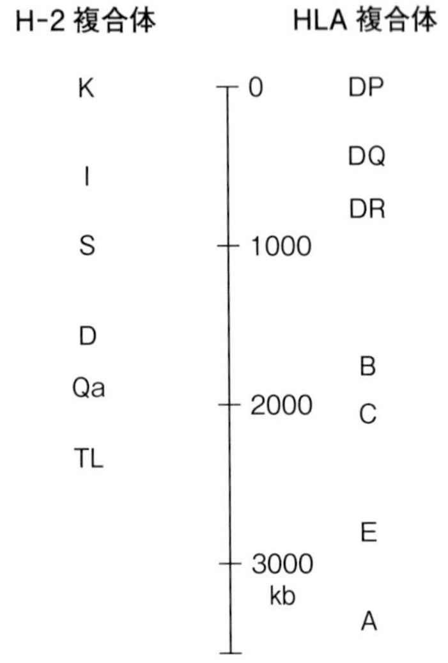

したがって，主要組織適合性抗原は，非常に長い遺伝子で，そして，数10種類の単位での多型性がありますが，それぞれに対する受容体があるとしても，その数は，数種類の血液型に対する自然抗体ほどではありませんが，せいぜい数10種類な

図29 主要組織適合性抗原
（左：マウス；右：ヒト）

ので，$20^{7\sim8}$ 種類など，とにかく，可能な構造を準備する BCR や TCR とは異なり，組換えを必要としません．

5-9. MHC の拘束性

　赤血球や血小板など，機能的に核を不要とする細胞や細胞の破片以外は，核で蛋白質をコードする遺伝子の発現を調節し，細胞質で蛋白質を合成・分解しています．上手くできたもので，細胞の中で合成された蛋白質の破片を MHC のクラス 1 の上にのせて外を見回る細胞（生体防御担当細胞）に細胞内の状況を知らせています．ウイルスは，RNA か DNA しか持たないので，ウイルスの増殖に必要な蛋白質を自前で作ることはできません．したがって，蛋白質を合成できる細胞などに感染し，細胞の工場を占拠して，ウイルスのための蛋白質を作らせるので，自己 MHC クラス 1 の上に非自己（ウイルスなど）の抗原がのることになり，その細胞がウイルスなどの病原体に侵されたことを，外を見回る細胞に知らせることになります．

　さて，T 細胞における抗原の認識の機構ですが，まず，正の選択，負の選択とか MHC の拘束性についておさらいをしたいと思います．T 細胞は胸腺でどういう教育をされたか？　自己 MHC クラス 1 分子の上にのった抗原が自己蛋白質由来のペプチドか他人（病原体）由来のものか見分けられる T 細胞が，positive selection（正の選択）で選ばれます．自己 MHC クラス 1 分子の上に自分の蛋白質由来の抗原がのった細胞に，キラー T 細胞が反応しては困るので，そのような T 細胞を除きます．これが negative selection（負の選択）です．これらの選択によって，自己 MHC クラス 1 の上にウイルス抗原などがのっている場合に限り反応（感染した細胞を傷害）し，他人の MHC の上に同じウイルス抗原がのっていても，キラー T 細胞は反応しません（MHC の拘束性）[17]．たとえば，BALB/c の MHC クラス 1 分子は $H\text{-}2D^d$ や $H\text{-}2K^d$ です．その上にウイルス抗原がのっていない場合，すなわち，自己の抗原がのっていても，キラー T 細胞は反応（傷害）しません．Negative selection（負の選択）で反応する T 細胞は除かれているからです．しかし，$H\text{-}2D^d$ や $H\text{-}2K^d$ の上にウイルス抗原がのっている場合，positive selection で選択されているので，キラー T 細胞が傷害します．

　ところが，たとえば，MHC クラス 1 分子が $H\text{-}2D^K$ や $H\text{-}2K^K$ である茶色い毛の C3H マウスは，BALB/c マウスとは種が同じ（同種）で系統が違う（異系）ので，BALB/c マウスに感染させた同じウイルスを感染させて $H\text{-}2^K$ の上にウイルス抗原をのせても BALB/c マウスで誘導したキラー T 細胞は反応しないので傷害できません．すなわち，MHC の拘束性があるので，キラー T 細胞は MHC クラス 1 分子が異なる同種異系細胞を傷害できないことを示しています．これらが CD8 陽性のキラー T 細胞の認識機構です．

　一方，CD4 陽性のヘルパー T 細胞についてですが，CD4 陽性のヘルパー T 細胞は，マクロファージ系細胞である抗原提示細胞からどういう異物が侵入したかの情報を得ます．抗原提示細胞は，異物の蛋白質を分解し，MHC のクラス 2 の上にのせて，ヘルパー T 細胞に伝えます．このヘルパー T 細胞は，この情報を TCR という形で記憶します．一方，同じ異物抗原に対する特異的抗体（B 細胞受容体）を持っている B 細胞に異物抗原が結合し，抗原-抗体複合体を細胞内に取り

込み，分解後，MHC クラス 2 の上にのせてヘルパー T 細胞に抗原提示します．先のマクロファージ系抗原提示細胞からの自己 MHC クラス 2 と抗原の構造に fit する TCR で，B 細胞の自己 MHC クラス 2 と抗原の構造を比較し，同じだった場合に限り，ヘルパー T 細胞は，この B 細胞を活性化し，そして増殖，形質細胞に分化させ，抗原に対する特異的抗体を作らせます．しかし，他人の MHC クラス 2 上に異物抗原をのせたマクロファージ系細胞や B 細胞は，MHC が異なるのでヘルパー T 細胞に抗原を提示しても，B 細胞を活性化できず，形質細胞に分化もしないので，特異抗体はできません．CD8 陽性のキラー T 細胞においても，MHC 拘束性が厳密に存在します．

5-10. MHC クラス 1 やクラス 2 上の抗原の性状

次に，提示される抗原の性質について考えてみたいと思います．MHC クラス 1 や 2 の上に異物由来の蛋白質がどのようにのるのか？ X 線解析をして調べた研究者，California Institute of Technology（CIT）の Pamela J. Bjorkman，がいます[66]．結果，クラス 1 の上には，7～8 アミノ酸の小さなペプチドがのっていることがわかりました．それから MHC クラス 2 の上には 13～14 のアミノ酸がのっていることが X 線解析から判明しました．MHC クラス 1 とかクラス 2 にのっているものは，自分由来のペプチドあるいは異物由来のペプチドです．したがって，お皿の上には元の材料ではなく料理されたものがのっています．したがって，移植片，組織，細胞や細胞表面の分子，MHC クラス 1，そのものではなくて，その分解産物，ペプチドが提示されています．すなわち，すでに料理されている，ということは，"だれ"かがすでに非自己を傷害していることを意味します．その事実について，ある免疫学の偉い先生は，「移植片や異物の一部の組織，細胞は，死んでいることが多いのでおかしくはない．」と言われました．著者は，記憶という獲得免疫で，二度なしという非常に重要な免疫反応を担うのがリンパ球と理解していますので，"だれ"かが料理をしたと考えています．

5-11. 下等動物も自己/非自己を識別し傷害

抗原提示細胞からの情報に合う T 細胞受容体が選ばれますが，この T 細胞受容体は，選ばれる以前からすでに非常にたくさんの TCR が用意されているので，その提示されたペプチドに fit するものが選択されます．T 細胞受容体，TCR，にしろ，B 細胞受容体，BCR あるいは抗体，にしろ，無数の抗原に fit する受容体を作ることが大事でした．そこには自己と非自己を識別するようなシステムがありましたか？ したがって，TCR（BCR も）は，決して，自己/非自己を識別していませんし，できないと，著者は，思います．TCR や BCR の大事な主たる機能は，記憶であり，自己/非自己の識別ではないからです．ただし，自己の MHC に拘束されるという，植物にもある自己識別機構（自家不和合性）に似たものが，CD4 や CD8 分子によって行われていると記載する英語の教科書もあります．免疫学は自己/非自己識別機構を解明する学問ですが，従来の教科書

5 ▶ 主要組織適合性抗原と移植免疫

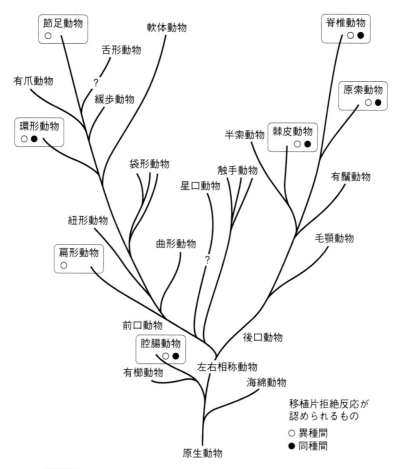

図30 動物の系統図と移植片拒絶 (動物分類名辞典, 1972)

には，"TCRやBCRは，自己/非自己を識別していません"とは，決して，記述されていません．実験的には，非自己移植片（皮膚，腎臓，心臓など）を傷害しているのはキラーT細胞ではなく，ヘルパーT細胞が必須でした．ヘルパーT細胞に細胞傷害活性はありません．では，T細胞以外の"だれ"が傷害しているのでしょうか？

　その答えのヒントになる，非常に簡単で，サイエンスをやるときのベースになる考え方があります．どういう考え方かというと，**図30**は生物の樹状図です．一番根っこに原生動物があり，次にクラゲなどの腔腸動物があります．その後，前口動物と後口動物に分かれ，前者は，プラナリアなどの扁形動物，ミミズなどの環形動物やカニなどの節足動物へと進化します．一方，後口動物は，ヒトデとかの棘皮動物，ホヤなどの原索動物や最後に脊椎動物へと進化します．脊椎動物はたくさんいるように思われるかもしれませんが，生物の中の5％にも満たない少数動物です．そして，脊椎動物になって初めてリンパ系細胞を持つようになり，抗原の自己/非自己を識別できるようになった，とほとんどの教科書には書かれています．しかし，異種の拒絶反応は，腔腸動物，扁形動物，環形動物，節足動物，棘皮動物，原索動物や脊椎動物などほとんどの生物で認められ，腔腸動物，環形動物，棘皮動物，原索動物や脊椎動物で，同種異系の拒絶（いわゆる移植片拒絶）が報告されています．原生動物に近い海綿動物の場合も，Aの海綿とBの海綿をばらばらにして混ぜても，A

の海綿とBの海綿を見分けることができてAの海綿とBの海綿に分かれます．そうなると，原生動物に非常に近い動物でも自分と非自己を見分けていることになります．しかし，リンパ球を持っているのは脊椎動物だけです．リンパ系細胞が自己/非自己を識別していることになりますか？

皆さんもご存じかと思いますが，植物は自家受精しません．あるいは自家受精しても果実ができないか，できてもまともな果実ができません．だから自家受精しない，あるいは自家受粉したときは，花粉管が伸長しないように阻害される（自家不和合性）こと，阻害に関与する花粉側および雌ずい側因子やそれらの遺伝子の構造もわかっています．植物でも自己と非自己を見分けています．正確には，自己を認識していて，自己でなく，異種でもなければよいのでしょう．したがって，脊椎動物ではリンパ球が見分けているとすると，他の動物ではだれが見分けているのか．自己/非自己を見分けている方法が違うのか．遺伝子の数は無限にあるわけではないので，著者は，できるだけ下等動物のシステムを高等動物も使っている可能性を考えます．

以上（5-8〜5-11）のように，リンパ球上の受容体が自己/非自己を識別すると考えると，いろいろと無理があります．ただ，大事なことは，HLAのミスマッチがあると，その数が多くなるにつれてその生着率が悪くなることです．すなわち，主要組織適合性抗原（MHC）クラス1，クラス2というのは移植片拒絶に大事だというのは間違いなさそうで，では，"だれ"が見分けているのかというのが問題です．

5-12．骨髄移植

同種同系間の移植をisograftと言います．同種異系間の移植をallograft，異種間をzenograftと言います．同種同系移植というのは，たとえば，一卵性双生児間の移植です．同種異系移植は，著者と皆さんとの間の移植です．異種移植は，たとえば，ブタの心臓をヒトに移植する場合です．ブタの心臓は，大きさがヒトに近いのと，構成する細胞種が比較的単純（ほとんどが心筋細胞）なので，ヒトに移植するために，英国などでは本気で研究が進められています．

移植にはいろんな種類があります．細胞移植の典型は骨髄移植です．レシピエントの骨髄を大量のX線照射によって破壊し，他の人の骨髄と入れ替えます．これを骨髄移植と言います．そのとき，骨髄移植独特の致死的な副作用が起こる可能性があります．すなわち，移植した骨髄が定着し，同種異系であるレシピエントの皮膚，肝臓，肺，消化管などの上皮系組織や臓器を攻撃してしまうgraft versus host disease（GVHD）で，これを防ぐことが，現在でも骨髄移植の大きな課題です．逆に，host versus graft disease（HVGD）は，移植片拒絶のように定着しないことがあります．また，白血病患者さんへの骨髄移植では，移植した骨髄がX線照射した患者さんに定着すると，定着した骨髄が，非自己である白血病細胞に対して細胞傷害活性を発揮する可能性があります．この活性は，患者さんにとっては喜ばしい副作用なのでgraft versus leukemia effect（GVL効果）と呼ばれています．そして，ほとんどの教科書では，GVHDとGVL効果共，Tリンパ球によると記載されています．が，患者さんにとって都合のよいGVL効果は残し，都合の悪いGVHDだけを制御することは難しいと臨床的に問題になっています．さらに，最近は，GVL効果を白血病細胞に限らず，腫瘍細胞に範囲を拡げる試み（graft versus tumor effect：GVT効

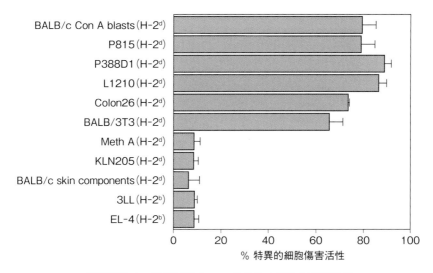

図31 H-2^{d}特異的キラーT細胞の細胞傷害活性[31]

果）がなされています．

　子供には，母親と父親からHLAが半分ずつ遺伝します．が，胎児と母親の血液は一部混じり合っていること（母児寛容）が証明されています．すなわち，82％の母親の血液中には，父親から遺伝したHLA, inherited paternal antigen（IPA），が証明され，母親の爪にはありません．また，66％の子供の血液中には，母親から遺伝しなかったHLA, non-inherited maternal antigen（NIMA），が証明されていますが，子供の爪には証明されていません．母親の血液が一部混じり合っていることを示しています．親子間骨髄移植後，母親では，GVHDが起こりにくいことが知られています[67]．

　細胞傷害性T細胞は，細胞傷害活性をパーフォリン/グランザイムに依っているので，それらに感受性のある白血病細胞（P815, P388D1やL1210など）や細胞体が小さな間質細胞（Colon 26やBALB/3T3など）は傷害しても，抵抗性の上皮系細胞（KLN205やBALB/c skin componentsなど）や大きなMeth A線維肉腫細胞などは非常に高いEffector/Target（E/T）ratio（たとえば20：1以上）でも傷害できません．しかし，同種異系マウスの腹腔内に移植した腹水型腫瘍（Meth A細胞など）の増殖期では，全白血球数ですら，E/T ratioは1：1で，リンパ球数では1：0.25です．そして，上皮系腫瘍細胞には，細胞傷害性T細胞は無力でした（図31）[31]．外界に接する部分を覆う上皮系細胞は，細胞に小さな穴を開けられ，核酸分解酵素を注入されるくらいで脱落していては，生体防御を全うできません．癌は上皮系細胞の腫瘍です．したがって，白血病を血液癌とは言いません．もし"がん"という言葉を使う場合，血液がんと言うべきだと，著者は，思います．この本の読者は，そういう事実を知って臨床医学に生かしてほしい．

5-13. 胎児

　移植片拒絶というのは人工的であり，生理的ではないと思われるかもしれません．しかし，哺乳類の場合，胎児には父親のMHC遺伝子が半分入っているので，母親にとって同種異系移植片（semi-allograft）です．子孫を残すことは，種にとって必須ですので，哺乳類になって子孫を天敵から守るために体内に子を持つようになったのでしょう．が，今度は，母体が非自己である胎児に免疫反応をしてしまうので，胎児を体内の免疫から隔離された環境，胎盤，の中にあって，母体の免疫反応から上手く逃れています．

　生物での進化は前向きで，しかもそれぞれの種で完成品です．なぜなら，原生動物も腔腸動物もそれぞれ完成品で，系統樹でいつも木の幹としてどっしり構えています．しかし，出産時，胎盤構造が壊れるので，母児の血液が混ざり合います．皆さんの中には，兄弟姉妹がいるという人もいると思いますが，兄弟姉妹がいるということは，母親は同種異系である胎児を繰り返し妊娠し出産しています．本来，非自己に対して免疫監視機構が反応し，非自己を記憶し，その反応は，回を重ねるごとに強くなるはずです．母親にとって胎児は同種異系なので，胎盤がなければ拒絶され，胎児のHLAに対して抗体やキラーT細胞ができてもおかしくありません．が，胎盤によって，母体と胎児の接触が防がれ，母体は何度も父親由来のMHC抗原を発現する胎児を妊娠し，出産できます．

5-14. 母親と代理母

　母親と胎児の間に胎盤というのができて，透析膜のように，母親からの栄養物が胎児に移行し，胎児の代謝産物が母親に移行するけれども，細胞は行き来しません．普通の父親と母親の場合，父親Aと母親Bの間でABという胎児ができ，ABは母親Bにとっては異物（semi-allograft）になります．ところが，これを代理母C，いわゆる体外受精したものをまったく別の人に出産してもらうということになると，Cの母親にとって胎児ABは自分自身でまったくなくなります（full allograft）．この場合，妊娠高血圧症などのリスクが非常に高く（通常妊娠の10倍以上に）なります．普通の妊娠の場合と代理母の場合では，生体反応が大きく違います．

5-15. 胎児混入細胞に対する寛容と拒絶

　母親にとって胎児は同種異系ですが，胎盤によって，母体と胎児の接触が防がれ，母体は何度も父親由来のMHC抗原を発現する胎児を妊娠し，出産できます．しかし，出産時，胎盤構造が破壊されるので，必ず，胎児の細胞が母体へ，母親の細胞が胎児へ混入します．赤血球が混入したと

きのように，それらをお互いに拒絶しているかと思ったら，以前に少し触れましたが，出産後，意外にも，胎児が持つ父親由来の抗原に寛容になっているようです．ただし，血球成分で赤血球以外，すなわち，白血球に対してということになります．

　C57BL/6 雄マウスと BALB/c 雌マウスを交配しますと，これらは 20 日ネズミですから，妊娠の期間から分娩するまでのだいたい 3 週間，寛容になります．BALB/c 雌マウスで，C57BL/6 由来のもの，父親抗原に対する細胞免疫反応が低下しています．たとえば，C57BL/6 マウスと BALB/c マウスを交配し，妊娠した BALB/c マウスに C57BL/6 マウス由来の腫瘍細胞を移植すると，妊娠中は生着し，分娩後 3 週以内に拒絶します．一部の読者は，母児寛容との区別ができず，混乱されるかもしれません．補足しますと，semi-allogeneic 腫瘍細胞が，妊娠中は生着し，分娩後 3 週以内に拒絶される話，従来の教科書では触れられていませんが，腫瘍細胞は，白血球での母児寛容を考慮すると，C57BL/6 由来の白血病細胞ではなく，おそらく，上皮系腫瘍，癌細胞，だと考えられます．Semi-allogeneic 血液細胞に対しては，母児寛容が見られるが，semi-allogeneic 癌細胞に対しては，妊娠中は寛容となり生着しますが，分娩後 3 週以内に拒絶されるということです．

　したがって，胎盤だけではなく，生体というのは不思議なことに非自己の遺伝子産物に対して，妊娠中は寛容になっています．Reasonable とは言え，だれが制御しているのか，非常に不思議な現象です．

5-16. 胎盤の構造

　胎児がなぜ拒絶されないのか？　母親の血液が入ってきて，透析膜を通して栄養分が母親から胎児へ，代謝産物が胎児側から母親側に移行します．構造が解剖学的にも非常に上手くできています．加えて，胎盤での胎児の主要組織適合性抗原ですが，クラス 1 の A や B を発現していません．母体側血液と接しない，胎児側の栄養膜細胞と母体側の外栄養膜細胞には HLA-G を発現していますが，母体側血液と接する合胞体栄養細胞上には発現していません．クラス 2 も発現していません．したがって，胎盤における主要組織適合性抗原は非常に特徴的で，免疫反応が起こりにくくなっています．

　胎盤における脱落膜と末梢血のリンパ球の組成ですが，脱落膜にはヘルパー T 細胞もキラー T 細胞もほとんどいません．NK 細胞は存在しますが，NK 細胞は，元々あった主要組織適合性抗原を欠失した自己を攻撃することはあっても，異物抗原に対して反応したり抗原を提示したりすることはありません．胎盤はいわゆる隔絶された臓器ということになります．そして，外栄養膜細胞は killer inhibitory receptor（KIR）のリガンドを発現して NK 細胞を抑制し，必須アミノ酸，トリプトファン（tryptophan），を代謝する酵素（indoleamine 2,3-dioxygenase: IDO）が T 細胞で誘導され T 細胞の活性化を抑制しています．キラー活性をもっている細胞が排除されているとか，Th2 が優勢というのはどういうことかというと，抗体ができる方には優位だが，細胞性免疫が起こらない，そういう T 細胞，B 細胞の拒絶活性の抑制が非常に盛んに起こっています．したがって，胎児が拒絶されない理由は，出ている表面抗原が HLA-G で，ほとんど HLA の A，B が

発現していないこと，他，NK細胞が多いとか，KIRのリガンドが出ていてNK細胞を阻害しているとか，こういう環境で，胎児が母親の体の中で10月10日育つことができます．

　細胞性免疫は抑制されているけれども，免疫グロブリンが胎児へ積極的に移行しているので，液性免疫は盛んに行われています．満期出産で，生まれてくる頃には，胎児のIgG濃度は，母体のIgG濃度と同じくらいに達します．新生児は免疫反応が弱いので，抗体を作れるようになる生後半年までは母親からの免疫グロブリンの移行で免疫応答をしています．したがって，胎児というのは，同種異系という移植片（semi-allograft）ですが，それに対する免疫反応が起こらない，あるいは寛容になっているので，妊娠出産を繰り返すことができるということになります．

　妊娠が成立し，出産しても，tolerated repeatedlyでないと，夫婦に子供が1人となり，人口は半減し，10世代で人口が1千分の1以下（＝ $1/2^{10}$ ＝ $1/1024$）となり，種の保存は困難になります．非常に上手くできていて，tolerated repeatedlyに，非自己である胎児を複数回妊娠できるようになっています．

5-17. 妊娠での不思議

　卵巣と卵管がありますが，両者はつながっていないので，卵巣の一部が破裂して腹腔内に排卵されます．これも一見，不思議ですが，卵管は，子宮口側は細いが，腹腔口側はしだいに太くなり，端のところがラッパ状に広がり，しかも深い切れ込みが入っています．ここを卵管采と言い，腹腔口近くの太くなった部分を卵管膨大部と呼び，受精はこの膨大部で起こります．子宮，卵管，卵管采と卵巣の解剖学的な位置関係と種の保存（子供を産む）から考えると非常にreasonableなように，著者は，思います．

　夫と妻のHLA，特に，クラス2の一致率が高いほど流産が多いらしい．関連した実験として，AマウスとBマウスの脾細胞（クラス1も2も違う）とのmixed lymphocyte culture（MLC）で，anti-B CTLを誘導したいとき，Bマウス脾細胞をmitomycin処理などしてDNA複製できないstimulating細胞とし，Aマウスの脾細胞をresponding細胞としてMLCをします．胎児の免疫系は，母体内ではほとんど不活性であり，クラス2の一致率が高いとMHCの拘束性に合致して一種のMLCが母児間で起こり，抗胎児CTLが誘導される可能性があり，流産が起こり易いのかもしれません．

　通常の夫婦でも，第一子は，母とは異なったHLAをもった子供の方が生まれ易いらしい．一見，不思議なようですが，前述のクラス2やクラス1が一致しない方が流産しない，生まれ易い，ということなのかもしれません．

　受精時に血液型の候補は，両親の血液型（たとえば，AO × BO ＝ AB ＋ AO ＋ BO ＋ OO）で決まります．ヒトの場合，受精後3カ月を胎芽期と呼び，妊娠3カ月で臓器が形成されるので，血液型が決まるのもこの時期と考えられます．血液型がA型の人は抗B抗体を持っています．B型の人は抗A抗体を持っており，O型の人は抗Aと抗B抗体を持っています．投与した抗原に対して抗体ができます．AというのはA抗原です．B型の人はA抗原を持たないのにA抗原に対する抗体を持っているのはすごく不思議です．また，BというのはB抗原です．A型の人はB抗原

を持たないのにB抗原に対する抗体を持っています．これらの抗体は，IgMなので胎盤を通過せず，どういう血液型の組み合わせであれ，母児共に赤血球の凝集は，普通，起こりません．本当に上手くできています．我々は，元々だれもがH物質の遺伝子を持っています．A型の人はH抗原に対してNアセチルガラクトサミンが酵素的に添加されます．B型の人にはDガラクトースが酵素的に添加されます．AB型の人は両方が添加されます．O型の人にはH抗原に対して糖の添加が起こりません．したがって，糖鎖の修飾が少しあるかないかだけのことですが，抗原を持たないのに抗体を持っています．自分の血液型に対する自然抗体を持たないのは，自己免疫疾患を起こさないためにはreasonableですが，抗原を持たないのに抗体を持っていることと，では，なぜ必要なのか，非常に不思議な話です．

　免疫学に限らず，実験科学で重要なことは，現象的に非常に面白いことはたくさんあり，未解決なこともたくさんあります．しかし，リンパ系細胞を持つようになった哺乳類を高等動物と特別視せず，プラスαの機能を持つ生物として把握し，高等動物が，一般的には，一生物として，下等動物，植物や細菌と共通あるいは似通った生命現象を営んでいるという視点を忘れてはならないと，著者は，思います．

6 自然免疫

6-1. 自然免疫担当細胞

　マクロファージは自然免疫に関与する一番典型的な細胞です．脊椎動物だけが，リンパ球系の細胞を持っています．それに対してマクロファージ系の細胞は，原生動物から脊椎動物に至るまで，すべての種類の生物が持っている，非常に原始的な細胞ということになります．それが今までどんなふうに考えられ，それで，どういう位置づけになっているか，それがどんなふうに最近変化してきたかという，マクロファージの昔と今を考えてみたいと思います．

6-2. 監視システム

　皆さんのからだの中で起こる，感染に対する炎症，免疫の反応というのは，非常に刑事事件と似ています．皆さんは，事件を解くカギは，警官とか，鑑識とか，カメラマンなどが協力してそれぞれが役割分担と情報交換して捜査に当たることだと思っておられるかもしれません．しかし，皆さんも刑事事件を見ているとよくわかると思いますが，一番のカギとなるのは目撃者や監視カメラなどの監視システムです．これがないと，事件を解決することが非常に難しくなります．監視システム，だれが入ってきたか，出て行ったか，を監視しているということが，捜査が進むのに非常に大事です．捜査本部ができて，事件を詳細に解析し，犯人を特定できれば犯人を逮捕できます．事件が解決した後，その一部始終を記録し保存します．再犯を防止するため，あるいは，同一犯による事件を迅速に解決するために，犯人の顔写真，指紋や DNA 情報が使われます．

6-3. 炎症と免疫に関与する細胞

　炎症と免疫に関与する細胞は，骨髄の多能性幹細胞から骨髄系幹細胞やリンパ系幹細胞に分化し

ます．高校の生物で習われていると思いますが，骨髄で，赤血球，血小板，多核白血球や単球に分化します．赤血球は，酸素を肺から末梢組織へ，末梢組織でできた炭酸ガスを肺へ運びます．血小板は，1個の巨核球からたくさんの血小板がちぎれるようにできて血液凝固に関与し，血液が外に漏れるのを防ぎます．多核白血球は，細胞の大きさがマクロファージに比して小さい貪食細胞なので，ミクロファージとも呼ばれます．細胞内に顆粒を持ち，その性質（pH）から好酸球，好塩基球や好中球と呼ばれています．単球は，血中では単球と呼ばれ，血管壁の血管内皮細胞間から炎症部位に遊走すると細胞体の大きな貪食細胞になるのでマクロファージと呼ばれます．一方，多能性幹細胞からリンパ系幹細胞に分化し，さらに，胸腺で細胞性免疫を担当するTリンパ球系細胞に，ニワトリでのファブリキウス嚢に匹敵する臓器で液性免疫を担当するBリンパ球系細胞に分化します．血中にはこれらの細胞がいるわけですが，赤血球は，酸素や炭酸ガスを組織や肺に運び，血小板は血液凝固に関与します．したがって，生体防御に主として関与するのは，3種類の細胞，単球，多核白血球とリンパ球，ということになります．

6-4．炎症・免疫と刑事事件

　単球，多核白血球とリンパ球が生体防御機構においてどういう役割を果たしているのか？　図5や図16は，炎症がどのように起こるかを示しています．血管の外，すなわち間質，に細菌などが侵入すると，細菌自身が出す化学物質，formyl-methionyl-leucyl-phenylalanine（FMLP）など，が出て，血中に浸み出し，血管内皮細胞のプロテオグリカンにベタベタと接着します．その化学物質の濃度によって，一番濃度が高い場所が細菌の侵入部位ですよと知らせます．化学物質に対する受容体を発現している血中の多核白血球，特に好中球が，化学物質に接着し，血管内皮細胞の間隙を通って細菌の侵入部位に到達します．刑事事件に当てはめると，監視システムや目撃者が，泥棒！　と110番し，警官が現場へ急行します．

　炎症反応を刑事事件での手順と並列してみますと，監視システムや目撃者が110番通報し，通報を受けて，警官，刑事，カメラマンや鑑識が現場へ急行して捜査本部が立ち上がります．その後，上手く捜査が進めば，犯人を逮捕することができ，再犯防止のために，事件簿，犯人の顔写真，DNA情報や指紋などが作成されます（図6）．しかし，この炎症の図では，非常に大事な個所，監視システムや目撃者と事件簿，犯人の顔写真，DNA情報や指紋に相当する機構が書かれていません．炎症反応において，監視システムや目撃者として，1996年に常在性細胞の受容体による感知が明らかにされ[48]，事件簿，犯人の顔写真，DNA情報や指紋として，1976年に異物情報のB細胞受容体（抗体）やメモリーT細胞（TCR）による記憶機構が明らかにされました[9,10]．

6-5．血管の透過性の亢進

　常在性細胞（マクロファージや肥満細胞）が異物の侵入を感知したとき，血管内外で何が起こる

のか？　まず起こるのは，血管の透過性の亢進です．これは，常在性細胞である肥満細胞がヒスタミンを分泌します．ヒスタミンは異物侵入部静脈側の血管を収縮させるので，動脈側の血管が拡張し，炎症部位の血管が引き延ばされることになります．血管が引き延ばされると，その血管内皮に間隙ができるので血漿が血管外へ出易くなります．血管の中の圧力が高まって，血管内にある液体，血漿，が血管外に出ます．これがどういうことを意味するのか？　もし，その異物が以前に入ってきたものであれば，血漿中に異物に対する抗体がすでに存在します．血漿中には補体もありますので，抗原を持つ異物に抗体が付き，抗原-抗体複合体が補体を活性化して異物に穴をあけるなどによって，異物を特異的に傷害，排除することができます．補体が無効な場合や効果が不完全な場合には，抗体に対するFc受容体を持つ白血球が遊走し，抗体依存的に細胞傷害活性を発揮し（antibody-dependent cellular cytotoxicity: ADCC），異物を処理します．

6-6. 白血球の遊走

　初めて侵入した異物の場合は，異物侵入部に常在するマクロファージや肥満細胞が出すC-X-Cケモカインに反応して白血球が異物侵入部へ遊走します．このとき浸潤する白血球の種類とその時間的経過が，生体防御機構を理解する上で非常に大事です．まず，多核白血球が異物侵入後，早期に浸潤し，次に単球が浸潤します．そして，2〜3日してからリンパ球が炎症部位に浸潤します．その順番には，生体防御機構としてそれなりの理由があるはずです．常在性細胞が異物の侵入を感知し，ケモカイン（C-X-Cケモカイン，11-7参照）という化学物質を血管内に向けて分泌し，多核白血球や単球はケモカインに対する受容体を細胞表面に持っているので，化学物質に向かって走化性を発揮します．もし，細菌が侵入した場合，たとえば，大腸菌などは20〜30分で2倍に増え，たとえば，30分で倍（2個）になる場合，あくる日には2^{48}個になってしまいます．2^{48}は約450兆です．したがって，1個の細菌が450兆個に増えてしまう．するとリンパ球が炎症部位に浸潤する数日後には，細菌は増え放題で，生体はそれに耐えきれなくて死んでしまいます．浸潤する白血球の種類とその時間的経過には大変重要な理由があり，異物の増殖速度に呼応して，その専門家が現場に行くことになっています．我々のからだは完成品で，非常に上手くできています．

　好中球が一番早く炎症部位に駆けつけ，単球が続くので，前者は急性炎症を起こす細菌に，後者は慢性炎症を起こす細菌を担当するように見えます．また，リンパ球は，異物侵入2〜3日後に炎症部位に行くので異物除去にはあまり関与しない可能性を示唆しています．このとき，刑事事件での時間的経過を思い出していただきたい．捜査本部が設置され，犯人像が判明し，犯人が逮捕された後，どうするか？　犯人による再犯防止，あるいは，同一犯による事件をより早く解決するために，事件簿が作成され，犯人の顔写真，指紋やDNA情報などが取られます．したがって，近代の免疫学では，"脊椎動物は，リンパ球を持つことによって，異物抗原を特異的に認識できるようになった"と考えられてきましたが，著者は，"異物情報を記憶するのがリンパ球の役割"と思っています（図32）．

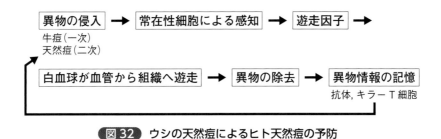

図32 ウシの天然痘によるヒト天然痘の予防

6-7. 病原微生物

　免疫学の歴史を簡単に振り返りたいと思います．1800年前後，Edward Jennerは，感染症が何によって起こるのかを一切知らなかったと思います．知らない状態で，「私は，牛痘に罹ったので，ヒトの天然痘には罹らない」という患者さんの言葉と，自らの調査結果（牛痘に罹った人は天然痘に罹ったことはなく，天然痘に罹った人は牛痘に罹ったことがない．）を信じて，牛痘患者の膿を天然痘の予防のために健常人に接種しました（図19）．明らかに効果があり，天然痘の流行を世界的に減少させ，当時の寿命を10年延ばしました．100年ほどしてKochやPasteurが，感染症が何によって起こるか，それは病原微生物（当時，肉眼あるいは光学顕微鏡で見える病原体）によって起こることを証明しました．1800年代後半のことです．

6-8. 液性免疫と細胞性免疫

　1890年になって，BehringとKitasatoが，ジフテリアや破傷風から回復した患者血清中に，病原体に対して抗毒性に働く分子の存在を提唱しました．いわゆる液性免疫，抗体の存在，を示唆したのが1890年です．1900年から1950年，世界は戦争ばかりやっていました．戦争をやっていますと，ヒトが銃で撃たれたり，刃物で刺されたり，火傷をしたり，傷つくわけで，止血のみならず，皮膚の移植も盛んに行われたようです．1936年には，マウスで主要組織適合性抗原が見つかりました[16]．著者と皆さんとの間の移植は同種異系で，一卵性双生児間は同種同系移植です．同種異系間での移植では，種は一緒でも系が違うので移植片は拒絶されます．英国や米国で移植片拒絶のメカニズムが詳細に研究され，その結果，拒絶したヒトやマウスから移植されていないヒトやマウスに血清を与えても何も起こらないので，移植片拒絶は，抗体によらないことが示唆されました．ところが，移植を拒絶したマウスのT細胞を移植された直後のマウスに移入すると，移植を以前に受けたかのように移植片を拒絶したので，どうも細胞性免疫が大事だということになりました．

6-9. 新しいリンパ球とその機能の発見

　1962年にヌードマウスが発見されました．ヌードマウスは，文字通り毛がないマウスですが，同種異系，あるいは異種の臓器を移植しても拒絶できないことがわかり，1968年にそのヌードマウスに胸腺がないことが判明しました[56]．胸腺はどういう臓器かというと，T細胞が分化増殖するところで，新生児のときに胸腺を摘出したら，ヌードマウスと同じように，同種異系，あるいは異種の臓器を移植しても拒絶できません．さらに，B細胞は，ファブリキウス嚢で増殖分化しますが，これを摘出すると抗体ができなくなりました．したがって，新生児のときに，胸腺やファブリキウス嚢を摘出すると，細胞性免疫や液性免疫が障害されたということです．1960年前後には，免疫グロブリンの構造は，重鎖がSS結合でY字型になっていて，軽鎖が横で支えるよう位置していることがわかりました[52, 53]．さらに，ヘルパーT細胞も発見されました．1970年代になると，サプレッサーT細胞（現在は実体がないと言われています）が発見されました．さらに，キラーT細胞も発見されました[59]．ヘルパーT細胞の一種で，T_{DTH}というのはdelayed type hypersensitivityで，遅延型過敏症に関与するT細胞で，ツベルクリンのように2～3日してから腫れてくる反応に関与することがわかりました．そして，目覚ましい分子生物学の発展によって，サイトカインという非常に微量，局所で放出される分子ですが，非常に微量だったものの実体，サイトカインの構造やサイトカインに対する受容体の構造が解析できるようになりました．1976年とか1984年になると免疫グロブリンの構造とかT細胞受容体遺伝子の構造が明らかになりました[9, 10]．

6-10. リンパ球が炎症・免疫での主役に

　刑事事件の解決の仕方を考えると，目撃者や監視システムというのが非常に大事でしたが，リンパ球は，どうも事件簿，犯人の顔写真，DNA情報や指紋をつくるところで関与しているらしいと述べてきました．しかし，1960年からの4半世紀の間，免疫学の歴史は，ずっと，リンパ系細胞での発見ばかりが免疫学の歴史として刻まれてきたということになります．刑事事件を解決する上で何が大事かと言うと，Edward Jennerが予想したように，牛痘に罹ると，ヒトの天然痘を予防できるかもしれない．この予防医学という観点が，免疫学の発展の歴史になっています．にもかかわらず，予防医学であったはずの免疫学が，予防ではなく，いわゆる治療というか，自己/非自己を識別し，疫（伝染病）を免れるという炎症・免疫で強調されるようになってきました．

6-11. リンパ球による抗原の特異的認識

刑事事件を解決する上で最も大事なのはどのステップでしたか？　目撃者や監視カメラなどによる監視システムでした．にもかかわらず，リンパ系細胞の解析に関する分子の研究の進展が重要視されました．それなりの理由がありました．1つの遺伝子から1つのポリペプタイドができるというのが化学の常識でした．抗原というのは無数に存在するので，抗体は無数にできないといけないし，実際にできています．しかし，遺伝子の数は無数ではありません．そういう化学の常識を覆す発見が，1976年から1984年にかけてあったからだと，著者は，思います．そのメカニズムは，抗体，B細胞受容体，の1つの遺伝子の中に，チョイスがたくさんあり，抗体を構成するそれぞれの領域をコードする遺伝子にチョイスがあるので，それらの組み合わせを掛け合わせると，1つの遺伝子から，数千通りの抗体分子ができます．このSusumu Tonegawaらによる1976年の免疫グロブリン遺伝子の構造と発現機構の発見は，20世紀最大の発見と称賛され，Susumu Tonegawaは1987年，ノーベル医学生理学賞を単独受賞しました．そして，獲得免疫とか自然免疫の生体防御機構における意味を忘れさせることになったと，著者は，思います．

一方，T細胞受容体も，抗体の可変領域と同様，チョイスがたくさんあってその中から組み合わせによって選ばれます．α鎖とβ鎖は，抗体の重鎖や軽鎖と同じように，基本的にはそれぞれの分子をコードするたくさんのチョイスの組み合わせによってT細胞受容体ができることをMark M. Davisらが明らかにしました．1984年のことです．1800年，Edward Jennerが，ウシの天然痘に罹ったヒトの痘胞の膿を植え付けるという人体実験をしてから，1984年，今から35年ほど前，までは，ほとんどがリンパ球系細胞の解析における発展の歴史だったということになります．そのため（？），ある教科書では，細菌などの病原体の侵入に対して，リンパ球による抗原認識と傷害と題し，多核白血球はぽつんと孤立し，液性免疫や細胞性免疫にはつながっていません．

6-12. マクロファージは非特異的貪食細胞

病原微生物が入ってきたとき，どういう生体反応が起こるのか？　最初，自然免疫が関与しています．多核白血球では，好中球の細菌に対する炎症反応と貪食反応は，すでに何回か述べてきた通り，必須の生体防御反応です．単核貪食細胞には，血中の単球，肝臓のクッパー細胞，腎糸球体のメサンギウム細胞，肺胞マクロファージ，腹腔マクロファージ，脳のミクログリア細胞や脾臓やリンパ節洞内マクロファージなどが知られています．マクロファージは体中に分布しており，物を貪食するらしいが，抗原非特異的だろうと考えられてきました．したがって，自然免疫担当細胞の生理的意味は，1900年初頭にIlya Mechnikovによって発見されたマクロファージや1980年代にRalf Steinmanによって発見されたdendritic cell (DC)[68]によるTリンパ球への抗原提示に移っていきました．すなわち，それぞれが貪食，あるいは，貪飲したものをprocessingし，抗原をヘルパーT細胞に提示して，細胞免疫あるいは液性免疫が活性化されます．ヘルパーT細胞のタイ

プ1や2，Th1やTh2，ですが，ヘルパーT細胞の一部が活性化されると，Tリンパ球が抗原の自己/非自己を識別し，マクロファージ，T細胞やB細胞が活性化されて細胞性免疫や液性免疫が起こるという，そういう図式ができ上がったわけです．

　抗原提示細胞というのは，異物抗原を貪飲/貪食するということで，当初，マクロファージがやっていると考えられてきました．しかし，1973年に，Ralph Steinmanが，特徴的な樹状突起をたくさん出している樹状細胞（DC）を発見しました．発見当初，ものを貪食しないし飲まないというのが，マクロファージとの違いだったと思います．皮膚のランゲルハンス細胞，リンパ節とか胸腺の指状突起細胞，リンパ節の胚中心の胚中心樹状細胞も抗原提示細胞として知られています．また，B細胞自身も，抗原に合う膜型抗体に抗原が結合し，internalizeしてMHCクラス2上にのせて，マクロファージ系抗原提示細胞からすでに抗原提示を受けているヘルパーT細胞にMHC拘束性に抗原提示し，それらが同じ抗原であったとき，そのB細胞をヘルパーT細胞が活性化し，形質細胞に分化させ，形質細胞が特異的抗体を産生します．したがって，B細胞も抗原提示細胞です．また，どういう実験結果からか詳細は不明ですが，T細胞，内皮細胞や線維芽細胞も少しは抗原提示できると何冊かの教科書には記載されています．

　クラス2分子の発現を樹状細胞とマクロファージで比べますと，樹状細胞はマクロファージよりそんなに多くは発現していませんが，抗原提示能は非常に高いと報告されています．そのため，貪食や貪飲の能力は，マクロファージの方が大きいですが，樹状細胞は物を食べることはできないけど，飲むことはできる，と樹状細胞の性質が改訂されました．最近は，未分化な樹状細胞は，盛んに貪食すると，樹状細胞の機能が変わってきています．結局，樹状細胞は，ものを貪食あるいは貪飲し，抗原提示能もマクロファージより高いということで，マクロファージはほとんど何もしていないと，炎症，免疫の舞台の隅へどんどん追いやられていきました．著者が，マクロファージの研究をするために米国留学した頃（1984年）には，マクロファージの居場所がありませんでした．

6-13．自然免疫細胞による炎症・免疫反応

　しかし，一番大事なことは，侵入異物の自己/非自己を識別し，非自己を傷害・排除することです．皆さん憶えておられますか？　炎症では，最初に，血管の透過性が高まり，浸出液が増加します．これはどういうことを意味しているかというと，血中の抗体とかが以前に入ったことのある異物かどうかということで，以前に侵入したことのある異物であれば浸出する血漿中の抗体と補体が対処し，その後，記憶リンパ球が反応します．ところが，初めて侵入した異物だと，常在性細胞からの110番通報に呼応して，白血球が侵入部位に遊走します．その順番は，好中球が最初で，単球が続き，2～3日後にリンパ球が現場に駆けつけます．炎症反応は，異物を認識して傷害しているのでしょうか？　異物を認識しないで傷害しているのでしょうか？　また，2～3日後にリンパ球が駆けつけて，本当に自己と非自己を識別し，非自己（細菌）を傷害しているとは，この時間的経過からするとちょっと考えにくいです．実際には，たとえば細菌が入ってきますと，常在性細胞による監視システムが作動し，侵入異物が非自己であると認識し110番（たとえば，C-X-Cケモカイン）通報します．ケモカインが血管内皮のプロテオグリカンの枝にベタベタ接着し，その

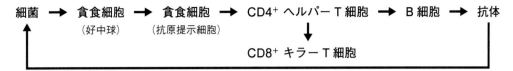

図33　食細胞による食菌と殺菌

濃度が濃い部分（＝異物侵入部）にケモカイン受容体を細胞表面に持つ好中球が急行します．血中から血管内皮の間隙を通って異物が入ってきた現場へ駆けつけます．好中球は細菌を貪食し，細胞内で phagosome となり，lysosome と合体して phagolysosome ができて，膜上の NADPH oxidase で活性酸素を作り，細菌を殺します．活性酸素は細菌特異的ではないので，好中球も死滅し膿になります．細菌が侵入すると，実際に現場で警察官として対応しているのは好中球です．したがって，犯人が逮捕されたわけですが，異物情報を事件簿，犯人の顔写真，DNA 情報や指紋として保存し，再犯を防ぐ必要があります．そのために，樹状細胞やマクロファージが膿〔自己（好中球）＋非自己異物〕を貪食し，非自己抗原をヘルパー T 細胞に抗原提示し，ヘルパー T 細胞から IL-2 などが出てキラー T 細胞を活性化，あるいは IL-4，5，6 などが出て B 細胞を活性化し，同じ細菌が侵入したときに対応します．すなわち，図33 が示すように，細菌が入ってくると貪食細胞（順番：好中球が先でマクロファージが続く）が反応して異物を除去し，貪食細胞が侵入現場を掃除・整理する中で，異物抗原情報を所属リンパ節でヘルパー T リンパ球に提示し，ヘルパー T 細胞がサイトカインを出して B 細胞を活性化して，抗体を作って再度侵入する細菌に備えます．細菌は自己 MHC を発現していないので，CD8$^+$ キラー T 細胞はエフェクター細胞として機能できません．

6-14. ウイルス感染に対する生体防御

侵入異物がウイルスの場合，ウイルスに感染した自己細胞がウイルスのための蛋白質を作るようになると，感染細胞がウイルス抗原を MHC クラス 1 上に提示し，細胞がウイルス感染していることを周囲の免疫担当細胞などに知らせるので，キラー T 細胞がウイルス感染細胞の自己/非自己を識別，傷害，除去する，と考えられています（図34）．

しかし，ウイルスの場合，MHC クラス 1 の上にウイルス由来のペプチドがのっているので，TCR で結合することはできますが，T 細胞は，基本的には自己/非自己を識別できません．なぜなら，MHC 拘束性から自己 MHC の上にウイルス由来のペプチドをのせたリンパ系あるいは一

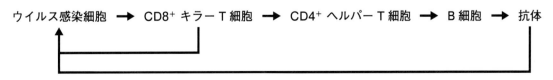

図34　CTL による自己/非自己（ウイルス感染細胞）の識別と二度なし（従来）

部の間質細胞を，自己MHC＋ウイルス由来のペプチドに強い親和性のあるTCRを持つCTL（CD8⁺キラーT細胞）が傷害するからで，そこには，自己/非自己の識別はありません．したがって，非自己MHCを発現する同種異系細胞やウイルスに感染した同種異系細胞を傷害しません．リンパ球以外の細胞が自己/非自己を識別することになります．また，もし，CD8⁺キラーT細胞がウイルス感染細胞を傷害し，マクロファージ系細胞がヘルパーT細胞に抗原提示するとすると，活性化されたヘルパーT細胞はサイトカインを出して，キラーT細胞を活性化するはずですが，すでにキラーT細胞がウイルス感染細胞を傷害，除去していることになります．何か順番がおかしいですね．活性化されたヘルパーT細胞は，B細胞を活性化し，B細胞は抗体を作ります．抗体が再度侵入したウイルスに対応します．B細胞については納得です．キラーT細胞がウイルス感染細胞に対する最初のエフェクターと考えると，細菌とは別経路での生体防御機構を考えなければなりません．

　Jennerがワクチンとして使った牛痘ウイルスの場合，ヒトが牛痘に罹ると，膿ができて（牛痘ウイルス感染細胞は傷害されている），その膿を貪食した樹状細胞が，ヘルパーT細胞に情報提供してサイトカインを出し，キラーT細胞，B細胞を活性化させ，キラーT細胞や抗体を作って，ヒト天然痘を予防します．初回，ワクチンとして毒性の低い牛痘ウイルスを使い，2回目に，ヒトの天然痘に罹ると，天然痘を発症することなく，あるいは，発症しても軽い症状で抑えることができました．これが，Edward Jennerがやった画期的な仕事でした．ウシの天然痘に罹ることで，抗原性の似たヒトの天然痘に対するT細胞やB細胞が活性化され，キラーT細胞や抗体ができ，ヒトの天然痘に感染しても発症しないか軽い症状で済みました．従来の教科書では，ウシの天然痘（牛痘）で起こった反応（一次反応）と誘導された獲得免疫，キラーT細胞の誘導と抗体の産生，によって起こる二次反応（ヒト天然痘に対する反応）がはっきり区別されていないように，著者には，思われます．

　Jennerと同時代，あるいは，以前の人達は，ヒトの天然痘で，ヒトの天然痘を予防しようと試み，失敗しました．なぜなら，一次反応で，多くの人は天然痘に感染し，死亡したり重篤な後遺症を残したり，かえって，天然痘の流行を誘導してしまいました．著者は，以下のメカニズム（図35）の方が，Edward Jennerの素晴らしいワクチン効果をより的確に表現していると思います．すなわち，リンパ球以外の細胞，自然免疫系細胞，が自己/非自己を識別し，牛痘ウイルスに感染した細胞を傷害し，エフェクター細胞自身あるいは樹状細胞などがヘルパーT細胞に抗原提示します．ヘルパーT細胞からIL-2などが出てキラーT細胞を活性化，あるいはIL-4，5，6などが出てB細胞を活性化して抗体が産生されます．ウシの天然痘（牛痘）ウイルス抗原とヒトの天然痘ウイルス抗原に類似性があれば，牛痘で誘導されたCD8⁺キラーT細胞は，新たに別のウイルス，ヒト天然痘ウイルス，に感染した細胞をエフェクター細胞として傷害でき，抗体はウイルスを中和できます．これらは，種痘による天然痘予防機構です．結果，2種類のエフェクター細胞が誘

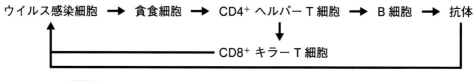

図35 自己/非自己（ウイルス感染細胞）の識別と二度なし（著者）

導されますが，自然免疫系エフェクター細胞は，主としてウイルスが感染した上皮系あるいは大きな間質系細胞を傷害し，キラーT細胞は，主としてウイルスが感染したリンパ系あるいは小さな間質系細胞を傷害し，図35が示すように，前者が後者より先行します．理に適って（reasonable）いると，著者は，思います．

　どういう順番で免疫担当細胞が炎症部位に浸潤するかは，生体防御機構の基本的なルールを理解する上で大変重要です．細菌については明らかに自然免疫が最初に働いているので，ウイルスに関してもこの順番だろうと，著者は，思います．その後，同種異系移植片拒絶がnon-cytotoxic CD4⁺T細胞依存的であること，T細胞受容体は移植片そのものではなくペプチド断片と反応すること，T細胞受容体にはMHC拘束性があること，抗原と接する前に膨大な数のT細胞受容体が準備されていることや，下等動物も同種異系移植片を拒絶できることなどが明らかになりました．どうも自己/非自己を識別し，最初に非自己を傷害しているのは，リンパ球ではなさそうという結果が著者の頭の中では蓄積されてきました．

6-15. マクロファージによる巨大陰性荷電分子やPSの認識

　1990年に，自然免疫系の細胞が自己と非自己の違いを識別している可能性があるという実験結果が報告されました．それは，スカベンジャー受容体といって，巨大陰性荷電分子，大きくて陰性荷電を持っている分子をスカベンジ（掃除）する受容体についての報告です（図36）⁶⁹．細菌由来の異物は，好中球などの多核白血球によって傷害され，白血球の死骸と共に侵入部である間質，血

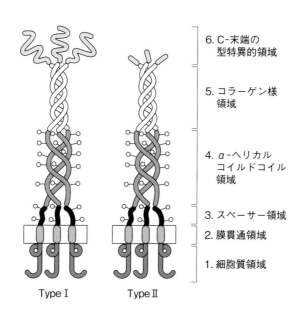

図36 マクロファージによる巨大陰性荷電分子の認識
〔Kodama T., Freeman M., Rohrer L., Zabrecky J., Matsudaira P., and Krieger M. (1990) Nature 343: 531-535〕

管の外,に存在します.スカベンジャー受容体は,掃除機のように巨大陰性荷電分子を特異的に結合し,その(細菌由来の異物を認識する)受容体がマクロファージ上にあるという報告でした.著者は,やっぱり,異物の貪食や貪飲は非特異的(従来の考え方)ではなく,受容体によって特異的に取り込まれている,と確信しました.

　3年後の1993年には,マクロファージによるアポトーシス(細胞死)を起こした細胞の貪食に,フォスファチジルセリン(PS)が関与していると報告されました[70].デキサメサゾンで処理すると胸腺細胞が,IL-2依存性に増殖するCTLL-2細胞からIL-2を培養液から除くと,胸腺細胞やCTLL-2細胞はアポトーシスを起こします.PS,あるいは,フォスファチジン酸(PA),フォスファチジルイノシトール(PI),フォスファチジルコリン(PC),フォスファチジルグリセロール(PG)やフォスファチジルエタノールアミン(PE)などが,皆さんの細胞の膜を作っています.マクロファージ系の細胞が,アポトーシスを起こした細胞を貪食するとき,あるいは,アポトーシスを起こした細胞を認識するとき,PS-リポソームを共存させると,貪食能が阻害されましたが,同濃度のPA,PI,PGやPE-リポソームを共存させても阻害されませんでした(図37).PSは,元々細胞膜の内側にありますが,アポトーシスすると細胞表面に出てきます.それは,その細胞はいずれ死にますよという細胞からのメッセージになるので,細胞の中身が出る前に,マクロファージ系細胞が,アポトーシスを起こした細胞を認識して貪食し,細胞質,器官や核内物質の組織中への拡散を防ぎます.したがって,マクロファージ系細胞が,アポトーシスを起こした細胞が発現するPSを特異的に受容体で認識している可能性を示唆しています.

　1996年には,Hoffmanらが,Tollという,元々はハエのからだの前と後を決定する分子,の変異株を樹立したところ,驚いたことに,そのハエはカビに感染して死んでしまいました[48].1997年,賢い人は世界中にいっぱいおられる.ヒトとハエでの少ない%だが,有意な,受容体の細胞内のホモロジーから,Tollに似た受容体がヒトにもあると報告され,これらをToll-like receptors(TLRs)としてクローニングされました(図7を参照)[50].驚いたことに,2006年までにそれらのノックアウトマウスも樹立され,それらの受容体が種々の病原体の認識に必須であることも明らかになりました[51].TLR1とTLR2あるいはTLR6はグラム陽性菌を,TLR3は2重鎖RNA(これは,ヒトなどがインフルエンザウイルス,ポリオウイルスやロタウイルスなどのRNAウイルスに感染すると,増殖時に2重鎖RNAや単鎖RNAができることがわかっています)を,TLR4とMD-2という蛋白質がグラム陰性菌を,TLR5が鞭毛を持つ菌を,TLR7は単

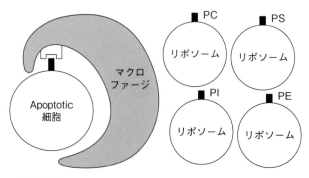

図37　マクロファージによるapoptotic細胞の認識

鎖 RNA を，TLR8 は薬剤を，TLR9 は細菌の DNA と反応し，非自己異物の侵入を感知し，細菌に対しては C-X-C ケモカインで 110 番通報を，ウイルスに関しては type I IFN を分泌して生体防御機構が始まります．皆さんご存知の通り，グラム陽性菌やグラム陰性菌などには，それぞれ非常にたくさんの種類がありますが，生物はそれぞれの共通の構造を受容体によって認識します（pattern recognition receptors）．

　TLR の構造ですが，細胞外の構造は，Cysteine と Leucine に富んだ非常に特徴的な構造です．受容体の細胞外の構造についても，ハエとヒトでホモロジー検索はされたのだと思います．が，クローニングされた TLRs の中にカビを認識する TLRs は見つかっていないので，おそらくなかったのでしょう．しかし，細胞内の構造で，ハエの Toll の細胞内の構造と似たヒトの遺伝子を探され，ヒト，マウスなどで，TLRs が次々とクローニングされました．が，約 10 種類しかないことがわかっています．それぞれの TLR をノックアウトすると，マウスがグラム陽性菌に感染して死ぬとか，グラム陰性菌に感染して死亡しました．したがって，この TLR がないと病原微生物が侵入しても気付けない．いわゆる目撃者がいないので，110 番通報がなく，細菌などの病原体はその場所で増え続け，マウスが死ぬことが明らかになりました．

　細菌が作った異物（巨大陰性荷電分子）を掃除するスカベンジャー受容体がマクロファージ系細胞上にあること，細胞膜の内側にあった PS がアポトーシスを起こした細胞の表面に出てくると，その PS を認識してマクロファージがアポトーシス細胞を貪食すること，TLRs は，いろんな種類のグラム陽性菌や陰性菌，鞭毛を持った細菌，ウイルス RNA や細菌 DNA の共通の構造を認識し，110 番通報をして白血球を局所に浸潤させ，ウイルスの増殖を阻害する IFN が局所に分泌されること，などが明らかになりました．すなわち，自然免疫系細胞の受容体によって自己/非自己が感知・認識されています．TLRs は，昆虫などの下等な動物にも存在し，植物にも類似の分子があることが報告されています．著者が，生物は，それぞれに完成品です，という所以です．

　これらの結果をまとめると，生物は，自然免疫系細胞にある受容体によって，病原微生物（細菌，ウイルスなど）の侵入が認識され，110 番通報され，貪食細胞が異物を傷害，排除します．その後，リンパ系細胞を持つ高等動物では，おそらくそのエフェクター細胞や抗原提示細胞がヘルパー T 細胞に抗原を提示して，初めて獲得免疫が始まります．

7 マクロファージによる同種異系移植片拒絶

7-1. 同種異系細胞の拒絶

　この章は，従来の教科書の内容とまったく違うので，我々の実験結果を示しながら詳しく説明します．1987年，著者の留学からの帰国と（財）大阪バイオサイエンス研究所細胞生物学部門への赴任を機会に，著者らは同種の自己/非自己を見分けているのもマクロファージで，その受容体がマクロファージ上にある可能性を考え，実験を始めました．1900年初頭，Lathropが乳がん細胞をマウスの皮内に移植後，拒絶された実験と，1937年にPeter A. Gorerが被認識分子としてMHCを見つけた実験系を利用することにしました．すなわち，遺伝的に均一な近交系C57BL/6（H-2$D^b K^b$）マウスに同種異系のBALB/c（H-2$D^d K^d$）マウス由来のMeth A線維肉腫細胞（腹水タイプで細胞体が非常に大きい）を腹腔内に移植しました（図38）．浸潤する宿主細胞を経時的に回収できるように腹腔内に移植し，浸潤する宿主細胞と移植片を簡単に分離できるように，非常に大きい，腹水タイプの細胞を移植片として使いました．後でわかったことですが，細胞の種類でエフェクター細胞が異なり，移植部に少なくとも3種類のエフェクター細胞〔移植したBALB/c由来の上皮系細胞を傷害するallograft-induced macrophage-1（AIM-1），C57BL/6由来の腫瘍細胞を傷害するAIM-2とallograft-induced CTL〕が浸潤しました．すなわち，Meth A細胞は，線維肉腫細胞で，CTLに抵抗性の上皮細胞ではありませんが，大きいからか，CTLの細胞表

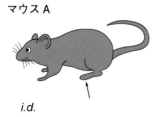
マウス A
i.d.
乳がん細胞（マウスB由来）
（Lathrop et al. 1900）

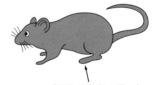
C57BL/6（H-2^b）マウス
i.p. （細胞を回収し易い）
Meth A（H-2^d）細胞（大きい）
（Yoshida et al. 1991）

図38 同種異系移植片拒絶機構の解析
i.d.：皮内注射；*i.p.*：腹腔内注射

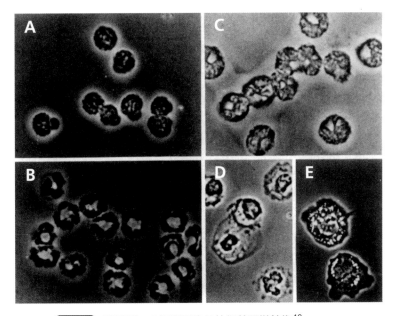

図39 移植部への浸潤細胞の位相差顕微鏡像[19]
A: リンパ球; B: 多核白血球; C: マクロファージ系細胞;
D: 常在性マクロファージ; E: 大顆粒細胞

面に小さな穴を開け，そこから granzyme という核酸分解酵素を注入する CTL の細胞傷害機構に運よく resistant でした．CTL に susceptible な細胞を移植していたら，エフェクター細胞は CTL で，真実は見つからなかったでしょう，本当に運がよかったと思っています．CTL に抵抗性の Meth A 細胞を移植したので，著者の予想通り，エフェクター細胞はマクロファージでした．

　移植前の腹腔内の細胞は 2 種類（リンパ球と常在性マクロファージ），移植後数日から 2 週間は 3 種類（リンパ球，多核白血球とマクロファージ），18 日後は移植前に近い 2 種類（リンパ球と常在性マクロファージ）に戻りました．それぞれの細胞分画をセルソーター（FACS）で分取し，それぞれの分画の Meth A 細胞に対する傷害活性を測定し，それぞれの光学顕微鏡下での位相差像を調べました．その結果，腹腔への浸潤細胞の約半数を占めるマクロファージ系細胞（ウシ血清でコートしたポリスチレン粒子を盛んに貪食した）のみに Meth A 細胞に対する細胞傷害活性が見られ，その位相差像は，特徴的な核を持つ単核細胞で（図39），走査電顕像では，特徴的な長い樹状突起を持ち，腹腔に常在するマクロファージや結核菌で活性化したマクロファージとは明らかに異なりました（図40）．表面抗原として CD3 や Thy-1.2 を持たなかったので，エフェクター細胞は，T 細胞ではなくマクロファージであると結論しました．免疫学に素人でしたが，Proceedings of National Academy of Science, USA（PNAS）の特徴〔National Academy of Science, USA のメンバーの名前が入っていれば（contributed by），reviewer による review はなく，メンバーが communicate すれば（communicated by），reviewer を選べるなど，優遇措置がある〕に助けられ，1991 年，reviewer の厳しいコメントを経て，幸い掲載されました[19].

　しかし，マクロファージが，MHC ハプロタイプ特異的に，同種異系 Meth A 線維肉腫細胞を傷害する実験結果（図41）などを論文に入れると，案の定，1991 年から約 5 年間，続報論文を投稿しても，1996 年に，CD4 や CD8 ノックアウトマウスで，移植片拒絶にキラー T 細胞ではな

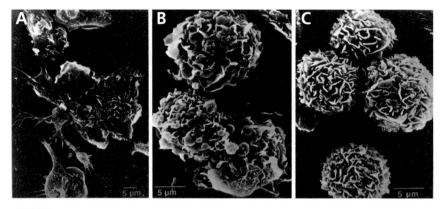

図40 移植部へ浸潤したマクロファージ（A），結核菌で活性化したマクロファージ（B）と常在性マクロファージ（C）の走査電顕像[34]

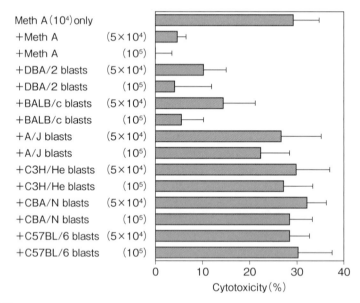

図41 同種同系 Meth A 線維肉腫細胞に対するマクロファージの細胞傷害活性は，$H-2^d$（Meth A, DBA/2 や BALB/c）細胞の共存によって阻害されるが，$H-2^a$（A/J）細胞，$H-2^k$（C3H/He や CBA/N）細胞や $H-2^b$（C57BL/6）細胞が共存しても阻害されない[20]

く，ヘルパーT細胞が必須である，と複数の報告があるまで，まったく相手にされず，ことごとく reject されました．1992年の暮，著者は，東京都文京区にあったサテライトホテル後楽園での第5回マクロファージ研究会で，約1時間，我々の最近の結果を発表する機会を得ました．多くの日本の免疫学を研究する諸先輩から罵声に近い質問を受けたのを今でもはっきり憶えています．

　我々が投稿した論文に対する reviewers からの主たるコメントは，「マクロファージが同種異系抗原を認識するはずはないので，同種異系移植片拒絶ということではなく，マクロファージが腫瘍細胞を傷害したということでしょう．もし，貴方の言うことが本当としても，マクロファージの Fc 受容体に抗体がついて，antibody-dependent cellular cytotoxicity（ADCC）を見てい

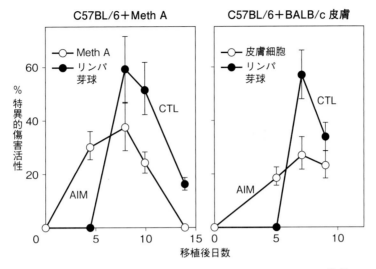

図42　マクロファージの移植部への浸潤が CTL より先行[23, 26]

るのでしょう，何も新しくありません．」ということでした．著者は，正常な同種異系移植片の代表として，他の研究者が使われているリンパ芽球を使ってみました．それらを傷害するエフェクター細胞は，キラー T 細胞（CTL）でした．大阪バイオサイエンス研究所での advisory board meeting で，著者の言ってきたことは初歩的な間違いだったということになりました．

しかし，著者の雇用契約は 10 年でしたので，幸運にも，退職までに 1 年数カ月が残されていました．院生のように実験をして，同種異系移植片（allograft）拒絶機構の研究を継続し，同種異系移植片（Meth A 細胞や BALB/c 皮膚）はマクロファージ（allograft-induced macrophage: AIM）によって，H-2 がドナー型のリンパ芽球はキラー T 細胞（CTL）によって傷害，拒絶され，前者の時間的経過が後者より数日，先行することが明らかになりました（図42）[23]．

異物が同種異系の移植片である場合，常在性細胞に移植片を感知する Toll-like receptors（TLRs）は知られていませんので，おそらく常在性細胞上の未知のレセプターが感知し，遊走因子を分泌し，移植部に細菌侵入時とは異なった組成の白血球（移植後 7 日で，マクロファージ約 55％，多核白血球約 25％，リンパ球約 20％）を遊走しました[19]．移植部に到達した単球由来のマクロファージは，ヘルパー T 細胞からの IFN-γ によって（論文作成中）AIM に活性化（単球化）され，移植片の MHC ハプロタイプに対する特異的な受容体，macrophage MHC receptor（MMR）によって移植片に付着します．が，$H-2D^d$ と $H-2K^d$ に対する MMR の親和性（K_d）が，10^{-9}M（後述）と非常に強いので，AIM が移植片を離れるとき移植片の細胞膜を噛み切る（bite off）ことになり，移植片を傷害（段々小さくなり），拒絶しました（図43）[34]．上皮系細胞は，外界と接する比較的不潔な部位に分布するので，パーフォリン／グランザイムで穴を開けたくらいではびくともせず，細胞膜を周囲から複数の AIM などによって何回も bite off されて初めて傷害されるのでしょう．非常に原始的な傷害機構ですが，下等動物にもある機構とすれば，reasonable です．加えて，神様は，いろんな異物（たとえば細菌）や細胞（たとえば上皮系，間質系，リンパ系細胞）が侵入する可能性を考えられたのか，初期に多核白血球，マクロファージ（たとえば AIM）が続き，リンパ系細胞を傷害する CTL も AIM に数日遅れて移植部に浸潤しました[23]．

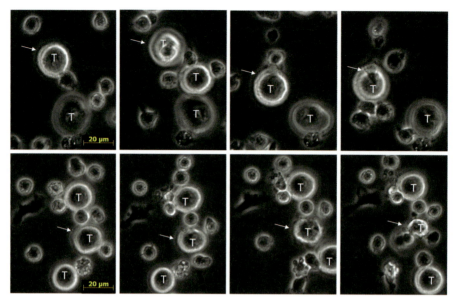

図43 AIM による Meth A 細胞の傷害[34]
矢印：Bite off され死滅する Meth A 細胞

7-2. 同種異系移植片上の MHC クラス 1 分子を認識する受容体

　大阪医科大学に移った後，同種異系移植片を傷害するマクロファージ上の受容体の同定を試み，マクロファージ（AIM-1）に対する 2 種類の特異的抗体（R15 と R12）と移植片上の可溶性 MHC クラス 1 分子（H-2D^d や H-2K^d tetramer）を使ってマクロファージ上の受容体［macrophage MHC receptor（MMR）1 と 2］のクローニングに成功しました[32, 33]．

　MMR1（あるいは MMR2）cDNA は，342（あるいは 677）アミノ酸残基，分子量 45kDa（あるいは 87kDa），をコードする 1182-bp（あるいは 2359-bp）でした．MMR1 は，sequence homology search から，*ATPase class II type 9B* 遺伝子（4463-bp）の exon 2-11，exon 12 の 7-bp と exon 30 の 213-bp からなることがわかり，MMR2 は，既知の核酸，アミノ酸配列（GenBank AK046866），機能未知，と一致しましたが，MMR1 と MMR2 には homology はなく，両者は，BCR や TCR とは homology がありませんでした．

　MMR1（あるいは MMR2）蛋白は，1 つ（あるいは 5 つ）の *N*-linked glycosylation site を含む細胞外領域［216（あるいは 227）アミノ酸］，細胞膜貫通領域［23（あるいは 20）アミノ酸］と 1 つ（あるいは 2 つ）の ITAM（immunoreceptor tyrosine-based activation motif）配列，1 つの cAMP responsive な配列（あるいは 1 つの tyrosine kinase と 3 つの casein kinase リン酸化領域），2 つ（あるいは 4 つ）の protein kinase C によるリン酸化部位を含む細胞内領域［103（あるいは 430）アミノ酸］からなっていました．常在性マクロファージ（day 0），移植部に浸潤する CD4$^+$（day 3.5）あるいは CD8$^+$（day 7）T リンパ球，B リンパ球（day 3.5），Gr-1$^+$ 細胞（day 3.5），Ly-6G$^+$ 多核白血球（day 3.5），F4/80$^+$ マクロファージ（day

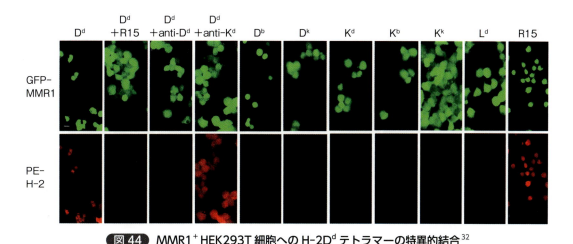

図44　MMR1⁺ HEK293T細胞へのH-2Dᵈテトラマーの特異的結合[32]

3.5）や，thioglycolate（TGC）培地腹腔内投与4日後のTGCマクロファージには，MMRsは発現していませんでした．

　MMR1遺伝子をgreen fluorescent protein（GFP）と共発現させ，MMR1を発現するHEK293T細胞を緑色の蛍光で発色させました．そこに，赤い蛍光物質（phycoerythrin：PE）で標識した種々のH-2分子と結合試験を行ったところ，H-2Dᵈ（同種異系移植片のD領域）分子にのみ特異的に結合し，構造がよく似ているH-2Dᵇ（自己），H-2Dᵏ（第3者），H-2Kᵈ（同種異系移植片のK領域），H-2Kᵇ，H-2Kᵏや，H-2Lᵈ（同種異系移植片のL領域），分子とは結合しませんでした．驚いたことに，H-2Dᵈ分子の解離定数は，1.9×10^{-9} Mで，H-2Lᵈとp2CL合成ペプチドに対するTCRの解離定数（10^{-7} M）[71]より2桁高いことがわかりました．MMR1に対する特異抗体であるR15と抗H-2Dᵈ抗体は，MMR1とH-2Dᵈ分子との結合を完全に阻害し，MMR2に対する特異抗体であるR12抗体と抗H-2Kᵈ抗体はまったく阻害しませんでした（図44）．

　HEK293T細胞にMMR2遺伝子とGFPを共発現させ，PEで標識した種々のH-2分子との結合試験を行ったところ，H-2Kᵈ（同種異系移植片のK領域）分子にのみ特異的に結合し，構造がよく似ているH-2Kᵇ（自己），H-2Kᵏ（第3者），H-2Dᵈ（同種異系移植片のD領域），H-2Dᵇ，H-2Dᵏや，H-2Lᵈ（同種異系移植片のL領域），分子とは結合しませんでした．H-2Kᵈ分子の解離定数は，2.7×10^{-9} Mで，MMR2に対する特異抗体であるR12抗体とH-2Kᵈ抗体は，MMR2とH-2Kᵈ分子との結合を完全に阻害し，MMR1に対する特異抗体であるR15抗体とH-2Dᵈ抗体はまったく阻害しませんでした（図45）．

　以上の結果で重要なことは，同種異系移植片のMHCクラス1に対する受容体の構造と性質を調べるために，processing（調理）されたペプチドではなく，丸ごとのMHCクラス1分子を使って解析していることです．

　TLRsは，昆虫などの下等な動物にも存在し，植物にも類似の分子があることが報告されています．TLRsのリガンドは，病原微生物なので，植物にも類似の分子があって不思議はありません．が，同種異系移植片拒絶は，下等な動物にも存在しますが，植物では，他家受精がむしろ奨励され，自家不和合（自己を認識し，自家受精を阻害している）なので，類似の分子はないだろうと予

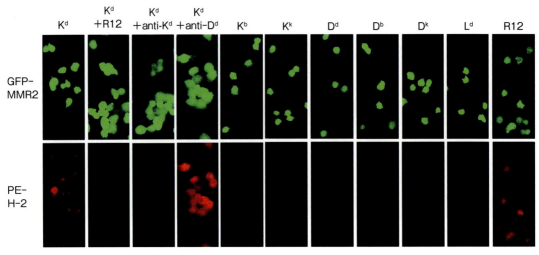

図45 MMR2⁺ HEK293T 細胞への H-2Kᵈ テトラマーの特異的結合[33]

Species	Extracellular (Binding site)	TM	Intracellular	Total
Human	100 (100)	100	100	100
Chimpanzee	85 (98)	100	100	91
Mouse	82 (98)	96	93	87
Cat	81 (98)	96	92	86
Zebrafish	76 (83)	88	77	78
Chicken	79 (96)	96	90	71
Frog	79 (74)	60	37	58
Sea urchin	53 (64)	64	40	55
D. melanogaster	55 (57)	64	40	52
C. elegans	50 (64)	64	24	46

表1 他種での MMR1 のホモログのアミノ酸相同性（%）[42]

Species	Extracellular (Binding site)	TM	Intracellular	Total
Human	100 (100)	100	100	100
Chimpanzee	99.7 (99)	100	99	99
Monkey	97 (95)	100	98	97
Horse	84 (76)	100	95	91
Pig	83 (71)	100	93	89
Cattle	81 (78)	100	92	88
Rat	83 (74)	100	91	88
Mouse	81 (69)	100	83	84
Gallus	71 (67)	100	76	75
Puffer	44 (44)	90	42	58
Zebrafish	44 (45)	90	58	53
D. Melanogaster	26 (33)	60	28	30
C. Elegans	23 (31)	40	21	27

表2 他種での MMR2 のホモログのアミノ酸相同性（%）[42]

想されます．そして，予想通り，MMR1 と MMR2 は，ヒトホモログから線虫（C. elegans）に至るまで，高い相同性を持ち，特に，リガンドの結合部位では，より高い相同性を示しました（表1，表2）[32, 33].

ヒト MMR1 および MMR2 cDNAs は，脳と末梢血（リンパ球や顆粒球ではなく，単球）に発現しており（図46）[37]，それぞれの受容体の全長 cDNA を pEGFPN1 vector に挿入し，HEK293T 細胞に transfect して transfectants を得ました．それらの transfectants と 80 種類の精製ヒト HLA クラス 1 蛋白でコートしたビーズと反応させ，FACS で解析しました．その結果，ヒト MMR1 は HLA-B44 を（図47）[39]，ヒト MMR2 は HLA-A32，HLA-B13 と HLA-B62 を（表3）[41]，特異的に認識し，結合しました．PE 標識された HLA-B44 と HLA-B62 を使って，それぞれの受容体からの解離定数（K_d）を調べたところ，3.0×10^{-9} M（マウス MMR1 の H-2D^d に対する K_d は 1.9×10^{-9} M）[32] と 8.9×10^{-9} M（マウス MMR2 の H-2K^d に対する K_d は 2.7×10^{-9} M）[33] でした．

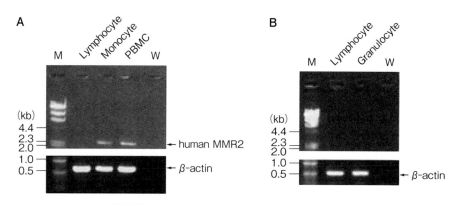

図46　ヒト MMR2 cDNA の単球での発現[37]

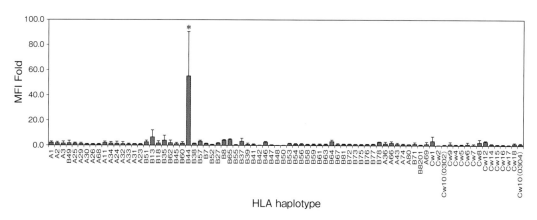

図47　ヒト MMR1 を発現した HEK293T 細胞への HLA-B44 の特異的結合[39]
*$P < 0.01$　（対照：HLA-B13 をコートしたビーズへの MMR1 を transfect した HEK293T 細胞への結合）

Cells	Beads	MFI (mean ± SD)	P
MMR2⁺ EL-4 cells	HLA (−)	50.1 ± 25.7 (n = 4)	
	HLA-A32	690.3 ± 41.6 (n = 3)	0.00029
	HLA-B13	1162.3 ± 360.5 (n = 3)	0.03755
	HLA-B62	703.5 ± 10.0 (n = 4)	0.00011
	HLA-B60	76.0 ± 23.8 (n = 3)	
MMR2⁻ EL-4 cells	HLA (−)	41.8 ± 16.1 (n = 4)	
	HLA-A32	16.3 ± 0.6 (n = 3)	
	HLA-B13	67.9 ± 24.4 (n = 3)	
	HLA-B62	54.2 ± 26.3 (n = 4)	
	HLA-B60	51.7 ± 0.0 (n = 3)	

表3 MMR2を発現しているEL-4リンパ腫細胞へのHLA-A32, B13, B62の結合[41]
MFI: mean fluorescence intensity

7-3. 非自己MHCクラス1 transgenicマウスの樹立

　腫瘍ではない同種異系移植片に対する拒絶機構については，野生型のマウスに，非自己であるH-2D^{d}やH-2K^d，を発現させ，transgenicマウスを樹立しました[38]．面白いことに，H-2D^d transgenicマウスはその受容体〔MMR1（とMMR2）〕を，H-2K^d transgenicマウスはその受容体〔MMR2（とMMR1）〕を，欠損することがわかりました．すなわち，これらの受容体がそれぞれのリガンドに特異的で，これらのtransgenicマウスが生まれるためには，受容体の消失が必要で，それぞれの受容体の発現が密接にリンクしていたので，MMRsが自己/非自己の識別に非常に重要であることを確信しました．

　野生型のマウスに，自己の皮膚を移植すると定着しますが，1種類の同種異系のクラス1（H-2D^{d}やH-2K^d）を発現させた皮膚を移植すると半数が拒絶され，2種類の同種異系MHCクラス1を発現させると4分の3が拒絶されました（図48）[38]．さらに，クラス2もdハプロタイプであるB10D2マウスの皮膚は，移植後11日後くらいから拒絶され始め，2週間以内に全例が拒絶されました．

　一方，C57BL/6マウスに野生型EL-4 T lymphomaを皮内に移植すると，腫瘍径が経時的に増大し，5週間後には20数mmに達しましたが，1種類の同種異系のクラス1（H-2D^{d}やH-2K^d）を発現させたtransgenic

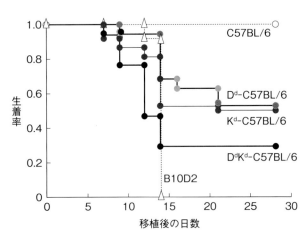

図48 野生型マウスにD^d，K^{d}やD^{d}K^{d}を強制発現したC57BL/6マウス皮膚とB10D2マウス皮膚の拒絶[38]

EL-4細胞では，10数mmに抑えられ，2種類の同種異系MHCクラス1を発現させると，その腫瘍径は数mmにしか達しませんでした．第5章で述べた，"臓器移植で，HLAのミスマッチがあると，その数が多くなるにつれてその生着率が悪くなる"は正しく，自己/非自己の被識別分子は，主要組織適合性抗原であることを再確認しました．

7-4. MMR1，MMR2や両者のノックアウトマウスの樹立

次に，その主要組織適合性抗原（$H-2D^d$や$H-2K^d$）に対する受容体，MMR1やMMR2，の生理的意義を確認するために，MMR1，MMR2や両者のノックアウトマウスを樹立し，野生型マウス，$H-2D^d$ transgenic（D^d-C57BL/6），$H-2K^d$ transgenic（K^d-C57BL/6）や$H-2D^dK^d$ transgenic（D^dK^d-C57BL/6）マウスやB10D2マウスの皮膚をMMR1，MMR2あるいは両者のノックアウトC57BL/6マウスに移植しました．その結果，これらのノックアウトマウスは，自己と非自己を見分けることができず，1種類あるいは2種類の同種異系のD^d-C57BL/6，K^d-C57BL/6やD^dK^d-C57BL/6マウスの皮膚を移植しても定着しました．が，MHCクラス2などの同種異系（B10D2）マウスの皮膚は非自己と認識され，拒絶されました（図49）[40]．

一方，野生型EL-4細胞，$H-2D^d$，$H-2K^d$や$H-2D^dK^d$ transgenic EL-4細胞を野生型C57BL/6マウスあるいはMMR1，MMR2やMMR1,2ノックアウトC57BL/6マウスの腹腔内に移植したところ，野生型マウス，ノックアウトマウス共，transgene数に依存して拒絶されました．移植10日後に腹腔内細胞を回収し，浸潤細胞のD^d，K^d transgened EL-4細胞に対する傷害活性を測定しました．その結果，標的細胞は，MMR非依存的，E/T ratio依存的，TCR$\alpha\beta$依存的に，$CD8^+$細胞によって傷害されることが明らかになりました[40]．

以上の結果から，マクロファージの受容体によって皮膚移植片上のMHCクラス1の自己/非自己が識別されていることが判明し，その標的細胞の性状，上皮系細胞かリンパ球系細胞か，に

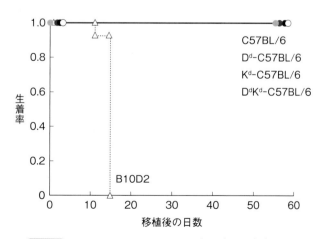

図49 受容体欠損マウスではD^d，K^dやD^dK^dを強制発現したC57BL/6マウス皮膚が生着[40]

よって effector 細胞が異なることが再確認されました．

　最近の教科書に書かれている自然免疫と獲得免疫に関する表を示します（**表4**）．NK 細胞は，名前にもあるように，自然免疫に入れる教科書も多いようですが，IFN-γ を産生し，細胞傷害分子が CTL と同じパーフォリンと granzyme で，MHC クラス 1 を発現していない（missing-self）細胞を認識し，MHC クラス 1 分子を認識する抑制性受容体が発見されたことなどから，獲得免疫に入れる欧米の教科書もあります．著者は，NK 細胞のエフェクター分子がキラー T 細胞と同じこと，抑制性受容体の構造が immunogloblin 様であることやリンパ球でも MHC 拘束性が知られているので，後者を支持します．獲得免疫では，T 細胞や B 細胞が再構成し，マクロファージなどの自然免疫系細胞は，再構成しません．この項では，NK 細胞を獲得免疫に入れると注釈が必要でしょう．認識については，TLRs のリガンドが判明し，TLRs ノックアウトマウスがリガンドである病原体に感染して死亡したので，病原体に特有な共通の分子構造を認識すると書かれるようになりました．しかし，ほとんどの従来の教科書では，獲得免疫は，抗原特異的に認識し，自然免疫は抗原非特異的に認識すると書かれています．

　しかし，マクロファージなどの自然免疫細胞は，細菌由来の巨大陰性荷電分子，細胞が apoptotic になると細胞内から細胞外に移行する PS 分子，や病原体に特有な分子構造を，数種類から 10 種類の受容体によって，分子特異的に認識しています．また，7-2 で述べたように，マクロファージ上の MMR1 や MMR2 は，10^{-9}M オーダーの解離定数で，まるごとの非自己 MHC クラス 1 分子を抗原特異的に認識することができます．ヒト MHC クラス 1 分子の種類は，世界中で，HLA-A が 27 種類，HLA-B が 59 種類，HLA-C が 10 種類の計 96 種類しかなく，リガンドを発現すると受容体の down regulation が見られ，ハプロタイプ間でのリンクと母児間での

	自然免疫	獲得免疫
担当細胞	マクロファージ 樹状細胞 多核白血球	B 細胞 T 細胞 NK 細胞
受容体	再構成しない	再構成する（B および T 細胞）
認識機構	病原体に特有な分子構造の認識	抗原特異的な認識

表4 自然免疫と獲得免疫（従来）

	自然免疫	獲得免疫
担当細胞	マクロファージ 樹状細胞 多核白血球	B 細胞 T 細胞 NK 細胞
受容体 　数 　作成機構	 数〜数 10 種類 再構成しない	 $10^{6\sim7}$ 種類 再構成する（例外：NK 細胞）
抗原と受容体	病原体に特有な分子構造の認識	抗原と強く結合する分子を作る

表5 自然免疫と獲得免疫（著者）

寛容もあり，必要な受容体の数は，多くて数 10 種類と考えられます．さらに言えば，自然免疫細胞上の受容体は分子あるいは抗原特異的ですが，獲得免疫細胞では，抗原と遭遇する前に準備された $10^{6~7}$ 種類の BCR や TCR の中から，抗原提示細胞上の MHC クラス 1 やクラス 2 分子とそこに収まるペプチドに最も fit する受容体が選択され，BCR では，解離定数を hypermutation などによってより小さくしていると，著者は思います．著者らの MMR などの仕事が recognize され，表 5 のように他の教科書でも改訂されることを願っています．

8 獲得免疫

8-1. 獲得免疫の役割

　獲得免疫は，適応免疫とも言われ，B細胞やT細胞という脊椎動物だけが持っている免疫機能ということになります．ここで大事なことは，無限に近い数の抗原に対して抗体を作るB細胞は，よく似た遺伝子群，V領域，D領域とJ領域，の中から1遺伝子ずつを選び，遺伝子を再構成して，天文学的な数字のB細胞受容体，抗体，を作るということです．一応，自然免疫では，確かに再構成は知られていません．むしろ，scavenger receptorsは数種類，Toll-like receptors（TLRs）は10種類，monocyte/macrophage MHC receptors（MMRs）でも数10種類なので，再構成は必要なさそうです．加えて，MMRsの場合，リガンドを発現すると受容体のdown regulationも見られます．したがって，自然免疫では，病原微生物に常に晒されており，侵入物の自己/非自己，特に病原微生物かどうかは，生体防御の最前線ゆえ，死活問題で，マクロファージなど自然免疫細胞は，細菌やウイルスなどの病原体に特有で共通の分子構造や同種異系移植片上のMHCなどに対して，特異的に反応する受容体を持っています．

　一方，リンパ球系細胞は，侵入微生物（非自己）の排除に成功し，再侵入に備えるために，基本的には，非自己情報をBCRやTCRとして記憶します．ただし，非上皮系のウイルス感染細胞や腫瘍細胞に対しては，自然免疫系細胞の浸潤に数日遅れて浸潤し，エフェクター細胞として働くことがあります．抗原情報を正確に記憶するために，リンパ球は，再構成しながら抗原に厳密に対応できるような受容体（BCRやTCR）を作るので，抗原特異的な認識ができると理解されています．このこと自体は大きく間違ってはいませんが，準備された非常に多くの受容体の中から，一番抗原と親和性の高い受容体が選ばれる，というのが正しい表現だと著者は思います．したがって，抗原が自己か非自己かの識別に対しては，本来，Tリンパ球もBリンパ球もそういう機能を必要とされていません．その理由は，リンパ球の役割は，異物情報を抗原提示細胞から得，それを抗原特異的な受容体として記憶することだと，著者は，思うからです．

　ただ，T細胞でMHCの拘束性があり，T細胞は，抗原提示細胞，マクロファージ系細胞やB細胞，が自己であるときに限り，抗原提示を受け，ある種のウイルス感染細胞を傷害します．そのメカニズムは，どの教科書にも書かれていませんが，著者は，おそらく，植物で見られる"自家不和合性（self-incompatibility：同一または類似の遺伝子型を持つ個体の柱頭に花粉が到達しても，

8 ▶ 獲得免疫

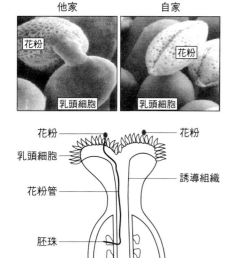

図50 植物における自他識別反応
（自家不和合性）

花粉の発芽・花粉管の伸長・胚珠の受精・受精胚の生育のいずれかの段階が停止し，結果として種子が形成されません）"（図50）様メカニズムが関係しているのではと予想しています．最初の記述は，Charles R. Darwin（1809-1882）が1859年に書いた有名な本，「Origin of Species（種の起源）」とそれを実験的に証明した1876年の「The Effects of Cross and Self Fertilisation in the Vegetable Kingdom」にあり，自家不和合性とS（Sterility：不稔性）-locus glycoprotein（S-locus glycoproteinのアンチセンス遺伝子を導入した形質転換植物では自家不和合がなくなっている）の発見，S-locus glycoproteinの構造解明には，多くの日本人が関与しています[72-74]．

8-2. Edward Jenner の功績

　自然免疫や獲得免疫の解釈ができ上がるまでに，非常に重要な仕事をした人は，Edward Jenner（1749-1823）です．1800年前後に活躍した人ですから，KochとかPasteurより約100年前の人ですので，病原体の実体が不明な時代です．そんなときに，ウシの天然痘である牛痘に罹ったヒトの膿をヒトに植え付けて（種痘），ヒトへの天然痘の流行を予防しました．予防です．これを治療と誤解しないようにしてください．

　18世紀末，ヨーロッパでは1年間に数10万人が天然痘で亡くなっていました．人類にとって天然痘は脅威でした．感染後2週間でめまい，強烈な頭痛と高熱が出て，3日以内に亡くなってしまう患者もいる恐ろしい感染症です．それを過ぎても4週間以内に脳炎，角膜炎を発症し，治癒してもあばた顔になり，できたあばたは一生消えません．しかし，Jennerが住んでいる，ロンドン郊外の乳搾りの女性達はあばた顔にならないで，非常にきれいな顔をしていました．Jennerは不思議だと思っていたようです．天然痘は，紀元前からあって，古い記録としては，エジプトの王様（ラムセス5世，紀元前1157年没）のミイラに，あばたの痕が多数みられます．

　Jennerの父親は，牧師さんで，Jennerは6人兄姉の末っ子でした．Catherineという人と結婚し，3人の子供を授かりましたが，長男と長女は早くに亡くなっています．Jennerが，自分の子供に種痘をしたという話もありますが，子供ではなく，近所に住んでいた教会の職員の息子，James Phipps，だと言われています．Jennerは，5歳のときに両親を亡くし，12歳で学校生活を終えています．Jennerは，学校時代，動植物の観察や化石に夢中になり，青年時代，フルート演奏を楽しみ，詩を愛し，たくさんの友人がいたようです．

12歳になって，医師になると決意し，ラドロウ医師のところに弟子入りしました．ここで種痘研究のきっかけを得ました．牛の乳搾りをやっている女の人は非常に綺麗な顔をしており，ラドロウ先生の診察を受けているときに，「私は，前に牛痘に罹ったので，天然痘には罹りません．」と言うのを聞きました．この地方は，Jennerが生まれ育った，ロンドンから北西へ数10キロ離れた港町（ブリストル）で，Jennerは，"乳搾りをする女の人は，ウシの天然痘に罹ってヒトの天然痘を予防している"という仮説を立てました．その後，21歳でJohn Hunterという外科医のところに弟子入りして住み込み，Hunter先生が研究に心得があったようで，Jennerに，Don't think, but try. とかBe patient, be accurate. と助言をしたようです．1773年，Jennerは，24歳で，Berkeleyで医院を開業しました．Hunterさんといろんなところで会うと，Hunterさんが，But why think, why not try the experiment. とコメントしたようです．

　当時，天然痘対策をどんな風にしていたのか．天然痘に一度罹ると二度罹ることはないという，"二度なし"，という終生免疫が知られていました．軽く天然痘に罹ると天然痘を予防できるかもしれないということで，550年に，Jennerが1800年前後ですから，そのさらに1200年近く前に，インドで，天然痘の膿を少量接種し，予防を試みたようです．中国では，痘胞の膿を乾燥させた粉を吸引させたりしましたが，それらを試みた人達は天然痘に罹るわけで，その中から重症者が出て，罹った人から天然痘が流行してしまうということで，被験者が亡くなったり，天然痘をかえって流行させたりしました．また，1774年，Jennerが種痘法を発表した1799年より25年ほど前に，農夫であるBenjamin Jestyが，自分の妻と2人の息子に牛痘の膿を植えたという報告があるそうですが，その後，天然痘を植えたかどうかは不明です．医学的な実験ではなく，最初に牛痘の種痘を試した勇気ある人ですが，Kochの3原則を実験的に確かめてはいません．

　Kochの3原則については，以前に触れたと思います．ある病気のときに，その病巣から病原体が見つかること，そして，その病原体を試験管内で増やせる（したがって，当時の病原体は光学顕微鏡で観える細菌など）こと，増やした病原体を健康な人に投与すると同じ病態が起こること，それらがKochの3原則です．さらに，その患者さんの病巣から，同じ病原体が見つかると，Kochの4原則になります．現代の医学における診断にも，そういう医学的な実験や検査による証明が必要です．

　Jennerの調査は，非常に綿密で，1780年ごろから，甥のHenry Jennerと共にまず，牛痘に罹った人は天然痘に罹ったことがないこと，また，天然痘に罹った人は牛痘に罹ったことがないことを確認しました．次に，牛痘の痘胞の膿をヒトに植え，牛痘に罹ったけれども，それが治ったヒト19人に，天然痘患者の痘胞を皮膚に擦り込みましたが，天然痘を発症しないことがわかりました．牛痘はウシからヒトへ伝染し，ヒトの天然痘の発症を阻害するか，発症しても軽症で済むことを確認しました．それから16年後の1796年5月14日（その後，種痘記念日となっています），若い乳搾りの女の人（Sarah Nelmesさん）に牛痘の痘胞ができたので，その痘胞の膿をJames Phippsという8歳くらいの少年の腕に植えましたが，2週間ほどで治癒しました．少年にできた牛痘の膿をヒトからヒトへ5代も受け継ぎ，ヒトからヒトへ感染することを証明しました．全員が治った後，1796年7月1日と数カ月後の2回にわたって天然痘患者からの膿を植えましたが，天然痘を発症しませんでした．ウシの天然痘ですからそれがヒトに罹るというのは，当時の人は予想しませんでしたが，Jennerは，ウシの天然痘はヒトに感染するし，ヒトからヒトに感染するということを証明しました．したがって，牛痘が，ウシからヒト，ヒトからヒトに感染して，

その後，天然痘のウイルスを植え付けましたが，天然痘を発症しませんでした．ただ，当時，病原体そのものはわかっていませんので，病原体そのものを増やすということはできていません．そして，もう1つ大事なことは，牛痘に罹った人はみんな天然痘に罹ったことがない人でした．どういうことを意味しているかというと，ウシの天然痘とヒトの天然痘は病原体として似ていることを意味します．したがって，積極的に病原体を含むであろう痘胞を使えば，自然に罹ったときと同じように天然痘に対する抵抗力を誘導できるということを医学的に検証しています．農夫であるBenjamin Jestyが，自分の奥さんと息子2人に牛痘の痘胞を植えた実験とは質と量が違うので，種痘は，Edward Jennerの発見と言ってよいと思います．

　Edward Jennerは，1788年に，カッコウの産卵に関する論文を王立協会に提出し，それが非常に面白いということで，1789年に王立協会の会員になっています．日本で言うと，日本学士院の会員ということでしょうか．したがって，王立協会の会員になって9年後の1798年に，20年以上におよぶ観察と実験結果の出版を王立協会に依頼しました．普通なら，王立協会の会員ですから出版するでしょうが，論文は受け付けられませんでした．その論文は，75ページにわたる論文でした．普通，我々の論文というのは5ページくらいで，文字の大きさとか体裁がだいぶ違いますが，75ページというのは大変膨大な論文です．論文の名前は"An inquiry into the causes and effects of the variolae vaccinae, a disease discovered in some of the western countries of England, particularly Gloucestershire, and known by the name of the cow pox"です．王立協会の会員になるのは難しく，イギリスの科学者にとっては非常に名誉なことですが，ウシの病気とヒトの病気が関連しているとJennerは言ったので，それが当時の人々には受け入れられなかったのでしょう．種痘をすると牛になると，Jennerを嘲笑い，それが絵（戯画）にもなっており，Jennerは変人扱いされました．別のウイルス疾患での痘胞の膿を植えても予防効果がなかったと批判もされたようです．他のウイルスを感染させることもあるので現在ではそう簡単にはできないことですが，病原体の実体がわからない時代に，よく種痘を試みたと，著者は，思います．

　牛痘は約2週間で治ります．治った後は天然痘にすべて罹らない，あるいは，軽症で済むので，天然痘を植えるよりもはるかに安全で大変有効でした．Jennerは，近くの貧しい人に無料で種痘をしたので，Jennerが住んでいた地域では，天然痘の発症がほとんどなかったそうです．1802年，イギリス議会は，Edward Jennerの功績を認め，今でいう1億数千万円のお金を褒賞として贈ったそうです．1804年，Edward Jennerが，戦争状態にあったフランスのナポレオンから勲章を受けると，Jennerの仕事が世界的にも評価されるようになりました．1801年に自費出版した論文の最後で，種痘が広まったらやがて世界から天然痘が根絶されるであろうと予言しました．実際，予言通り，1980年の5月8日，スイスに本部を置くWHO（世界保健機構）が，人類が協力して天然痘を世界からなくすことに成功したと，「世界天然痘根絶宣言」しました．

　Jennerは，牛痘の痘胞の膿を乾燥させると約3カ月にわたってその効力を保つことができることも見出し，種痘の材料を天然痘に苦しんでいる諸外国にも乾燥した膿を送ったということです．1785年に36歳のときに教会のそばに家を買い，1823年に亡くなるまで，その家の庭の片隅に小さな藁ぶきの小屋（種痘の聖堂）で，貧しい近所の人々に無料で種痘をし，天然痘の流行を防ぎました．Jennerは，最初の実験に協力してくれたJames Phipps少年に，彼が大人になったとき家を贈っているそうです．世界中で種痘をすることによって（？），18世紀末と19世紀初めで，

平均寿命が10年延びたそうです．すごいことです．

1887年，Pasteurが，Jennerに倣って（？）狂犬病予防接種を発明しました．Jennerが，牛痘に感染した牝牛（vacca，ワッカ）の痘胞を利用したので，Jennerの発明に敬意を表し，Pasteurが予防接種をvaccine（ワクチン）と命名しました．20世紀に入って，いろんなウイルスや細菌に対するワクチンが開発され，感染症で亡くなる人の数は飛躍的に減少しました．

8-3．ワクチンの必要条件

Edward Jennerの功績を，炎症・免疫や刑事事件の図に当てはめたのが図32（6-6参照）です．異物が入ってきて，目撃者や監視システムが反応して110番通報し，警官が現場に駆けつけ，捜査本部が設置され，上手くいけば犯人が逮捕され，犯人の指紋，DNA情報，顔写真や事件簿が作られます．Edward Jennerは，牛痘患者の痘胞をヒトに植えました．植えるとそれを常在性細胞が感知してC-X-Cケモカインが血中に分泌され，白血球が血管から侵入部へ遊走して，異物が傷害され，その異物情報が記憶されます．ここで何が大事かというと，ウシの天然痘を植えたということです．ヒトの天然痘を植えた場合は，発症し死に至ることがあり，異物を排除できず，異物情報を記憶できません（ワクチン効果がない）．ウシの天然痘なら，弱毒性なので必ず治り，異物を排除できます．異物が除去されれば，異物抗原がリンパ系細胞に提示され異物情報を抗体として，あるいは，キラーT細胞として記憶できます．大切なことは，弱毒性であるウシの天然痘だから予防接種として機能し，強毒性であるヒトの天然痘では，宿主が死亡するか，天然痘が流行するので，ワクチンとして機能しないことをしっかり理解してください．異物が除去されないと，ワクチン効果はなく，予防できません．したがって，ワクチンには，病原体の抗原性をなくさないように，弱毒化，あるいは，病原性を不活化して使っています．ヒトが生き残らなければワクチンとして使えません．

8-4．抗体の蛋白構造

1800年初頭のEdward Jennerのワクチン効果と，1890年のEmil von BehringとShibasaburo Kitasatoのジフテリアおよび破傷風抗毒素の発見により，どうも，液性成分によってワクチン効果が発揮されると予想され，毒素を中和する"抗体 antibody"が免疫されている動物の血清中に存在することが確認されました．抗体蛋白の不均一性は，抗体の分子構造と機能の解明の大きな障害になりましたが，骨髄腫の患者では，単クローン抗体の重鎖や軽鎖（Bence Jones蛋白など）だけ増えるので，均一な蛋白質が研究材料として利用され，Porter（1958年）やEdelman（1959年）らによって抗体蛋白の基本構造が明らかにされました[52, 53]．

8-5. 抗体遺伝子の構造

その後，ヒト免疫グロブリン（抗体）軽鎖は λ 鎖と κ 鎖からなり，重鎖は，Variable（V）領域が 65 種類あって，そこから 1 種類，Diversion を示す D 領域は 27 種類あって，そこから 1 種類選びます．そして，Junction の J 領域が 6 種類，Constant（C）領域が 1 種類あります．まず，D と J のところで組換え，次に，DJ のところに V から 1 種類選ばれて重鎖が再構成されます．したがって，65 × 27 × 6 = 10530 通りの免疫グロブリン（抗体）重鎖の構造ができます．軽鎖も同様ですが，J 領域はありますが，D 領域がないので，V と J 領域からそれぞれ 1 種類が選ばれます．軽鎖は，λ 鎖か κ 鎖（λ 鎖：30 × 4 = 120 通り；κ 鎖：40 × 5 × 1 = 200 通り）なので，可能性は足し算で 320 通りあり，可能な抗体の構造は，10530 × 320 = 3369600 通りとなり，遺伝子の組換えという，とんでもないメカニズムで無数の抗原に対して，無数の抗体ができる可能性があります．1976 年に，スイス・バーゼルの Susumu Tonegawa が明らかにしたメカニズムです．その後，BCR では，抗原に対する抗体の親和性を高めるために，抗体可変領域遺伝子の体細胞突然変異（somatic hypermutation）が起こることが知られています．しかし，このステップは，B 細胞が抗原と遭遇した後，抗原に対する親和性をより高めるために起こるのだろうと著者は予想しています．

なぜ，再構成という，まったく新しいメカニズムが見つかったのでしょうか？ ある白血病（多発性骨髄腫など）患者では，特定の単クローン抗体を作る B 細胞が腫瘍的に増殖しており，その細胞では遺伝子の再構成が終了しており，1 種類の抗体を作るようになります．一方，遺伝子の再構成が終わっていない細胞の代表として，今後いろんな細胞に分化する生殖細胞では，白血病患者さんで増えている抗体遺伝子の広義の V 領域はたとえば重鎖では 10530 分の 1 です．したがって，白血病患者さんで増えている抗体遺伝子の V 領域の 5′ 端と C 領域の 3′ 端を特異的に切る制限酵素でそれらの DNA を切断して，V 領域と C 領域断片のサイズを比較すると，健常人と白血病患者さんで明らかに違った（白血病患者さんでは同じサイズ，生殖細胞ではおのおの全然違うサイズだった）ということからヒントを得られたようです．運よく，直前に，種々の制限酵素が発見され，遺伝子の構造，サイズや塩基配列，を解析できるようになりました．

普通の蛋白質ができるときとの違いは，Germline DNA から DJ がまず再構成し，重鎖は，27 種類の D 領域の中から 1/27，J 領域は 1/6 が選ばれ，できあがった DJ に対して，今度は V 領域の 1/65 と DJ の間で組換えが起こります．65 種類のうちの 1 種類を選んで VDJ ができて一つの重鎖ができあがります．

定常領域ですが，ここでは，抗体の種類，IgM を作るのか，IgG を作るのか，IgA を作るのか，IgE を作るのか？ どの種類の抗体が必要なのかによって，Ig のクラススイッチが起こりますが，ここでも組換えが起こります．1999 年，このクラススイッチに必須のリンパ球特異的な因子，activation induced cytidine deaminase（AID）が Tasuku Honjo らによって発見され[75]，AID が欠損するとクラススイッチに加えて，抗体可変領域遺伝子の体細胞突然変異（somatic hypermutation）までもがまったく起こらなくなることが明らかになりました[76]．

普通の蛋白質では，遺伝子の組換えはありませんので，1 つの遺伝子から 1 つのポリペプチド

ができます．これが，皆さんが生化学で習われた One gene one polypeptide で，免疫グロブリンを作る遺伝子には，たくさんのチョイスがあって，その中から1つが選ばれます．組換えが起こって軽鎖ではD領域がないのでVJ組換えが直接起こります．この3つのステップ（可変領域の重鎖と軽鎖での組換えと定常領域のクラススイッチでの組換え）は免疫グロブリン遺伝子のでき方として非常に特徴的だということを覚えておいてください．刑事事件で考えると，可変領域での組換えは，鼻の形はどうか，目の形はどうか，などでしょう．モンタージュ写真を作るのと同じで，何億通りかの中から犯人像を作ります．また，定常領域での組換えは，抗体の用途を決める組換えなので，刑事事件で考えると，年齢，服装，身長，体重，骨格などの犯人につながる顔写真以外の情報ということになるでしょうか？

8-6. B細胞による抗体の産生

　骨髄には幹細胞があり，骨髄系幹細胞とリンパ系幹細胞に分かれます．リンパ系幹細胞からB細胞とT細胞に分化します．骨髄系幹細胞は，赤血球，血小板や多核白血球に分化します．リンパ系幹細胞からB細胞に分化しますと，プレB細胞の状態で，細胞質にμ鎖，μというのはIgMの重鎖ができます．IgMが細胞表面に出るのは，未熟B細胞の段階です．成熟B細胞になると，IgDも細胞表面に出ますので，IgMとIgDを発現しています．したがって，337万種類の抗原に反応しうる成熟B細胞ができあがった後，抗原と初めて出会います．抗原に最も親和性の高い膜型IgMを発現しているB細胞が，活性化，増殖，形質細胞に分化し，形質細胞は，抗原に対する特異的抗体を作ります．

　抗原が侵入したとき，抗原に合う抗体を表面に出しているB細胞がすべて活性化されるかというとそうではなく，そこにはしっかりとした安全弁がかかっています．どういう安全弁かというと，自然免疫で微生物の抗原が入ってくると食細胞が貪食・貪飲します．食細胞は，それを料理（processing）し，その抗原情報をヘルパーT（Th2）細胞に提示します．そのT細胞は，どういう異物かを受容体（TCR）で記憶します．一方，抗原に高い親和性を持つIgM抗体を表面に出しているB細胞が，抗原抗体複合体として中に取り込み（どれくらいの解離定数，K_d, であれば抗原抗体複合体として internalize されるのかわかりませんが，ある解離定数に近いIgMは相当数あるはずです），取り込んだ抗原を processing し，MHCクラス2の上にのせて，先のTh2細胞に提示します．ここで，非常に重要な問題は，Th2細胞がマクロファージ系細胞と同じ抗原を提示するB細胞を活性化するには，それらのMHCが同じ（自己）である必要があります．ここでも，MHCの拘束性が活きています．食細胞から抗原提示を受けたT細胞は，同じ抗原を提示しているB細胞にIL-4, IL-5やIL-6を分泌し，活性化増殖させ，形質細胞に分化させます．このように，Th2細胞はB細胞が暴走しない（食細胞が提示する抗原と同じ抗原に抗体を作る）ように制御しています．

　異物の侵入が，常在性細胞によって感知され，110番通報されて警察官が現場に行き，上手くいけば犯人を逮捕できます．ここまで行かないと異物情報は伝わらないということです．その後，異物情報が，B細胞あるいはT細胞にB cell receptor（BCR，抗体）やT cell receptor（TCR）

を持った記憶B細胞やT細胞として残り，再犯があれば，初犯より，より早く，より正確にその犯人を逮捕できます．したがって，免疫・炎症では，異物（牛痘）が弱毒性で，ヒトの天然痘と抗原性が似ていたので，治り，異物情報が記憶されて，抗体あるいはキラーT細胞ができました．ウシの天然痘に罹って治ると，ヒトの天然痘に罹っても，すぐに抗体やキラーT細胞が反応するので，発症しないか，発症しても軽症で終わることができました．

　自然免疫を担当する細胞には，単球，マクロファージ，樹状細胞，肥満細胞や多核白血球が入ります．適応免疫にはT細胞やB細胞と，分泌するサイトカイン，傷害分子や自己を認識する性質などから，NK細胞が入ります．T細胞やB細胞は，無数に近い受容体を準備しておき，異物情報に合う受容体を持つT細胞が，マクロファージ系抗原提示細胞と同じ抗原をMHCクラス2上にのせたB細胞を活性化，増殖し，形質細胞に分化させ，形質細胞が特異的な抗体を産生します．したがって，提示された抗原とfitする受容体を持つT細胞やB細胞が選択されるので，T細胞やB細胞には，自己/非自己の識別という機能はないように，著者は，思います．

　自然免疫の場合は，再構成はしませんが，病原体（細菌，マイコプラズマ，鞭毛など）に共通の蛋白質，あるいはウイルスや細菌のRNAやDNAを認識できるToll-like receptors（TLRs）で病原体を感知し，サイトカインで110番通報して炎症細胞を血管外へ誘導します．したがって，自然免疫に関与する，常在性マクロファージが病原体を感知し，好中球が最初に病原体の侵入現場に行きます．感染症（事件）が治る（解決する）と，まず535万通りのTCRを発現するT細胞（4-4参照）のうち，抗原提示細胞のMHCクラス2＋異物抗原にfitするTCRを発現するT細胞に抗原情報が提示され，次にB細胞が前もって作った，337万通りのB細胞の中で抗原にfitするものが反応して，膜型抗体＋抗原をinternalizeし，processingし，その抗原をMHCクラス2の上にのせてT細胞に提示します．T細胞は提示されると，それが貪食細胞から教わったものと同じであれば，このB細胞を活性化，増殖させ，形質細胞に分化させ，形質細胞が抗体を作ります．ウイルスの場合は，おそらく，ウイルス感染によって死滅した自己細胞をマクロファージが貪食し，ウイルス抗原情報がTh1細胞に抗原提示され，感染細胞が，リンパ系あるいは小さい間質系細胞であればCTLが，大きな間質系細胞や上皮系細胞であればマクロファージが活性化され，ウイルス感染細胞を傷害します．

9 腸管での免疫応答

9-1．腸管の組織と機能

　我々のからだの仕組みで，口から肛門まではからだの中にありますが，汚いという意味で外です．口から食べたものを消化して，内側に栄養を取り入れます．どうやって汚い外にある栄養分を内側に入れるのか．外側は汚い，ということは，そこには微生物がいるので，微生物に栄養を取られないように内側にどうやって移動するかが問題です．栄養分が吸収されると，循環器で組織に運ばれます．この組織は何でしょう．組織で仕事をして，それを排泄物として，酸素が炭酸ガスになり，栄養分や食物残渣が尿や便になって外へ出ます．消化器，循環器，呼吸器や泌尿器は，食物を消化するため，栄養分を運ぶため，あるいは，栄養分（酸素）を取り入れ，組織で代謝された代謝産物を外へ排出するためのものです．これらの組織や器官が著者のいう組織ではありません．この組織の一つは脳で考え，不随意運動や随意運動を制御し，脳の制御下に筋肉で仕事をしているわけです．脳と筋肉での仕事のために，我々は，日々，口から食べ物を食べて，仕事をして，代謝産物を排泄しています．

　腸管にいる微生物（腸内細菌）に取られないように栄養分を吸収しないといけません．それをどのようにするかというと，食べ物を口の中で咀嚼し，粥状にします．しかし，まだ大きな塊で，脂質もあれば，蛋白質や炭水化物もある．物の大きさや分子の大きさとしても大きいので，大きな塊を徐々に小さくしていきます．微生物は，細胞と同じですから，炭素源や窒素源として，単糖類（ブドウ糖など），アミノ酸や脂肪酸，が生存や増殖に必要です．この大きな塊を胃液や膵液中の消化酵素で小さく（長い脂肪酸やペプチドに）していきます（中間消化）が，数個の単糖やアミノ酸からなる oligomer，2糖類やアミノ酸の dimer を微生物は monomer にできないので栄養素として使えません．我々は，消化管の微絨毛という特殊な構造を持っており，微生物は，大きくて微絨毛間に入っていけません．したがって，oligomer や dimer を微絨毛間に取り込み，ここで刷子縁膜消化（終末消化）をし，アミノ酸とかブドウ糖とか脂肪酸まで消化します．刷子縁膜には，ここで消化しながら，近隣にアミノ酸などを中へ取り込むチャネルがあるので，栄養分が消化管上皮の中に取り込まれます．その後，炭水化物とアミノ酸は水に溶け易いので，直接，血管に入り，脂肪の場合は，直接血管中に入ると塞栓などを起こすので，エマルジョン，油と水が上手く混ざった状態，を消化酵素で混合ミセルとし，微絨毛間に入り，油なので刷子縁膜を通過し，消化管上皮の中

で脂質に戻し，蛋白質をまぶして，リポ蛋白にして，間質からリンパ管に入ります．

9-2. 腸内細菌

　口から肛門までは汚く，微生物がいると書きました．口腔内の細菌数は 10^9 CFU/cc です．CFU というのは colony forming unit で，細菌が colony を作って増えていくときの単位ですから，1 cc あたりの細菌の量を示しています．胃の中には $10 \sim 10^3$ CFU/cc，胃酸という強酸がありますが，胃の中でも常在細菌がいるということです．十二指腸でも胃酸の影響で $10 \sim 10^3$ CFU/cc ですが，空腸・回腸では $10^4 \sim 10^7$ CFU/cc，大腸の中には $10^{11} \sim 10^{12}$ CFU/cc います．大腸で行われるのは栄養分の吸収というよりは水分の吸収ですから，空腸・回腸で栄養分を吸収します．場所によって違いますが，口から肛門まで大量の常在細菌がいるということです．腸内の常在細菌の総数は 10^{14} CFU です．したがって，人体を構成する細胞数が約 4×10^{13} 個ですから，我々のからだを作っている細胞数よりも多い常在細菌がいることになります．

　腸内細菌は何をしているのか？　常在細菌のテリトリーといいますか，病原微生物が生育できないようにしてくれています．これが一番有益な働きです．たとえば，高齢者では致死性となる可能性があり，再発性がある *Clostridium* (*C.*) *difficile* 感染症は，病院で起こる下痢の主たる原因ですが，患者さんに強力な抗生剤（バンコマイシン）を投与，あるいは，腸洗浄に合わせてバンコマイシンを投与しても，再発なく治癒する人は 4 人に 1 人くらいしかいません．しかし，腸内細菌叢を含む健常人の便の一部で 8 割の患者さんが，健常人の腸内の便すべてを患者さんの腸

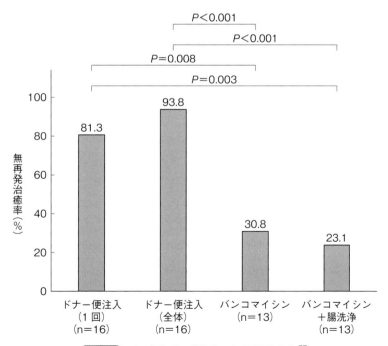

図 51　*C. difficile* 感染症の無再発治癒率[77]

内に注入すると，C. difficile 感染症による患者さんの下痢のほとんどが再発なく治癒します（図51)[77].

　腸内細菌の不利益な働きとしては，常に感染状態にあるわけですから，消化管上皮を炎症刺激していることになります．また，我々は，常在細菌は必要悪として免疫学的には寛容にもなっているわけで，寛容になっているとどういうことが起こるかというと，腸内細菌と類似の抗原を持つ非自己に対する認知が曖昧になり，炎症反応と寛容が繰り返されて，腸内細菌と類似の自己抗原に対して自己免疫性の疾患が起こり易いと言われています．

9-3．腸の構造

　腸管の管腔側は，食べ物が腸内微生物と共に頻繁に通り，微絨毛間は狭く，原則，微生物は侵入できませんが，間違って細菌が入って来ると困るので，陰窩の底辺にいるパネート細胞が殺菌性の蛋白質を分泌しています．管腔内を食物が通過するので，絨毛上皮の先端が一番機械的傷害を受け易い．上皮が傷害を受けると，パネート細胞の近くに幹細胞がおり，幹細胞が盛んに吸収上皮細胞に分裂し，分裂しながら下（漿膜側）から上（管腔側）へあがっていって，傷害された絨毛上皮を置き換えていきます．したがって，骨髄細胞，皮膚の毛細胞と同様に，口から肛門までの消化管の吸収上皮の一部は，常に分裂しています．食物が腸内細菌と共に頻繁に通るので，消化管の上皮は，常にダメージを受けていますが，常に一部の細胞が分裂し置き換わっています．熱いものを食べると口腔粘膜細胞が剥がれることがありますが，それも新しい粘膜細胞と置き換わっています．

　腸の内壁を覆う絨毛上皮が基本構造ですが，絨毛には，微絨毛，microvilli，があって，ここで膜消化をして栄養分をからだの中へ取り入れます．腸管上皮には，所々に窪みがあり，M細胞がいて，その外側（漿膜側）にリンパ節様構造（パイエル板）があります．M細胞が，内腔へ顔を出して何をしているかということですが，内腔にどういう微生物や食物抗原があるか，その抗原をリンパ節中へ取り込み，パイエル板にはDC，リンパ球やマクロファージ系の細胞がいるので，抗原の変化をモニターしています．したがって，腸管内腔の微生物や食物抗原は，M細胞によって捕捉され，細胞の反対側（漿膜側）に輸送されます．複数の従来の教科書では，"その後，抗原はマクロファージや樹状細胞によって分解され，パイエル板や腸間膜リンパ節のナイーブT細胞に提示され，成熟（腸管への遊走指向性を賦与）し，パイエル板から移出します．その後，所属リンパ節で分化型に変わり，胸管，血管を経て元の腸管粘膜固有層に戻り，特異的な免疫グロブリン（sIgA）を作ります．IgAは2量体になると，ポリIg受容体を介して上皮細胞の基底膜に結合し，エンドサイトーシスによって上皮細胞頂端側へ輸送され，2量体IgAを管腔内へ放出し，上皮を覆います．これが腸管の基本的な免疫です．"と書かれています．著者なら以下のように書きます．パイエル板は，T，Bリンパ球，樹状細胞，マクロファージのリザーバーで，ナイーブなT，Bリンパ球に戻ってくるべき場所（CCR9とα4β7インテグリンの発現）を知らせて成熟させ，所属リンパ節で産生すべき免疫グロブリンのクラスがIgAになるように，Tリンパ球にIL-5とTGF-βを分泌させ，M細胞が取り込んだ抗原に関連したたくさんの種類のIgA$^+$B細胞を作ります．胸管，血管を経て，元の腸管粘膜層に戻ったB細胞が，次回，取り込まれた抗原に対するIgA$^+$B細

胞があれば，特異的な免疫グロブリン（sIgA）を作ります．どこが違うのか？ M 細胞によって初回捕捉された抗原に対する特異的 IgA が産生されるのではなく，捕捉された抗原に関連したたくさんの IgA$^+$B 細胞を腸管全体に配備し，次回，種々の腸管部位で取込まれた抗原に対する IgA$^+$B 細胞があれば，特異的な sIgA を作ります．後者の方が，ずっと広範囲で効率的な生体防御機構と，著者は思います．免疫グロブリンのクラスによらない一般的な話だと思います．

　M 細胞は，吸収上皮の所々にくぼみがあって，パイエル板という，マウスで言えば，腸管の外壁に約 1 cm の間隔でぽつぽつとある組織，の腸管側に接しています．この M 細胞の増殖が，どのように制御されているのか調べた人がいて，RANKL（receptor activator of NF-κB ligand）という分子がその増殖を刺激して M 細胞が増えることが知られています．さらに，別の研究者が，M 細胞の中でどういう遺伝子が RANKL によって動くか網羅的に調べました．その結果，transcription factor の一つである SPi-B という遺伝子が動いていることがわかり，SPi-B を欠損させたらどうなるかという，ノックアウトマウスを作ってみると，野生マウスでは，パイエル板を覆う上皮層に M 細胞が見えましたが，SPi-B をノックアウトするとまったく見えなくなりました．このとき，微生物（ネズミチフス菌やエルシニア・エンテロコルチカ菌など）抗原のパイエル板への取り込みを調べると，M 細胞がない（SPi-B ノックアウト）マウスでは，取り込みが 10 ～ 20％ に減少していました．また，野生型のマウスでは，ネズミチフス菌に特異的な T リンパ球が活性化されましたが，SPi-B を欠損させたマウスでは，その活性化が 1/4 に低下することがわかりました[78]．したがって，これらの結果は，M 細胞が，腸管内微生物の抗原性の変化をモニターしており，SPi-B という分子が，M 細胞の増殖を RANKL の下流で調節している可能性を示唆しています．

　腸管上皮にどういう免疫担当細胞がいるのか，蛍光色素標識した抗体を使って免疫染色して調べた人がいます．ヒト十二指腸では，上皮のすぐ下にほぼ一層の CD8$^+$キラー T 細胞がおり，上皮の中心部にはたくさんの CD4$^+$ヘルパー T 細胞がキラー T 細胞をサポートしているように見えます．パイエル板では，B 細胞と T 細胞は，他のリンパ節のように，共に集団を作っており，濾胞を形成しています．

　腸管は，基本的には竹輪の内腔で，外部，食物抗原，腸内微生物に接しており，微生物が外（管腔内）から内（漿膜側）への侵入を，強固な細胞膜とタイトジャンクションによって解剖学的に防いでいます．M 細胞が腸管上皮の所々にあり，その下にパイエル板が腸管リンパ節の一つとして存在し，腸管内の食物と微生物の抗原をモニターしています．この腸管特有の免疫監視機構によって，非自己抗原と認識した抗原に対する IgA 抗体を作り，2 量体として特異的な輸送ポンプ（ポリ Ig 受容体）で管腔側に分泌し，上皮を覆って生体防御システムを形成しています．たとえば，ヒト大腸粘膜切片において，IgA が上皮のほとんどを覆っており，IgG というのはポツポツとしか存在しません．口でも IgA が上皮を覆っているという原則は変わりません．また，吸収上皮の下には，大量のリンパ球（からだの中の 6 ～ 7 割のリンパ系の細胞が腸管に集中）が配置されていることは，腸管免疫の特記されるべき特徴です．腸管には，大量の微生物がいるので，細菌に対する生体防御機構の最重要拠点として，からだの中の約 2/3 の免疫担当細胞を腸管に集結させています．

10 母体と胎児

10-1. 胎児は同種異系

　哺乳動物が胎盤によって母親の体の中で胎児を育てることは，天敵などから守るためには非常に合理的です．が，胎児には，母親由来の MHC と父親由来の MHC が発現しているので，胎児は，母親にとっては種は同じで系統が違う，同種異系（この場合は，semi-allogeneic）になります．本来，母親は，非自己である胎児を拒絶するはずですが，哺乳動物は，何回も妊娠し，出産できます．もし，母親が一回だけ妊娠して出産するのであれば，2人から1人の子孫が残るだけで，人口はどんどん減っていきます．そこで，種を維持するためには，母親の免疫担当細胞が胎児と接しないか，少なくとも妊娠中は非自己（胎児）に寛容にならないといけません．哺乳動物は，非常に難しいことを必要に迫られて選び，胎盤という特殊な透析膜様臓器の中で胎児を育てることにしました．

10-2. 血液型不適合による胎児の溶血性疾患

　基本的には，胎児と母体ができるだけ接しないようにしています．そのために，哺乳動物は，胎盤という臓器を作りました．胎盤というのはいわゆる透析膜様臓器で，母体から胎児の方に栄養分がいき，胎児で消費された代謝産物を母親が排泄するという形にすればいいわけですから，基本的に胎盤というのは透析膜であればいい．ところが，透析膜というのは，常に破れる可能性があります．実際，母児の血管が相互に細かく入り込めば入り込むほど，栄養分はより高率に胎児に行き，代謝産物は胎児から母親へ移行するわけですが，胎盤が壊れる（出産や流産など）とき，透析膜の内容物が混ざります．混ざるとどうなるかというと，赤血球の場合，ABO 型という血液型ともう一つは Rh という血液型があり，たとえば，母親が O 型で Rh^-，子供が同じく O 型で Rh^+ だったとします．胎盤ができて，最初の子供のとき，赤血球は透析膜を通りませんので，破れない限りは問題ありません．血液の ABO 型は一緒だし血液が混ざっても血液の凝集は起こりません．しかし，何が問題かと言えば，最初の子供を出産して，胎盤が壊れ，母親の血液と胎児の血液が混ざっ

ても，ABO 型が一緒なので，胎児の赤血球が母親の血液の中で残るわけです．残ると胎児は Rh^+ ですのでこの抗原を非自己と認識して母親が IgG 抗体を作ってしまいます．血液の ABO 型に対する自然抗体の場合は，IgM です．IgM というのは 5 量体で，分子量が 5 倍大きい．ところが，血液が混ざってできる抗体は IgG で，分子量が小さいので，胎盤を通ってしまいます．どういうことになるかというと，一人目の子供ができたときは，子供は正常に出産できますが，出産時に，胎盤が壊れ，母親と胎児の血液が混ざり，血液の ABO 型がたまたま一緒だと胎児の Rh^+ の赤血球がそのまま残ってしまいます．同種で，異物抗原が長期間残ると，胎児の Rh^+ の赤血球に対する IgG 抗体が産生されてしまいます．Rh^+ の父親との間に第 2 子ができたとき，母親の体内の Rh^+ の赤血球に対する IgG 抗体が，母親から胎児に移行するので胎児の赤血球が溶血します．この場合の問題は，Rh がプラスかマイナスということと，もう一つは母児の血液の ABO 型が一緒かどうかということです．血液の ABO 型が違えば，出産後，母親の自然抗体が，混ざった赤血球を凝集・溶血処理するので，Rh^+ 抗原も速やかに分解され IgG 抗体ができにくく，胎児の症状も重篤にはなりません．常識的に考えれば，血液型が一緒の方が重篤にならないと思うかもしれませんが，この場合は逆です．一緒だから血液を凝集，異物抗原を分解できなくて非自己抗原を発現した細胞（胎児赤血球）が無傷で残ってしまいます．非自己（同種異系）抗原が残るからかえって重篤になります．

10-3．血液型に対する自然抗体

赤血球が混ざったときに，それを自然抗体で超急性拒絶することが大事なのでしょう．血液型が違うと拒絶できるけれど，血液型が同じだと拒絶できません．だから母体が IgG を作ってしまう．そう考えると，"母親が Rh^- のときに起こる血液型不適合で，母児の血液型が同じときの方が胎児の症状は重篤になる"に対する仮説が作れるかもしれません．赤血球というのは，核がなくて，血液型抗原という，A 型抗原か B 型抗原かどちらも持っているか，あるいは，どちらも持っていないかです．だから AB 型というのは，型としては A と B の 2 種類しかありませんが，A 型は AA と AO，B 型は BB と BO の 2 種類です．AB 型と O 型は 1 種類です．したがって，血液型は B 型 2 種類，A 型 2 種類，AB 型は 1 種類，O 型 1 種類で，計 6 種類です．

血液型が A 型の人は，抗 B 抗体を持っています．血液型が B 型の人は，抗 A 抗体を持っています．血液型が O 型のヒトは，抗 A と抗 B 抗体を持っています．血液型が AB 型の人は，自然抗体を持っていません．抗体というのは抗原がないと抗体はできないはずです．A 型の人は B 抗原を持っていないのに抗 B 抗体を持っています．O 型の人は，A 型抗原も B 型抗原も持っていません．にもかかわらず，抗体は抗 A と抗 B 抗体を持っています．AB 型の人は，A 型抗原と B 型抗原を持っていますが，抗体は，持っていません．持っている抗原に対して抗体を持っていたら，赤血球は凝集し溶血するので，自分の抗原に抗体を作らないのは理屈に合いますが，自分の抗原以外に対する抗体を持つのは，不思議です．この抗体のクラスは，IgM です．自然抗体は上手いこと IgM です．母親の血液型が何型でも，また，何型の胎児を妊娠しても，IgM は胎盤を通らないので，決して自然抗体が胎児に行くことはありません．したがって，胎児に対する影響はほとんどありま

せん．なぜ抗原を持っていない人が，それに対する抗体を持っているのでしょう．非常に不思議な話ですが，我々のからだが非常に上手くできている一つの証拠かもしれません．頭の体操として考えてみてください．

10-4．非自己白血球に対する寛容

　出産や流産時，母親と胎児の血液が混ざるので，白血球も混ざります．血液1μL当たり，赤血球が450万～500万個で，白血球は4000～8000個くらいです．したがって，比率は約1000対1です．血球成分1000個中999個は赤血球で1個が白血球です．白血球の中のほとんどは好中球ですから，血球成分1000個の中で好中球が1個という感じです．核を持っている白血球も混ざります．その場合，自分と他人を見分けるその目印は何かというと，赤血球の血液型抗原に対して，白血球では，有核細胞が持つ主要組織適合性抗原，MHC，です．白血球の場合も，混ざった細胞を超急性拒絶しているのでしょうか．赤血球での仮説からすると，混ざったらすぐに拒絶する方が，母体がIgGを作らないでしょう．ところが実際に我々のからだで起こっていることは違うようです．ヒトの場合，MHCをhuman leukocyte antigen，HLAと呼んでいます．母親と父親の両方からHLAをもらうわけですが，HLAのクラス1というのはHLA-A，HLA-BとHLA-Cの3種類を母親と父親から1種類ずつもらいます．皆さんが母親からもらうのは母親の2種類の中の1種類，1種類というのはどういうことかというと，対立遺伝子があり，その1種類が遺伝し，もう1種類は遺伝しません．これはnon-inheritedなHLAクラス1です．皆さんのHLAクラス1遺伝子は，対立遺伝子として2本ずつからなっており，母親の一方と，父親の一方をもらって2つの対立遺伝子ができているわけですから，必ず母親から遺伝しない遺伝子と，父親から遺伝しない遺伝子があります．母親から遺伝するのと父親から遺伝するものがあるので，maternal inheritedとかpaternel inheritedと呼んでいます．

　胎児と母親の血液が一部混ざり合います．胎盤は基本的には透析膜ですから，これが壊れたときに混ざりあうのは解剖学的にも当然で，実際に証明されています．たとえば，母親の血液の中に，父親のinheriteな遺伝子が証明されています．どういうことかというと，母親の血液中に胎児の血球がいるということです．一方，子供の血液の中に，non-inherited，母親から遺伝していない遺伝子，がいます．ということは，母親の細胞が混ざっているということです．したがって，胎児と母親の血液は混ざることがわかっていて，しかもそれが長期間残っています．残っているということは，先ほどお話した拒絶が起こっていないということです．赤血球の場合は，Rh$^+$などの異物抗原が，赤血球が拒絶されないで残ってしまうとIgGができてしまいます．そういうことで，血液型が同じだとかえってRh血液型不適合で胎児により重篤な障害が起こります．しかし，白血球の場合は，どうもそうではなさそうだということが今までにわかっています．胎児と母親の血液が混ざることがわかっていて，実際に混ざった後に胎児の白血球が母体に，母体の白血球が胎児に残っているということが証明されています．それはどういうことかというと，母体が胎児に，胎児が母親の非自己HLA抗原に寛容になっている可能性があるということです．単に，白血球の濃度が赤血球の1/1000なので，反応が起こりにくいという可能性も配慮する必要はあるかもしれま

せん．

　実際，66％の子供の末梢血，ということは3人に2人で，母親の細胞が混ざっています．しかも混ざって残っています．そして82％ですから，5人のうちの4人以上で，母親の末梢血に父親のinherited HLAを発現する細胞が残っています．たとえば，子供のHLAが子供の血液や爪にあるのは当たり前の話ですが，そのHLA遺伝子が母親の血液の中にもありました．が，母親の爪にはありません．ということはどういうことかというと，胎盤が壊れて血液が混ざるとき，幹細胞として移行するのではなく血液細胞が混ざり，爪というのは有核細胞ですが上皮細胞なので，上皮細胞は混ざらず，血液だけが混ざっているということです．一方，母親のHLAは，母親の血液にあるのは当たり前で，子供の血液中にもあるけれども，子供の爪にはありません．ということは，血液が混ざってそのまま残っている，非自己（母親のnon-inherited HLAを発現する）細胞が残っているということです．子供は，出産時に，母親の血液が混ざりますが，母親は，妊娠と出産を繰り返せば，子供の血液が頻回混ざることになり，複数回出産した母親と父親では，もし，我々のマウスでの実験結果（非自己MHC抗原に晒されるとその受容体はdown-regulationされる）[38]がヒトでも認められれば，母親のmonocyte上の受容体の種類は，父親より少ないことが予想されます．

10-5. 骨髄移植での寛容

　皮膚と骨髄の移植では，ちょっと状況が違います．たとえば子供の皮膚を母親に移植した場合，半分のHLAが異なる（semi-allogeneic）可能性が高く，拒絶されます．また，父親の皮膚を母親に移植した場合，すべてのHLAが異なる（full-allogeneic）可能性が高く，強く拒絶されます．骨髄を移植する場合，骨髄を致死量のX線で破壊後，骨髄を移植するので，骨髄が宿主の中で増え，定着します．定着すると，その骨髄が宿主の細胞を非自己と認識し攻撃します．上皮系細胞があるところを攻撃します．それをgraft-versus-host disease（GVHD）と言います．この反応は移植拒絶反応と一緒です．その場合，実際の生存率を調べてみますと，HLAが不適合であれ，一致していても，母と子供間での骨髄移植後の5年生存率は6〜7割です．ところが，父親と子供の間で骨髄移植すると，HLAが一致していないとだいたい5年生存率は3割くらいしかありません．この理由の一つとして，母親は子供に対して寛容で，逆に子供は母親に対して寛容になっているのではないかと考えられています．

　母親にとって胎児は非自己だけど，それを防ぐために胎盤というのを哺乳動物は身につけました．これが壊れる時期があるから，壊れたとき，あるいは胎盤自体一種の透析膜ですから，多少混ざるときがあります．そのとき，混ざったものをすぐに壊すのではなくて，積極的に寛容になっている可能性があります．

　最近，全国各地でときどき脳死移植があり，生体肝，肺，腎移植や死体腎移植も行われています．脳死移植の場合，脳死患者さんの種々の臓器を複数の人に移植します．自分と他人の間で移植するので，移植片拒絶反応が起こります．それを今は薬，いわゆる免疫抑制剤，で抑制しています．したがって，生理的な免疫反応を薬で抑制しています．生体がやっていること，たとえば，母

体と胎児の間での寛容を真似する，すなわち，移植した臓器を拒絶しないように，寛容を誘導する方がよりよいのではないかと，著者は，思います．それから，医学や医療を考えるとき，生体がどういう生理的反応をしているのか？　我々のからだはものすごく上手くできています．その仕組みを正しく理解し，医学や医療に応用する必要があると，著者は，考えています．たとえば，どういうことを考えればいいかというと，それは拒絶反応が起こらないドナーを選んだらよい．その選び方の一つに，ドナーに対する寛容を誘導すればよい．そういうことを考えた方が，医療としてはからだの生理に適っています．なぜよいかというと，免疫抑制剤は，非自己に対する反応を抑える薬剤です．できれば抑えないで，生体が起こしている拒絶反応を起こさない，どちらかというと寛容を起こす移植の方がこれからは大事じゃないかと，著者は，思います．からだの仕組みを生理学的に理解し，病態を生理学に沿って解明することが正しい医療につながると思います．したがって，皆さんが，学問を理解するとき，いつも生体，自分の体がしていること，あるいは，植物，下等動物，高等動物にかかわらず，生物がしていることを，それらを上手く利用した方が，医療としてはベターだと，著者は，思います．

11 サイトカイン

11-1. 背景

　1950年代にStanley Cohenらがnerve growth factor（NGF）を単離し[79]，その後，epidermal growth factor（EGF）など種々のcellular growth factorの研究に従事しました．その後，モノカイン（monokine：単球/マクロファージ系細胞から出る生理活性物質），リンフォカイン（lymphokine：リンパ球から出る生理活性物質），増殖因子，神経栄養因子や造血因子などが，免疫，造血，神経など，生体の高次機能の調節に重要な役割を果たすことが判明し，サイトカイン（cytokine）と総称されました．

11-2. 性状・機能

　サイトカインとは細胞から出る生理活性物質のことで，細胞間のコミュニケーションのための膜結合型のシグナル伝達分子や可溶性シグナル伝達分子です．サイトカイン遺伝子のいくつか（TNF-αとTNF-β；IFN-αとIFN-β；GM-CSF，IL-3，IL-4，IL-5，IL-9とIL-13）は，クラスターとして存在しています．ほとんどが糖蛋白質で，10^{-10}から10^{-12}モルの濃度で，細胞表面の特異的受容体に結合して効果を発揮します．サイトカインは，外界からの刺激に反応して誘導的に発現し，サイトカインの分泌は，急速で一過性です．また，サイトカインは，受容体に対するリガンドですので，受容体を発現している標的細胞特異性を示し，産生細胞からの放出はフィードバック調節されるのでホルモンとよく似ています．が，短寿命ゆえに局所で作用すること，種々の細胞が受容体を発現しているので，一つのサイトカインが複数の作用を示す一方，複数のサイトカインが同一の作用を示すことや，産生臓器がない点などでホルモンと異なります．この相違点は，それぞれの生理的意義を反映しています．

11-3. 種類

酵母などの微生物だと，アミノ酸（N源），糖（C源），ビタミンなどの栄養素を含んだ培養液中で増殖します．しかし，線維芽細胞などの場合，血清や組織の抽出液が必要です（**表6**）．造血因子を最初に示唆した実験は，1906年，P. Carnot と C. DeFlandre によって行われ，瀉血したウサギの血清を正常なウサギに注射すると，赤血球が増え，erythropoietin の発見につながりました[80]．また，1977年，M. Dexter は，イギリスのマンチェスターで technician として働いて

モノカイン/リンフォカイン	interleukin (IL), interferon (IFN), tumor necrosis factor (TNF), chemokine
増殖因子	EGF (epidermal growth factor), PDGF (platelet-derived growth factor), FGF (fibroblast growth factor)
造血因子	G-CSF (granulocyte-colony stimulating factor), M-CSF (monocyte/macrophage colony stimulating factor), GM-CSF, erythropoietin, thrombopoietin
神経栄養因子	NGF (nerve growth factor), BDNF (brain-derived neurotrophic factor), CNTF (ciliary neurotrophic factor)

表6 サイトカインの種類

IL-1	内因性発熱因子，リンパ球活性化因子
IL-2	T細胞増殖因子（TCGF），キラーヘルパー因子
IL-3	multi-CSF，肥満細胞増殖因子（MCGF），バースト促進活性因子（BPA），造血細胞増殖因子，培養維持因子（CFU-S）
IL-4	B細胞刺激因子1（BSF-1），B細胞増殖因子1（BCGF-1），マクロファージ融合因子，マクロファージ活性化因子，肥満細胞増殖因子2，T細胞増殖因子2
IL-5	T細胞置換因子1（TRF-1），BCGF-2，好酸球-CSF，キラーヘルパー因子，IgA促進因子
IL-6	B細胞刺激因子2（BSF-2），B細胞分化促進因子（BCDF），インターフェロンβ-2，ハイブリドーマ増殖因子，肝細胞刺激因子
IL-7	preB細胞増殖因子
IL-8	好中球活性化因子，顆粒球走化因子，マクロファージ由来炎症因子
IL-9	T細胞増殖因子（TCGF）
IL-10	サイトカイン生産阻害因子
IL-11	プラズマ細胞増殖因子
IL-12	NK細胞刺激因子

表7 種々の名前で知られるインターロイキン

いたとき，ウマ血清にコルチゾールを添加した培養系でマウス骨髄細胞を培養することによって，まず，骨髄ストローマ細胞をフラスコ面に形成し，このストローマ細胞上で，再び，マウス骨髄細胞を培養（Dexter 培養）することによって，*in vitro* で造血を長期間維持することに成功しました[81]．

ILにはIL-1から数10種類があり，種々の活性に基づきいろんな名前で呼ばれています（表7）．これらの因子の単離精製と蛋白質やDNAの構造は微量かつ局所で分泌されるため永らく不明でした．が，1980年代前半の分子生物学の発展によって，ほぼすべてのインターロイキン（IL）のアミノ酸と核酸配列が明らかにされ，種々の名称で呼ばれていたものが整理されました．

11-4. 基本的考え方

造血因子は血球が分化増殖する骨髄で，神経栄養因子は中枢神経系や末梢神経系で，増殖因子はそれぞれの細胞が分布する局所で，その機能に応じて作用すると考えられます．一方，モノカインとリンフォカインは，単球/マクロファージとリンパ球から出るサイトカインで，免疫を主として担当する細胞間での伝達分子として作用すると思われます．

免疫は，異種や同種異系の異物の侵入に対しての生体防御反応なので，これらの異物の侵入に対して反応します．これらの反応は下等動物でも必須なので，脊椎動物などの高等動物のみならず，下等動物でもあるはずです．そして，あるサイトカインの生理的意義を知るには，サイトカインが"細胞間のコミュニケーションのための膜結合型のシグナル伝達分子や可溶性シグナル伝達分子"ということに戻ることです．すなわち，どの細胞がそのサイトカインを産生するか，そのサイトカインの標的細胞は何かを考えることです．

11-5. 火災報知機的サイトカイン

異物である釘や押しピン，や無菌の注射針など何が侵入するかわからないので，まず，異物が侵入した異常事態であることを火災報知機のように知らせるサイトカイン（TNF，IL-1やIL-6など）や，ウイルスの場合のためにIFN-αやIFN-βが分泌されます（表8）．IFNは，1954年，長野泰一らによって，ウイルス抑制因子として発見されましたが[82]，1957年，Isaacs & Lindenmann が，同様の因子を見出し，インターフェロン［細胞にウイルスが感染すると，別のウイルスの感染を干渉（interfere）する物質を作るので interferon（IFN）］と名付け[83]，後者の名前が国際的には使われています．1980年の Tadatsugu Taniguchi ら[84]や Shigekazu Nagata ら[85]による IFN-β や IFN-α，1983年の Tadatsugu Taniguchi らによる IL-2[86]，1985年の Takashi Shirai らによる TNF[87]，1986年の Toshio Hirano と Tadamitsu Kishimoto らによる IL-6 遺伝子のクローニング[88]と続き，日本の研究者が活躍しています．

サイトカイン	産生細胞	標的細胞	効果
IFN（18kDa；単量体）	α：単球/マクロファージ β：線維芽細胞	全細胞 NK 細胞	抗ウイルス，抗増殖活性，MHC class I 発現 活性化
TNF（17kDa；ホモ3量体）	単球/マクロファージ T 細胞	好中球 内皮細胞 脳下垂体 肝臓，筋肉 胸腺細胞	活性化 活性化 発熱 急性期反応蛋白 （血清 amyloid A 蛋白） 異化作用
IL-1（17kDa；単量体）	単球/マクロファージ	内皮細胞 脳下垂体 肝臓，筋肉，脂肪	活性化 発熱 急性期反応蛋白 （血清 amyloid A 蛋白），異化作用
IL-6（26kDa；ホモ2量体）	単球/マクロファージ 内皮細胞，T 細胞	成熟 B 細胞 肝臓	増殖 急性期反応蛋白 （フィブリノーゲン）
Chemokines （8〜10kDa；単量体）	単球/マクロファージ 内皮細胞，線維芽細胞 T 細胞，血小板	白血球	遊走，活性化

表8 火災報知機的サイトカイン

11-6. 以前に侵入した異物

　常在性細胞である肥満細胞が異物に接触し，ヒスタミン（産生細胞は常在性細胞である肥満細胞で，標的細胞は血管内皮細胞と予想される）などを分泌して，異物侵入部の静脈側を収縮させて動脈側を拡張し，血管の透過性を高めます．このことによって，血管内の血漿蛋白質，特に抗体や補体が侵入部に移行し，以前に侵入した異物であれば，抗体，補体とマクロファージなどの貪食細胞によって処理されます．この反応は，抗体を産生できる高等動物が，抗体を産生できない下等動物より，より特異的，また，より強力に処理できます．

11-7. 異物の侵入が初回である場合

　C-X-C ケモカイン〔ケモカインは低分子量（8〜14kDa）の蛋白質で，1次構造において N 末端側の 2 つの Cysteine 残基（C）の間にその他のアミノ酸が 1 つ存在するケモカイン〕の産生細胞は常在性細胞で，標的細胞は細菌を貪食する好中球のようです（**表9**）．したがって，異物

ケモカイン	産生細胞	標的細胞
PF4	血小板	好中球,単球,線維芽細胞
PBP	血小板	不明
CTAP III	血小板	線維芽細胞?
β-TG	血小板	線維芽細胞
NAP2	血小板	好中球
IL-8	組織	好中球,B細胞,T細胞
MGSA/groα	線維芽細胞 メラノーマ株,単球	好中球,メラノーマ株
groβ	単球/マクロファージ	好中球,メラノーマ株
groγ	単球/マクロファージ	好中球,メラノーマ株
ENA78	肺胞,上皮細胞株	好中球
GCP-2	骨肉腫株	好中球
IP-10	単球,線維芽細胞,内皮細胞,角質細胞	単球,T細胞
mig	マクロファージ	不明

表9 C-X-C ケモカインの産生細胞と標的細胞

侵入部位に分布する常在性細胞であるマクロファージや肥満細胞が異物に接触し,異物が細胞上の Toll 様受容体に対するリガンドであれば,微生物,中でも細菌,は 20〜30 分で倍に増えるので,常在性細胞から C-X-C ケモカインが分泌され,好中球が異物侵入部に浸潤します.1988 年,Kouji Matsushima らが,IL-8 遺伝子のクローニングに成功しています[89].もし,**表9** にあるように,血小板や線維芽細胞も C-X-C ケモカインを産生するなら,血小板や線維芽細胞も TLRs を発現している可能性があります.

11-8. エフェクター細胞の活性化

IFN-γ や IL-12 などは Th1 細胞の活性化に,IL-5 や IL-10 などは B 細胞の活性化や増殖に関与しています(**表10**).ここでも,Tasuku Honjo らによる IL-5 の cDNA クローニング[90] など,日本の研究者が活躍しています.

11-9. 侵入現場の clean up と再侵入への備え

C-C ケモカイン [1 次構造において N 末端側の 2 つの Cysteine(C)が連続している] は,T

サイトカイン	産生細胞	標的細胞	効果
IFN-γ（21〜24kDa；ホモ2量体）	T細胞 NK細胞	単球/マクロファージ 内皮細胞 NK細胞 種々の細胞	活性化 活性化 活性化 MHC class I, class II発現増加
TNF-β（24kDa；ホモ3量体）	T細胞	好中球 内皮細胞 NK細胞	活性化 活性化 活性化
IL-10（20kDa；ホモ2量体）	T細胞	単球/マクロファージ B細胞	阻害 活性化
IL-5（20kDa；ホモ2量体）	T細胞	好酸球 B細胞	活性化 増殖, 活性化
IL-12（35〜40kDa；ヘテロ2量体）	マクロファージ	NK細胞 T細胞	活性化 増殖分化

表10 異物の傷害に関与するサイトカイン

細胞が主たる産生細胞で，標的細胞は，単球や好塩基球です．侵入異物が免疫担当細胞によって無事除去されたとき，その侵入異物情報をもったマクロファージ系細胞や大きなごみはリンパ管へ行き，間質に新しい常在性細胞を分布させるために，主として異物情報を記憶し終わったT細胞などが産生するのでしょう．C-Cケモカインは，血管から単球と好塩基球を間質へ遊走させ，それぞれマクロファージや肥満細胞になって常在します（**表11**）．

ケモカイン	産生細胞	標的細胞
MCP-1	組織	単球, 好塩基球
MCP-2	単球/マクロファージ 線維芽細胞 骨肉腫, 細胞株	単球
MCP-3	骨肉腫, 細胞株	単球
RANTES	T細胞, 単球 線維芽細胞, 血小板 内皮細胞？, 上皮細胞	単球, T細胞 好塩基球, 好酸球
I-309	T細胞	単球
MIP-1α	T細胞, B細胞 単球/マクロファージ 好中球, Langerhans細胞, アストロサイト	単球, T細胞, B細胞 好酸球, 好塩基球 幹細胞, GM-CFU B-CFU, 破骨細胞, 脳下垂体
MIP-1β	T細胞, B細胞	単球, T細胞

表11 C-Cケモカインの産生細胞と標的細胞

サイトカインやケモカインの種類，産生細胞，標的細胞，効果を炎症・免疫の図に当てはめると 4-7 の図 25 になります．サイトカインの産生細胞と標的細胞からその生理的意義を推測し，炎症，免疫反応でのそれぞれのステップに当てはめると，サイトカインの炎症，免疫での役割がわかり易いと思います．

11-10. サイトカインの意外な作用

11-10-1. 毛周期と IFN-γ

　皮膚は，表皮，真皮と皮下組織よりなり，毛を作る毛包は一生を通じ，この表皮と皮下組織との間を周期的（増殖期，退行期，休止期）に移動していますが，この毛周期の調節機構や調節因子はほとんど明らかではありません．毛は，毛包の増殖期に毛乳頭の上皮系細胞（マトリックス細胞）が盛んに分裂し，そこにメラニン色素が沈着して伸長します．青年期のマウスの毛は，生後，毛包形成と同時に始まり 3 週齢で生え終わる形態形成期の毛（テストヘアー）と，毛周期を経る 4 週齢以降の毛の 2 種類からなります（図 52）．

　同種異系移植片拒絶における IFN-γ の役割を調べるために，著者らが，IFN-γ －/－（IFN-γ ノックアウト）C57BL/6 マウスを飼育していたとき，IFN-γ －/－マウスで alopecia（脱毛）が高率にみられるのに気付きました．

　マウスは，出生時，まさに赤子で，IFN-γ ＋/＋（wild-type：野生型）マウスと同様で，2 週齢になると共に黒い毛がきれいに生えそろい，3 週齢での皮膚の組織像は共に休止期でした[28]．すなわち，IFN-γ －/－マウスでの形態形成期の毛包とテストヘアーは，正常であることを示唆しています．

　野生型マウスでは，その後も，毛の生え方に変化はありませんでしたが，IFN-γ －/－マウスでは，7 週齢で，一部（頭部など）で脱毛が始まり，10 週齢で広がり，20 週齢で背部全体に広がりました（図 53）[28]．皮膚の組織像を比較しますと，野生型マウスでは，5 週齢で増殖期，6，7 週齢で休止期となり，外見上は毛の生え方に変化はありませんでしたが，組織的には大きく変化していました．一方，IFN-γ －/－マウスでは，野生型マウス同様，5 週齢で増殖期ですが，7 週齢でも増殖期のままで，外見が示す通り，毛が抜け落ちていました（図 54）[28]．

　IFN-γ －/－マウス皮膚の H&E 染色像を，弱拡大と強拡大で調べてみますと，5 週齢で毛の先端は sebaceous gland（脂腺）に達しています（増殖期Ⅳ期）が，14 週齢で

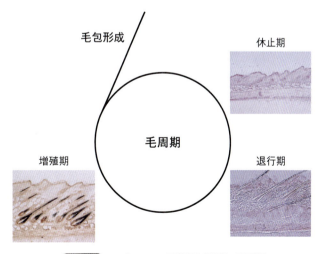

図 52　マウスでの形態形成期と毛周期

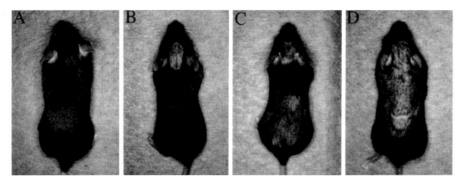

図53 IFN-γ-/- C57BL/6 マウスでの頭部や背部の脱毛[28]
A: IFN-γ+/+マウス（6週齢）; B: IFN-γ-/-マウス（7週齢）;
C: Bマウス（10週齢）; D: Bマウス（20週齢）

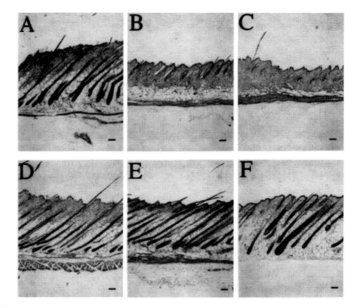

図54 IFN-γ+/+およびIFN-γ-/-マウス背部皮膚のH&E染色像[28]
A, B, C: IFN-γ+/+マウス（5, 6, 7週齢）;
D, E, F: IFN-γ-/-マウス（5, 6, 7週齢）
Bar = 100 μm

もそのままでした．また，組織像から，上皮や真皮への炎症細胞の浸潤は見られず，上皮の肥厚もなく，病理学的に目立った異常は見られませんでした[28]．すなわち，毛周期の増殖期Ⅳ期で生理的な分化が起こらず，Ⅳ期からⅤ期に行けない可能性を示唆しています．

5週齢の野生型マウスでは，bulge（毛隆起）上部の細胞とinner root sheath（内毛根鞘）細胞の中間部で（図55A），6週齢では前者のみで（図55C），terminal deoxynucleotidyl transferase dUTP nick end labeling（TUNEL）陽性，すなわち，アポトーシスが起こりました．が，IFN-γ-/-マウスでは，5週齢では前者でのみTUNEL陽性で（図55B），6週齢でも内毛根鞘細胞の中間部でのアポトーシスは認められず，おそらく，マトリックス細胞の過剰増殖を防ぐために，マトリックス細胞でのTUNEL陽性像が観察されました（図55 D）[28]．

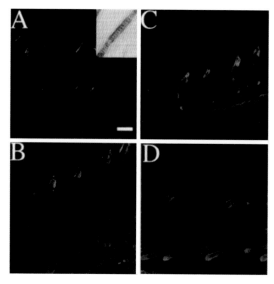

図55 IFN-γ＋/＋および IFN-γ－/－マウス背部皮膚での TUNEL 像[28]
A: IFN-γ＋/＋マウス（5週齢）; C: IFN-γ＋/＋マウス（6週齢）;
B: IFN-γ－/－マウス（5週齢）; D: IFN-γ－/－マウス（6週齢）
A の挿入図: diaminobenzidine での TUNEL 陽性細胞, Bar = 100 μm

　3週齢の IFN-γ－/－マウスに IFN-γ（10 μg/0.1 mL PBS）を皮下に注射すると，28日後，全例のマウスで発毛が見られ，4週齢で皮下注射すると，28日後，13例中6例，5週齢では6例中1例で発毛が見られましたが，8週齢では28日後でも8例全例で脱毛に変化はありませんでした（**表12**）[28]．

　8週齢の IFN-γ－/－マウスに IFN-γ を皮下（**表12**）や腹腔内に注射しただけでは，脱毛部での発毛は誘導できませんでした．また，8週齢の IFN-γ－/－マウスに，同種異系 Meth A 線維肉腫細胞（3×10^6 細胞/マウス）を腹腔内に移植すると，13日後には100倍以上に増え，その数日後に死亡しましたが，Meth A 細胞移植後，4，6および8日に，IFN-γ を腹腔内投与すると，Meth A 細胞が拒絶されました[27]．このとき，9日後，脱毛部での発毛が有意に促進され，26日後には，後頭部と背部がきれいな黒い毛で覆われていることに気が付きました[91]．同様に，8週齢の IFN-γ－/－マウスに同種異系皮膚移植後，4，6あるいは8日に移植部へ IFN-γ を1～2回投与すると，IFN-γ－/－マウスの後頭部や背部の脱毛部で，発毛が促進され，26日後には，脱毛部が，きれいな黒い毛で覆われました[91]．

　IFN-γ＋/＋マウスに Meth A 細胞を移植し，移植部に浸潤する細胞を経時的に得，IFN-γ mRNA の発現を調べ，さらに，IFN-γ－/－マウスの腹腔内に移入したとき，どの細胞種が脱毛部での毛の増殖に関与するか調べました[92]．その結果，移植後0～2日の全浸潤細胞には IFN-γ mRNA の発現がなく，3～8日の全浸潤細胞に IFN-γ mRNA の発現が認められました．そして，IFN-γ－/－マウスの腹腔内に全浸潤細胞を移入したとき，移植後0～2日の全浸潤細胞には脱毛を防ぐ作用はなく，移植後3日の全浸潤細胞で4例中全例，4日で4例中3例，5日と6日で4例中2例，7日で8例中4例，8日では4例中1例で発毛が見られました（**表13**）．移植後3日の全浸潤細胞中，IFN-γ mRNA を発現する細胞は $F4/80^+$ 細胞と $CD4^+$ 細胞でした．SCID マウスでの depilation 後の発毛も IFN-γ 依存的で，末梢血単核球中の主たる IFN-γ 産生

マウス数	処置	皮下投与時期（週齢）	脱毛（−）	（＋）
9	PBS	3	2	7
8	IFN-γ	3	8	0
13	IFN-γ	4	6	7
6	IFN-γ	5	1	5
5	PBS	8	0	5
8	IFN-γ	8	0	8

表12 IFN-γ−/−マウスでの脱毛に対するIFN-γ皮内投与の影響[28]

移植浸潤細胞回収時期	発毛マウス数/処置マウス数
Day 0	0/3
Day 1	0/3
Day 2	0/3
Day 3	4/4
Day 4	3/4
Day 5	2/4
Day 6	2/4
Day 7	4/8
Day 8	1/4

表13 IFN-γ−/−マウスでの脱毛に対する野生型マウスの腹腔内に同種異系 Meth A 細胞を移植し、0〜8日後の腹腔浸潤細胞をIFN-γ−/−マウスの腹腔内移入の影響（移入28日後に判定）[92]

細胞は Mac-1⁺ 細胞でした[93]．さらに，移植後3日の全浸潤細胞から F4/80⁻，CD4⁻，CD8⁻，NK-1.1⁻ および Gr-1⁻ 細胞を単離し，IFN-γ−/−マウスの腹腔内に移入したところ，F4/80⁻ 細胞を移入したときのみ，脱毛部に変化がなく，CD4⁻，CD8⁻ および NK-1.1⁻ 細胞で発毛が促進され，Gr-1⁻ 細胞にはより早い発毛作用がありました．

ラット抗マウス Gr-1 抗体（clone RB6-8C5）は，Ly-6G 抗原のみならず Ly-6C 抗原にも反応することが知られているので[94]．Gr-1⁻，Ly-6C⁻ および Ly-6G⁻ 細胞を単離し，IFN-γ−/−マウスの腹腔内に移入したところ，Gr-1⁻ および Ly-6C⁻ 細胞では早い発毛作用（14日後には休止期）が，Ly-6G⁻ 細胞では遅い発毛作用（28日後には休止期）が見られました（図56）[92]．Ly-6C⁺ 細胞は，表面抗原と1日 in vitro での培養後の形態から，allograft-induced macrophage（AIM）と考えられました[92]．

以上の結果をまとめますと，IFN-γ−/−マウスは，生後3週齢までの形態形成期の毛包とテストヘアーの形成は正常ですが，4週齢で毛周期に入った後，増殖期IV期に内毛根鞘細胞の中間部でアポトーシスが起こらないので，V期以降に進めず，テストヘアーが抜けると alopecia になったと考えられます．この内毛根鞘細胞の中間部でアポトーシスは，IFN-γ 存在下，F4/80⁺ 細胞によって促進され，Ly-6C⁺ 細胞（AIM）によって抑制されますが，AIM は，同種異系 MHC に特

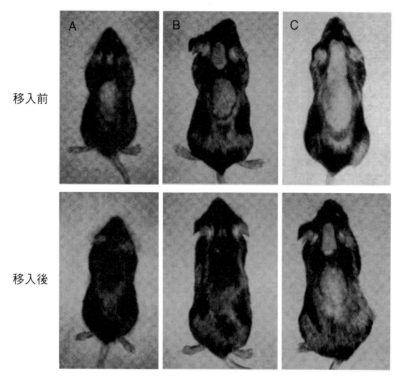

図56　IFN-γ-/-マウスの腹腔内への野生型マウスからの（A）Gr-1⁻，（B）Ly-6C⁻，（C）Ly-6G⁻ 腹腔浸潤細胞移入のIFN-γ-/-部マウス皮膚の脱毛部に対する影響[92]

異的に反応する浸潤細胞なので，おそらく，IFN-γ+/+マウスでは，F4/80⁺細胞が，増殖期IV期にIFN-γを産生し，内毛根鞘細胞の中間部でアポトーシスを誘導し，増殖期V期以降に進むと考えられます．表10でエフェクター細胞の活性化に関与するサイトカインの一つとしてIFN-γを挙げましたが，IFN-γの機能が，必ずしも異物を排除するエフェクター細胞の活性化だけではないことを，著者は知りました．

11-10-2．マウス毛包におけるメラニン色素形成と血流

　同種異系（たとえばBALB/c）マウスの皮膚をC57BL/6マウスに移植すると，移植片は，約2週間で拒絶され，皮膚はレシピエントの皮膚で置き換わります．一方，同種同系（C57BL/6）マウスの皮膚を移植しますと，移植片は定着しますが，白毛が生え（図57A），day 21に生えそろった後，剃毛すると，さらに37日後には，同じように白毛が生えそろいました（図57B）[95]．

　皮膚を移植する場合，約2 cm四方の皮膚をドナーから切り取り，同じ大きさの皮膚をレシピエントの背部から切り取り，移植片で置き換え，5 mm間隔で移植片の辺縁を縫合しています．すなわち，皮膚の4方を切り取っていますので，まず，縦あるいは横2辺を2 cmメスで切開・剥離し，辺縁を縫合したところ，黒い毛がきれいに生えそろいました．次に，4方向での2 cm幅のU型skin flapを作成し，皮膚を持ち上げ結合織を剥した後，3辺を縫合しても，黒い毛がきれいに生えそろいました．

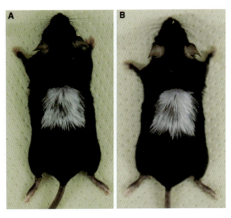

図57 C57BL/6 マウスの背部に同系マウスの皮膚を移植，21 日後の皮膚(A)，白毛部を剃毛後 37 日の皮膚(B)[95]

Skin flap の内面を見ると，2 本の栄養血管がありました（図 58 矢印）ので，1 あるいは 2 本の栄養血管を切断したところ，1 本ではほとんど影響がありませんでした（図 58A）が，2 本共切断すると，切断後 21 日で，血管切断面から最も遠い flap 先端面付近の皮膚に白毛が線状に生えそろいました（図 58B）[95].

毛の色は，毛包でのメラニン色素合成の有無を意味しますので，未処理マウス皮膚，血管切断 0 の U 型 skin flap，1 本栄養血管を切断した U 型 skin flap，2 本共栄養血管を切断した U 型 skin flap，同系皮膚移植した皮膚切片を，H&E と DOPA 染色し，組織的に確認しました（図 59）．予想通り，真皮内の毛包の数は，同系皮膚移植した皮膚と未処理マウス皮膚で，1 視野（× 100）あたり 29.8 ± 9.1 と 10.6 ± 1.1 個と減少していましたが，他は 110 〜 160 個と大差がありませんでした．しかし，メラニン色素を含む hair shaft のある毛包数では，後 2 者の H&E および DOPA 染色で，1 視野（× 100）あたり 1.8 ± 1.3 とか 0.6 ± 0.9 個と極端に減少していました[95].

150 以上の遺伝子変異が，マウスの皮膚の色に直接的あるいは間接的に影響を与えることが知られています[96]．メラニン色素形成のどのステップあるいはどの細胞が血流の供給に感受性か調べるために，Kitl あるいは HGF transgenic マウスで同系皮膚移植をして，生えてくる毛の色を調べました．特に，*steel factor*（*Kitl*）遺伝子を表皮の基底層で強制発現させたマウスでは，色素細胞の前駆細胞の生存，増殖，分化と移動が促進され[97]，ケラチン産生細胞で *hepatocyte growth factor*（*HGF*）を強制発現させたマウスでは，真皮での色素細胞の増殖が刺激される[98]ので，それらの transgenic マウスで，背中の皮膚を autograft しました．結果，*HGF*-Tg C57BL/6 マウスは，黒い毛が背中を覆い，剃毛後も，黒い毛が生えそろいましたが，自己皮膚移植すると，黒い毛と白い毛のまだらになりました（図 60A）．一方，*Kitl*-Tg C57BL/6 マウスでは，移植前，背中は黒い毛で覆われ，剃毛後の表皮が黒々とし，その後，黒い毛が生えそろい，自己皮膚移植後，黒い毛が生えそろいました（図 60B）．皮膚移植後の皮膚を H&E および DOPA 染色し

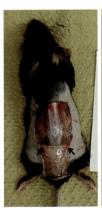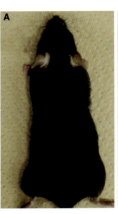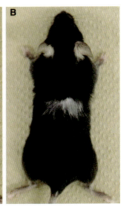

図58 C57BL/6 マウスの背部に U 型 skin flap を作り，結合織を剥して反転させると 2 本の栄養血管があり（矢印），そのうちの 1 本を切断後 21 日の皮膚（A），2 本共切断し，21 日後の皮膚（B）[95]

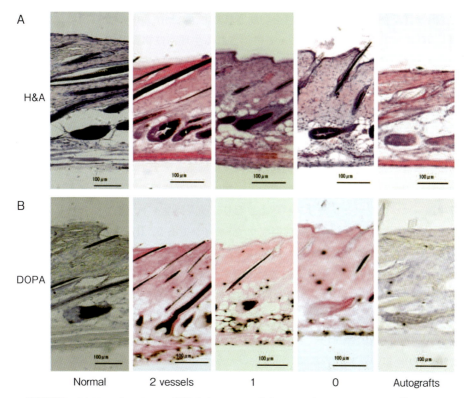

図59 C57BL/6 マウスの背部皮膚の H&E（A）および DOPA（B）染色[95]
左から右へ，未処理，栄養血管2本，栄養血管1本，栄養血管0本，同系皮膚移植．
Bar = 100 μm

たところ，*HGF*-Tg マウスの真皮では，移植前後で melanocytosis が多少増加（前: 1388.8 ± 239.3 melanin$^+$ granules; 後: 1414.4 ± 214.8 melanin$^+$ granules）しましたが，DOPA$^+$ 毛包の数は，移植前（7.0 ± 0.7）の4割以下（2.6 ± 0.9）に減少しました．一方，*Kitl*-Tg マウスの真皮では，移植前後で表皮と毛包で melanocytosis がほとんど変化なく促進され，DOPA$^+$ 毛包の数は，移植前（7.8 ± 1.3）の約6割（4.6 ± 1.7）にとどまりました．

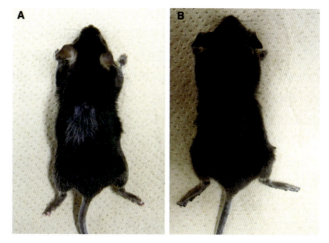

図60 *HGF*-Tg（A）あるいは *Kitl*-Tg（B）C57BL/6 マウスの背部に同系マウスの皮膚を移植，21日後の皮膚[95]

図59は，DOPA$^+$ 毛包の数が，血流供給に依存して増加することを示しています（定着した自己皮膚移植片に 0.4 ± 0.5 個; 2本の栄養血管を切断された U型 skin flap の先端部に 1.8 ± 1.3 個，中間部に 7.2 ± 0.8 個，基部に 7.4 ± 0.9 個; 1本の栄養血管を切断された U型 skin flap の

先端部に 6.8 ± 1.7 個；0 本の栄養血管を切断された U 型 skin flap の先端部に 7.0 ± 0.7 個；未処理皮膚に 10.4 ± 1.5 個）．血流によって供給される生理活性物質（サイトカインなど）は未同定ですが，メラニン色素形成においても，サイトカインが重要な役割を果たしていることを，著者は，認識しました．

11-10-3. 創傷治癒におけるサイトカインの役割

創傷治癒は，からだから傷んだ組織や侵入した病原体を除くために，あるいは，その後の組織再生のために必要な一連の反応です．治癒過程は，炎症細胞，メディエーター（サイトカインなど），細胞外マトリックス分子と微小環境細胞成分との複雑な相互作用を必要とします．創傷治癒の炎症相は，好中球，マクロファージとリンパ球よりなり，前炎症サイトカインを分泌し，外来物質を取り込み，線維芽細胞を活性化します．前炎症サイトカインである，IL-6，TNF-αや IL-1βは，種々の細胞によって作られ，濃度によって，個別に，ときには，相乗的に働きます[99, 100]．創傷治癒には，傷んだ組織への栄養と炎症細胞を血管系で運ぶ必要があり，創傷治癒は，3 つの相からなると考えられています[101]．第 1 相は，創傷の直接的な結果としての炎症で，IL-6 と platelet-derived growth factor（PDGF）が関与し，第 2 相は，basic fibroblast growth factor（b-FGF）や vascular endothelial growth factor（VEGF）が関与する細胞の増殖で，第 3 相は，remodeling で，transforming growth factor-β（TGF-β）などが，種々の創傷モデルで mediator として同定されています．

サイトカインは，直接的あるいは間接的に創傷治癒のための炎症，組織の構築や再生に関与するので，手術創やドレインからの浸出液として回収できます．片側甲状腺切除術の場合，手術時間が比較的短く，組織損傷が小さく，皮膚切除なく，術前，術中，術後の細菌の混入も起こりにくく，また，決められた手技で同じチームの術者が手術をするので，片側甲状腺切除術は，炎症反応と創傷治癒過程を追究するよいモデルです．

29 名の患者は，全例甲状腺腫瘍患者で，大阪医科大学附属病院耳鼻咽喉科で片側甲状腺切除術を受けました．我々の研究目的は，術前，術後の洗浄液と術後 1 ～ 8 日のドレナージ中の 5 種類のサイトカイン量とヒスタミン量を測定することで，課題は，大阪医科大学倫理委員会で承認され，患者さんへの術式などの説明後，患者さんからの承諾書を得て行われました．患者の年齢は 61.4 ± 11.7 歳で，男女比は 10：19，手術時間は，105.2 ± 18.8 分，29 例中右葉切除 20 例，左葉切除 9 例で，ドレナージ期間は 4.5 ± 1.5 日でした．

術前と術後洗浄液中と術後 1 ～ 8 日のドレナージ中の IL-6，PDGF，b-FGF，VEGF，TNF-α 量を測定したところ，いずれも術後 1 日のドレナージでピークとなり，術後 2 ～ 8 日で急激に減少しました．創傷治癒が術後 1 日に始まることを示唆しています．一方，ドレナージへの浸出液量が最も少ない 3 症例と最も多い 3 症例で，術後洗浄液中と術後 1 日のドレナージ中のヒスタミン量を定量したところ，浸出液量が最も少ない 3 症例では，術後洗浄液（0.2 μg 以下）＞術後 1 日のドレナージ（0.1 μg 以下）で，最も多い 3 症例では，術後洗浄液（0.2 μg 以下）≪術後 1 日のドレナージ（0.4 μg 以上）でした（図 61）[102]．

2006 年，Numata らは，ヒスタミンを作る histidine decarboxylase（HDC）遺伝子ノックアウトマウスで皮膚の創傷治癒が遅れ，外から与えたヒスタミンが創傷治癒の遅れを代償し，HDC transgenic マウスは，野生型マウスより創傷治癒が促進されたと報告し[103]，Weller らは，

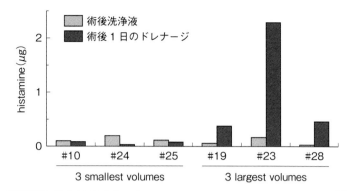

図61 術後洗浄液中と術後1日のドレナージ中のヒスタミン量[102]
左：29名の患者中ドレナージ液量が最も少なかった3名の患者
右：29名の患者中ドレナージ液量が最も多かった3名の患者

　ヒスタミン肥満細胞欠損 $Kit^W Kit^{W-v}$ マウスを用いた実験で，野生マウスでは，皮膚に直径5〜6 mm の傷を作るとすぐに傷口の径が小さくなるが，ヒスタミンを分泌する肥満細胞が欠損すると，皮膚の傷口の径が大きくなるが，最終的には野生型と同様に10〜14日に治癒すると報告しています[104]．したがって，これらの報告は，我々の実験結果（術後洗浄液中のヒスタミン量が高く，術後1日のドレナージ中のヒスタミン量が低いと，より早く傷が治る）とよく一致しています．

　創傷治癒は，3相からなるとの報告があるので，著者らは，創傷治癒の早い遅いは，どの相が決めているのかを，手術時間が比較的短く，組織損傷が小さく，皮膚切除なく，術前，術中，術後の細菌の混入も起こりにくい片側甲状腺切除術で調べました．その結果，常在性細胞の一つである肥満細胞からのヒスタミンの術後洗浄液中と術後1日のドレナージ中の量比によって決まる可能性が示唆されました．著者は，最初，えーっと驚き，そして，なるほど（reasonable）と納得しています．

11-11. サイトカインレセプター

　1984年に IL-2 レセプター遺伝子が，Warner C. Greene ら[105]や Tasuku Honjo ら[106]によってクローニングされ，1988年には，IL-6 レセプター遺伝子が，Tadamitsu Kishimoto ら[107]によってクローニングされました．ここでも，日本人が活躍しています．多くのサイトカインレセプターは，共通の特徴を有し，遺伝子ファミリーを形成しています（**表14**）．サイトカインレセプターは，いくつかのサブユニットで構成されることが多く，異なるサイトカインレセプターがサブユニットを共有することがあります．たとえば，IL-3, IL-5, GM-CFS レセプターはβサブユニットを共有し，IL-3, IL-5, と GM-CFS は gp140 サブユニットを，IL-6, G-CSF, IL-11, IL-12, LIF (leukemia inhibitory factor), oncostacin M は，gp130 サブユニットを共有します．また，IL-2 レセプターγサブユニットは，IL-2, IL-4, IL-7, IL-9, IL-13 と IL-15 で共有され，severe combined immune deficiency (SCID) の患者の約4割で IL-2 レセプターγサ

タイプ	特徴	例
Ⅰ型	4つの Cysteine 残基と WS box を持つ	GM-CSFR, IL-3R と IL-5R; IL-9R, IL-7R, IL-4R, IL-2Rβ と IL-2Rγ; IL-6R と CNTFR; GP130, G-CSFR, LIFR; EPOR, TPOR, PRLR と GRHR
Ⅱ型	WS box を持たない	IFN-αR, IFNγR と IL-10R
Ⅲ型	Cysteine に富む繰り返し構造	LNGFR, TKFR-1, TNFR-2 と FAS
チロシンキナーゼ型		PDGFR, EGFR, MCSFR と SCFR
TGF-β レセプター type Ⅰ〜Ⅲ	type ⅠとⅡは Ser/Thr kinase receptor	TGF-βR
ケモカインレセプター	7回膜貫通レセプター	

表14 サイトカイン受容体の種類（WS box: Trp-Ser-X-Trp-Ser；Ⅰ型とⅡ型は，シグナル伝達に関与する共通の受容体分子を共有することが多い．チロシンキナーゼ型レセプターと TGF-β レセプターは，受容体型キナーゼ）

ブユニットに突然変異がみられます．

　これらのサイトカインの性質は，種々の細胞がその受容体を持っており，同一のレセプターを介して細胞ごとに異なる作用を示すので，多様性がみられます（多様性）．また，シグナル伝達に必要なサブユニットを共有しているので，いろんな情報が重複して細胞に伝わります（重複性）．

　なぜ，多様性や重複性が必要なのでしょうか？　おそらく，いろんな細胞に伝え，とにかく，炎症現場に多種の細胞を誘導したいからだと著者は思います．その場合，生物は，侵入異物を特定できなくても，TLRs などによって，いろんな異物（ウイルスや細菌）の侵入を見逃さず，異物をグループ分けし，それぞれに専用の生体防御が対応することが重要ということだと，著者は，思います．

12 ウイルス感染と免疫

12-1. 小さい病原体としてのウイルス

　1800年前後のJennerの時代には，病原体の実体はほとんどわかっていませんでした．1900年ちょっと前に，やっとKochの3原則（あるいは4原則）が確立されました．この原則の1つは，"その病原微生物は純粋培養できる"でしたから，当時の技術では，病原微生物にウイルスは含まれていません．しかし，Kochの原則から，ウイルスが発見されました．すなわち，タバコモザイク病を起こした葉をすりつぶし，それを健康な葉に植え付けたら，タバコモザイク病になりました．1892年のことですから，Kochが病原体によって病気が起こることを見つけてから数10年が経っています．葉をすりつぶして，その中に病原体がいるはずです．細菌が引っかかる程度のフィルターを通った濾液に，タバコモザイク病の原因物質があり，どうも小さいものらしいということが1892年にわかりました．1898年，Friedrich Löffler（1852-1915）とPaul Frosch（1860-1928）が，ウシなどの口とひづめに病変を起こす家畜の口蹄疫で，1901年には，Walter Reed（1851-1902）が黄熱病で，フィルターを通った濾液が，病変を起こすことを明らかにしました．この時点では，フィルターを通る小さいものだということしかわかりませんでした．まだ，実物を見ていませんが，濾過性の病原体が，1892年から1931年にかけて次々〔1907年（イボ），1909年（ポリオ），1919年（ヘルペス），1931年（インフルエンザ）〕と見つかりました．まだ，それから100年程度しか経っていません．

12-2. ウイルスの単離

　1929年，ウイルス研究に応用できる大きな発見がありました．超遠心機という非常に遠心速度が速い機械が発明され，微量粒子が遠心チューブの底に沈降すること，そして，それがどうもウイルスらしいということがわかってきて，超遠心機で病原微生物が単離できるようになりました．Kochの3原則にあったように，病気は病巣を作っており，病巣の中に病原体がいます．そこから超遠心機によって，病原体を単離できたので，純粋培養を試みることが可能になりました．

12-3. ウイルスの可視化

　1939年に，また，ウイルス研究に応用が効く大きな発見がありました．電子顕微鏡が開発され，フィルターを通る小さい病原体を超遠心機で単離し，電子顕微鏡で観ることができるようになりました．タバコの葉に，たくさん変なあざみたいなものができていて，その病原体を電子顕微鏡で観ると，タバコそのものという形をしていることがわかりました．

　Kochの3原則からすると，それらの病原体を純粋培養でき，増やせる必要があります．1931年，Goodpasteurが発育鶏卵法によって，病原体を増やすことに成功しました．超遠心機が発明されて2年後のことです．1950年には，細胞培養法がEndersによって開発されました．細胞にウイルスを感染させると，普通，細胞はウイルスに必要な蛋白質だけを作るようになり死んでしまいます（cytopathic effect: CP）．が，1962年，ウイルスが増えても死なない細胞，Vero細胞，が千葉大学医学部細菌学教室（当時）のYoshihiro Yasumuraによって，健康なアフリカミドリザルの腎臓上皮細胞から分離・樹立され，ウイルスを純粋培養できるようになりました．つい最近（60年ほど前）のことです．

　ウイルスは，フィルターを通る，小さな〔30 nm（ポリオウイルス）〜 300 nm（痘瘡ウイルス）；10 kb未満（cf. ブドウ球菌，3000 kb）〕細胞内寄生体で，DNAかRNAのどちらかしか保有せず，寄生した細胞の中で部品を集めてウイルスが組み立てられます．そして，複製の結果として，ときに病気を起こすものです．

12-4. ウイルスの構造

　ウイルスがどういう実体かわかってきたのはほんの最近です．基本的に理解してほしいことは，ウイルスの本体は，DNAかRNAかどちらかだということで，それらはむき出しではなく，外殻蛋白質と外被蛋白質で包まれています．したがって，ウイルスは，自分のための蛋白質を作る（感染した細胞に作ってもらう）必要があります．蛋白質合成のためにはメッセンジャーRNA（mRNA）になって，リボゾームのところでトリプレット構造を作ってトランスファーRNA（tRNA）でアミノ酸をどんどんつないでいく必要があります．ウイルスは，DNAとかRNAしか持っていないので，蛋白質を合成できる，そういう工場を持っている細胞の中でしか，ウイルスは増殖できません．

　ウイルスの構造ですが，コアとしてウイルス核酸を持っています．それを外殻蛋白質が覆い，その周りに外被があります．ウイルス自身は，DNAかRNAですが，ウイルスが細胞に感染し，増えるには蛋白質が要るわけで，細胞に寄生してこの蛋白質を作ってもらいます．この蛋白質の立体構造によって，いろんな特徴的な形態を呈します．タバコの葉に，たくさん変なあざみたいなものができていて，その形態は，タバコそのものという形をしています．DNAウイルスには，腺がんを作るアデノウイルス，牛痘のワクチニアウイルス，ヒトの子宮がんなどを起こすパピローマウイ

DNAウイルス	アデノウイルス，ワクシニアウイルス，パピローマウイルス，ヘルペスウイルス，B型肝炎ウイルス
RNAウイルス	ピコルナウイルス，ロタウイルス，エボラウイルス，インフルエンザウイルス，麻疹ウイルス，AおよびC型肝炎ウイルス

表15　ウイルスの種類

ルス，帯状疱疹（背中から体側にかけて体力が落ちたときに出てくる痛い疱疹）を起こすヘルペスウイルスやB型肝炎のウイルスがあり，それぞれ特徴ある形態をしています．RNAウイルスでは，非常に不思議な形をしているエボラウイルスは，エボラ出血熱を惹き起こして非常に早期に死亡したりする毒性の強いウイルスです．他にインフルエンザウイルス，麻疹ウイルスやA型およびC型肝炎ウイルスなどがあります（表15）．それぞれ全然違う形態をしていますが，基本的には，コアに核酸があって，その周りに外殻蛋白質と外被蛋白質があります．しかし，C型肝炎ウイルスは，長い間，高濃度のウイルス溶液を使って電子顕微鏡で観ても何も見えないし，結晶化もできませんでした．理由は，電子顕微鏡は真空中で観察するため事前に資料から水を取り除きます．このとき，C型肝炎ウイルスは，宿主細胞の膜を借用していたので，脱脂まで起こり，均一でない粒子は結晶化もできませんでした[108]．したがって，事前の脱水という常識を捨てたとき，C型肝炎ウイルスが電子顕微鏡下に姿を現したと，Shinichi Fukuokaの2018年2月1日付朝日新聞の"福岡伸一の動的平衡"コラムにもあります．

　ウイルスは，DNAかRNAで自分のための蛋白質を作ることができません．できないけれど，ウイルスは，生き物だろうと当時の人達は思っていました．ところが，1935年にアメリカのWendell M. Stanleyが，タバコモザイクウイルスを硫安沈殿させて，精製し，結晶化しました．ウイルスというのは生き物だと考えていたのに，結晶化されたということで，ウイルスは本当に病原体なのかという大論争が起こりました．

　ウイルスの特徴は，非常に小さい微生物で，フィルターを通り，DNAかRNAの核酸とそれを覆う蛋白質からできています．エネルギーを代謝する酵素はなく，リボソームもありません．したがって，ウイルス自身では蛋白質を合成できないので，必ずウイルスのための蛋白質を造ってくれる細胞に寄生し，生きた細胞の中で一挙に増えます．大きさは，30〜300 nmで，単位は，ご存知と思いますが，mmの1000分の1がμmで，その1000分の1がnmです．核酸の長さは，ブドウ球菌の場合，3000 kbですが，ウイルスの大きさはせいぜい10 kbですから非常に小さい核酸です（表16）．

　インフルエンザウイルスは，HとNでタイプ分けをしています．Hがヘマグルチニン［hemagglutinin = hem（赤血球）+ agglutinate（凝集）］で，Nはノイラミニデース（neuraminidase）で，ヒトが宿主の場合，抗原亜型は，H1N1，H2N2，H3N2とH5N1です．ウイルス表面上のヘマグルチニンが細胞の膜に結合し，ノイラミニデースで膜を破壊し，細胞内へ入ります．このノイラミニデースに対する阻害剤（タミフル，リレンザなど）を投与すると，インフルエンザウイルスは細胞内に入れなくなるのと，ウイルスが細胞で増えて次の細胞に行くときにもノイラミニデー

ウイルス	麻疹（はしか），流行性耳下腺炎（おたふくかぜ），インフルエンザ，風疹，ポリオ，無菌性髄膜炎，普通感冒（かぜ），狂犬病，日本脳炎，成人T細胞白血病，後天性免疫不全症候群（エイズ），痘瘡（天然痘），咽頭結膜熱（プール熱），水痘（水ぼうそう），口唇ヘルペス，性器ヘルペス，帯状疱疹，伝染性単核症（キッス病），突発性発疹，肝炎，伝染性紅斑（リンゴ熱）など
細菌	結核，腸チフス，赤痢，百日咳，破傷風，ジフテリア，猩紅熱，淋病，梅毒，コレラ，ペスト，ハンセン病など
マイコプラズマ	原発性異型肺炎など
リケッチア	つつが虫病，発疹チフスなど
クラミジア	トラコーマ，オウム病，非淋菌性尿道炎など
真菌	カンジダ症，白癬（みずむし）など
原虫	マラリア，トキソプラズマ症など
プリオン	クロイツフェルト・ヤコブ病など

表16 ウイルスと他の微生物による病気

スを使うので，これらを阻害すると細胞に感染できないし，細胞で増えた後，細胞外に出られないので，インフルエンザウイルスの感染に対して，積極的な治療ができるようになりました．細胞に感染する時期と，増えた後に出ていく時期の，比較的感染初期の段階で，ノイラミニデースに対する阻害剤を投与すれば，インフルエンザがそれ以上重篤にはならないということです．

ただ問題はこういう風にタイプがいろいろあり，毎年違うので，予防接種というのはどういうタイプが流行するかを予測して，ワクチンを打って予防しています．ノイラミニデースに対する阻害剤が開発される前は，インフルエンザウイルスに感染すると，栄養を取って安静にしている，が唯一の治療法でした．ウイルス感染に対して積極的な治療が可能になったことは，大変な進歩です．

12-5．ウイルスの増殖

普通の細胞は，1個から2個，2個から4個に増えるわけですが，ウイルスの増殖は，分裂によらず，核酸をたくさん複製し，その後，外殻蛋白質と外被蛋白質を作ると，感染性を回復したウイルスが爆発的に増えることになり，次の細胞に行きます．したがって，ウイルスとしての感染性を失うとき（暗黒期：ウイルス核酸が，感染細胞内で外殻蛋白質や外被蛋白質なしに，複製する時期）があります．ヒトはこれを上手く予防や治療に利用する必要があります．

細胞の存在するところ，あるいは，蛋白質を合成できる生物，にウイルスは存在するので，宿主は，動物，植物や細菌です．細菌を宿主とする場合，バクテリオファージ（bacteriophage）という名前で呼ばれています．ウイルス感染には指向性，好み，がありますが，普通，ウイルスの標的細胞は非常に狭く，呼吸器系細胞，しかも，咽頭にしか感染しないとか，消化器系細胞にしか感染しないとか，が起こりえます．ウイルスと特異的に結合する受容体があるかないかは，細胞の中

にウイルスの増殖をサポートする因子があるかないかで決まります．これは，ウイルス自身が決めるのではなく，感染してそこにサポートする因子があるかないかで決まります．

　感染経路ですが，いろんな感染経路があり，虫に刺されたとか，SARS（severe acute respiratory syndrome）ウイルスの場合は呼吸器から，腸内ウイルスだと便，したがって，口から入ってきます．母乳とか胎盤とか産道で，垂直伝播で胎児に移ることもあります．インフルエンザウイルスや human immunodeficiency virus（HIV）あるいはエイズ（aquired immune deficiency syndrome: AIDS）ウイルスは，読み違えても修復をしないので，似て非なるもの（準種）に変わっていきます．したがって，インフルエンザやHIVは予防が難しいし，治療も難しくなります．

12-6. ウイルスの細胞生物学的応用

　ウイルスには，感染細胞に遺伝子を運ぶ機能があるので，その結果，感染細胞を進化へと導く可能性があります．この機能を上手く使って細胞生物学的に応用された例として，モノクローナル抗体をつくるとき，骨髄腫細胞と脾臓細胞をポリエチレングリコールで融合させて，増える脾臓細胞を作りますが，初期にはセンダイウイルスを細胞融合に使ったことがあります．

　最近は，腫瘍溶解性ウイルス（腫瘍細胞に直接感染し，細胞融解を引き起こす）[109]，遺伝子治療に用いるウイルスベクター（遺伝子異常を持つ細胞に治療遺伝子を運ぶために，自己複製しないウイルスを用いる）[110] やウイルス免疫療法（遺伝子操作されたウイルスを用いて特定のがん抗原などを作成させ，免疫系に提示する）[111] などに，ウイルスやその一部が応用されています．

12-7. ウイルス感染

　ウイルスに曝露されると，初期の増殖は，気道や消化管で起こり発病します．その後，リンパ節や脾臓で増殖し，2次ウイルス血症が起こると，親和性臓器に感染して，発病します．したがって，発病の機会は2回あります．

　ウイルス感染すると，細胞中で増え，細胞は細胞用の蛋白質を作れなくなり，ウイルスのための蛋白質ばかり作って，ウイルス感染細胞は死滅します．これが細胞破壊です．もう1つは持続感染で，細胞は生きたままですが，細胞は変化し，がん化，あるいは感染だけをして他の細胞に移っていくこともあります．しかし，後者も，腫瘍化したりすることがあるので問題になります．腫瘍化というのは，ウイルスの核酸が細胞の染色体へ組み込まれ異常増殖する場合で，肉腫などを作る src（sarcoma: 肉腫の短縮形）遺伝子などがその例です．レトロウイルスの場合は，持続感染でがん化する場合があります．

12-8. ウイルスに対する生体防御

　ウイルスによって細胞が死滅させられた場合，その細胞はウイルスの役に立たないので，ウイルスは細胞を離れ，遊離します．ウイルス遺伝子が，染色体に組み込まれず，ウイルスの残骸が残っていれば，宿主は，ウイルスを中和するために，液性免疫でウイルス蛋白質に対する抗体を作ります．持続感染とか腫瘍化してしまうと，その細胞の中で増え，ウイルスが宿主である細胞をがん化することがあります．がん化した細胞のMHCのクラス1の上には，その細胞で一番作られている蛋白質のペプチドがのるので，ペプチド（必ずしもがん細胞由来とは限らない．むしろ，宿主細胞由来がほとんどなので，がん細胞は厄介である）を認識して主として細胞免疫が起こります．また，感染，あるいは持続感染や腫瘍化したりし始めた初期には，ウイルスに感染した細胞が次のウイルスの感染を干渉，interfere，する物質を分泌するということで，1957年，Alick IsaacsとJean Lindenmannがinterferonと命名しました[83]．が，この3年ほど前に，日本人（長野泰一，小島保彦ら）が，ウイルス抗原でもなく、抗ウイルス抗体でもない抗ウイルス因子を見つけていますが[82]，残念ながら，名前の体裁と分子の作用機構にも触れている点などから，interferonという名前が残ったようです．

　麻疹，ポリオ，流行性耳下腺炎，風疹，水痘や痘瘡ウイルスでは，全身免疫が必要で，主としてIgMやIgGですが，インフルエンザウイルスの場合，気管支粘膜や肺胞の粘膜でウイルスが増えますので，局所への液性免疫でIgAができます．IgDについては機能がわかっていませんが，成熟B細胞上に発現し，血中にも0.03 mg/mLの濃度でIgDとして存在し，半減期が3日ということですから，何か重要な働きをしているのではと，著者は，門外漢として感じます．

　細胞性免疫については，中和抗体がまったく存在しないγグロブリンがほとんどできない人でも，麻疹と種痘後の回復は正常で，液性免疫がなくても細胞性免疫で回復するので，液性免疫と細胞性免疫，どちらも関係しているようです．しかし，胸腺のリンパ腺形成不全がある場合，ウイルス感染に対する抵抗性が欠如します．これは，液性免疫と細胞性免疫療法とも，胸腺で分化したT細胞（ヘルパーT細胞）の助けが要るからかもしれません．また，動物の新生児胸腺摘出とか，あるいは抗T細胞血清で処理すると，細胞性免疫がなくなります．そういう場合は，ウイルスに対する細胞性免疫が落ちることになります．その際は，骨髄細胞やリンパ系細胞を移入する必要があります．

12-9. ウイルスに対する細胞性免疫

　ウイルスに対する細胞性免疫として，CTL，DTH，ADCCとNK細胞が知られています．1974年に，Rolf ZinkernagelとPeter Dohertyがウイルスに対する細胞傷害性T細胞のMHC拘束性を見つけました[17]．自己MHCを発現している細胞がウイルスに感染したとき，細胞傷害性T細胞（CTL）が傷害し，非自己MHCを発現する細胞が同じウイルスに感染しても傷害しま

せん．DTHとは，delayed-type hypersensitivityのことで，T_{DTH}細胞からも細胞性免疫で非常に大事なサイトカインの1つ，IFN-γ，ができます．K細胞のantibody-dependent cellular cytotoxicity（ADCC）というのは，抗体に対するFc受容体を持っているK細胞が，抗体のFc部分を付けて，あたかも抗原に対する抗体を持っているかのように細胞性免疫を発揮します．NK細胞は，IFN-γやIL-2を産生できるので，細胞性免疫として重要です．T細胞とK細胞はリンパ系の細胞ですし，NK細胞もリンパ系の細胞です．リンパ系細胞の傷害機構は，perforinで細胞に小さい穴を開け，granzymeという核酸分解酵素を注入し，核酸を断片化しますが[112, 113]，上皮系細胞や大きな腫瘍細胞（Meth A線維肉腫細胞など）は，強固な細胞膜を持っているので，perforinに抵抗性です[31]．したがって，リンパ系細胞だけがウイルスに対する細胞性免疫を担当しているとは，著者自身は，考えていません．

実際，$H-2^d$特異的CTLの標的細胞特異性（図31）と同様に，Sendaiウイルス特異的CTL（$H-2^d$）は，Sendaiウイルスに感染したP815（$H-2^d$）肥満細胞腫〔12時間培養で（71.6 ± 10.8）％傷害；mean ± SD（n = 12）〕やBALB/3T3（$H-2^d$）線維芽細胞〔(65.7 ± 10.8)％傷害；mean ± SD（n = 12）〕などには非常に強い細胞傷害活性を示しましたが，同じようにウイルス抗原を細胞表面に発現しているKLN205（$H-2^d$）扁平上皮癌〔(18.6 ± 7.8)％傷害；mean ± SD（n = 12）〕やMeth A（$H-2^d$）線維肉腫細胞〔(2.0 ± 3.9)％傷害；mean ± SD（n = 12）〕には，Sendaiウイルスに感染していないBALB/3T3細胞〔(17.6 ± 1.0)％傷害；mean ± SD（n = 12）〕やSendaiウイルスに感染した3LL Lewis（$H-2^b$）肺がん細胞〔(8.8 ± 2.9)％傷害；mean ± SD（n = 12）〕に対してと同様に，ほとんど細胞傷害活性を示しませんでした（図62）．しかし，Sendaiウイルスに感染したKLN205扁平上皮癌細胞やMeth A線維肉腫細胞は，CTLによるSendaiウイルスに感染したBALB/3T3線維芽細胞に対する細胞傷害活性をSendaiウイルスに感染したBALB/3T3線維芽細胞やP815肥満細胞腫と同様に阻害したことなどから，CTLは，標的がん細胞上のH-2（マウスMHCクラス1）分子上のSendaiウイルスペプチドを識別できても上皮系細胞やMeth A細胞を傷害できないことが示唆されました．

1997年から2002年にかけて，Coxsackieウイルスによる膵炎[114, 115]，Coronaウイルスによる腹膜炎[116]，中枢神経系ニューロンでのalphaウイルスの増殖[117]やherpes simplexウイルスtype-1による神経死の防御や阻害にIFN-γが必須であること[118]や，measlesウイル

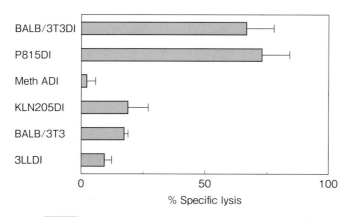

図62 抗Sendaiウイルス CTL の細胞傷害特異性[31]

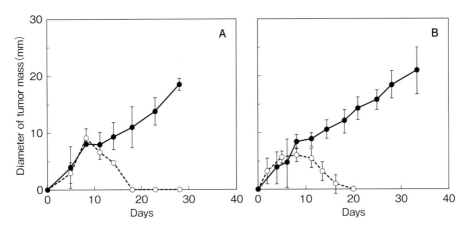

図63 Sendai ウイルスに感染した Meth A 細胞のウイルスに（A）免疫，（B）非免疫 IFN-γ＋/＋（●）および IFN-γ－/－（○）BALB/c マウスの皮下での増殖[120]

スによる中枢神経系の疾患に対する免疫による防御は，noncytolytic で IFN-γ に依存しているとの報告[119]などが相次ぎました．そこで，Sendai ウイルス特異的 CTL を BALB/c IFN-γ＋/＋マウスと IFN-γ－/－マウスで誘導し，Sendai ウイルスを感染させた RLmale1（T cell lymphoma），BALB/3T3 線維芽細胞と Meth A 線維肉腫細胞に対する細胞傷害活性を調べたところ，RLmale1 と BALB/3T3 線維芽細胞に対する細胞傷害活性は，IFN-γ 非依存的で，Meth A 細胞には，共に細胞傷害活性を示しませんでした[120]．しかし，Sendai ウイルスで免疫した，あるいは，非免疫 BALB/c IFN-γ＋/＋マウスと IFN-γ－/－マウスに，Sendai ウイルスに感染した Meth A 線維肉腫細胞を皮下に移植すると，ウイルスに対する免疫，非免疫に関係なく，IFN-γ＋/＋マウスでは拒絶され，IFN-γ－/－マウスでは Meth A 細胞は増殖し続けました（図63）．が，IFN-γ－/－マウスへの Meth A 細胞移植後，4日，7日と 10日に 10^5 units の IFN-γ を皮下注射すると拒絶され，IFN-γ＋/＋マウスでの拒絶は，マクロファージを枯渇させる dichloro-methylene diphosphonate containing liposome（DMDP-liposome）の静脈内注射によって延長しました[120]．

　以上の結果は，被認識抗原が，ウイルス抗原であれ，同種異系（アロ）抗原であれ，がん（関連）抗原であれ，リンパ系細胞や間質系細胞であれば主として CTL が，大型の間質系細胞や上皮系細胞であれば主としてマクロファージが，それぞれの細胞傷害機構（CTL でのパーフォリン/granzyme とマクロファージでの細胞膜の bite off）によって拒絶，排除することが示唆されました．

12-10．ワクチンと抗生物質の相違点

　18世紀後半での Jenner の観察と実験によると，ウシの天然痘，牛痘，に罹った乳搾りをしている女の人は，ヒトの天然痘に罹らないか罹っても軽症で済むことが多い．ヒトが雌牛（vacca）

の天然痘（牛痘）に罹ると，ヒトの天然痘にも抵抗力を持つということです．1887年，Pasteurが殺菌微生物による狂犬病に対する予防法を開発し，Jennerに敬意を表してワクチン（vaccine）と名付けました．

　ワクチンというのは，抗原性が似ている別の病原体（ヒト天然痘ウイルスと牛痘ウイルスなど），トキソイド（ジフテリア，破傷風，百日咳など）や弱毒化（ポリオ，はしか，風疹，おたふく風邪など），あるいは，不活化（日本脳炎，狂犬病，A型肝炎，コレラなど）病原体や病原体の成分（B型肝炎，インフルエンザなど）をヒトなどの哺乳動物に感染させ，ウイルスに対する獲得免疫（特異的抗体の産生やウイルス特異的CTLなど）を誘導して，ウイルス感染を特異的に予防するものです．抗原性が似ていて，宿主が重大な健康被害を受けないで，獲得免疫を誘導して病気を予防するのがワクチンです．

　一方，抗生物質は，ヒトにはまったく影響がなくて，あるいは，ほとんど影響がなくて，細菌の細胞膜を作れなくしたり，細菌が増えるのに大事な蛋白質を作れなくしたり，病原体特異的な増殖を阻害する物質のことで，細菌による感染症を治療するものです．

　したがって，ワクチンと抗生物質は，物質的にも，また，作用機構も，全然違います．

12-11. ワクチンの種類

　上述した如く，Jennerが，ヒトの天然痘の予防に利用したのはウシの天然痘ウイルスで，生ワクチンです．他には，ポリオ，麻疹，風疹，流行性耳下腺炎ウイルスなどがあります．細菌の毒素を弱毒化したものとして，ジフテリア，破傷風や百日咳などがあります．抗原性を失わない程度に不活化したウイルスワクチンとして，日本脳炎，狂犬病，A型肝炎ウイルスが，細菌ワクチンとしてコレラがあります．また，病原体の一部を使ってワクチンにしたのが，B型肝炎やインフルエンザウイルスです．ワクチンといっても生のものもあれば細菌の毒素だけを弱毒化したのもあれば，ウイルスを不活化したのもあり，これらは皆な，毒性が弱いか，弱毒化か，不活化されたものです．すなわち，抗原性が同じか失われず，生体を傷害しないか軽度の傷害で，ウイルスや細菌が排除され，リンパ系細胞がウイルス抗原を記憶し，次回の感染に備える，これらの条件が基本です．

　ワクチンの効き目ですが，ウイルス遺伝子が安定かどうかです．天然痘ウイルスは，安定だから一生効果があり，天然痘は，1980年にこの世からなくなりました．しかしインフルエンザウイルスは，毎年，流行する型が異なり，エイズ（AIDS）ウイルスは，遺伝子の一次構造が大きく変化するので，ウイルスに対するワクチンはできていません．インフルエンザウイルスの場合は，変化の程度が大きくないので，流行を予想してなんとかワクチンを作っています．

12-12. ワクチンの副作用

　天然痘ウイルスを接種するとどうなるかというと，被験者が非常に重篤な天然痘を発病し，天

然痘をかえって流行させることがあります．しかし，Jennerの場合は，ウシの天然痘ウイルスを接種するので，抗原性は似ているけれども，水泡が少しできるくらいで，ヒトの天然痘のようなあばた顔にはなりません．しかし，実際には，副作用がたくさん知られるようになりました．したがって，ワクチンの評価としては，効き目が確かどうかと安全かどうかというのが重要です．Jennerの時代は，流行によって年に何10万人もの人が死亡しました．そうなると，トルコ式の天然痘ワクチンで，多少，人が亡くなっても，予防することは大事だったかもしれません．その後，Jennerが，種痘法という牛痘による種痘法を開発し，副作用が非常に少なくなったということですから，当時は，種痘による副作用に目をつむることができたでしょう．しかし，第2次大戦後，100万人中数10名の割合で，種痘後に脳炎が起こるとなると，放置するわけにはいかなくなりました．1976年に千葉県立血清研究所のSou Hashizumeが，副作用が少ない種痘法（LC16m8）を開発しました．しかし，1977年の天然痘患者を最後に，1979年，天然痘患者の根絶を確認し，1980年，天然痘根絶宣言された関係で，残念ながら，種痘制度が廃止されました．この弱毒細胞培養痘瘡ワクチン（LC16m8）は，現在でも世界中で備蓄されています．

　したがって，現在，40歳くらいまでの人は種痘をしており，牛痘ウイルスを植え付けるという種痘法をやっていたわけです．が，現在では，ワクチンを受けるとき，たとえば，インフルエンザウイルスの場合，その病気（インフルエンザ）の重病さと，罹る可能性がどれくらいあるかと，ワクチンの副作用とを考慮する必要があり，接種時，発熱していないかということだけは，インフルエンザなどの予防接種を受けるときには聞かれます．

12-13．肝炎ウイルス

　B型肝炎とC型肝炎のウイルスの性質と特徴（表17）ですが，大きさが30 nmから60 nm（μmの1000分の1）で，外被（エンベロープ）はどちらにもあります．B型肝炎ウイルスは

	B型肝炎ウイルス	C型肝炎ウイルス
科	ヘパドナウイルス	フラビウイルス
大きさ・形	42 nm，球形	30〜60 nm，球形
ゲノム	ds/ss DNA	ssRNA
サイズ	3.2 kb	9.5 kb
感染経路	血液，体液	血液，体液
感染源	輸血，性交渉	輸血，医療行為
成人の初感染	急性肝炎のみ	しばしば慢性肝炎へ
頻度　劇症肝炎	40〜50%	稀
慢性肝炎	16.8%	70.6%
肝細胞がん	16.7%	76.0%

表17　B型C型肝炎ウイルスの臨床的特徴

double strand（ds）か single strand（ss）の DNA で，C 型は single strand の RNA です．ゲノムのサイズは 3.2 kb と 9.5 kb で，黄色ブドウ球菌が 3000 kb ですので，明らかに小さいということがわかると思います．

　B 型肝炎ウイルスは，輸血や体液で感染し，主な感染経路は輸血や性交渉です．成人の初感染では，急性肝炎のみで慢性肝炎になることは稀ですが，劇症肝炎になることが多く，C 型肝炎ウイルスは，輸血や体液で感染し，主な感染経路は輸血と医療行為です．C 型の場合は，しばしば慢性肝炎になることと肝細胞がんになることが多い．B 型と C 型で大事なのは，劇症肝炎になる B 型で慢性化するのが 1/6 程度しかないのに対して，C 型の場合は，劇症になることは稀ですが，しばしば慢性肝炎になることと肝細胞がんになることが多いことです．

　B 型肝炎ウイルスの場合，抗原性が強いので，B 型肝炎ウイルス感染細胞に対する CTL 活性も高く，C 型肝炎ウイルスの場合は，抗原性が弱く，CTL 活性も弱いので，しばしば持続性感染に移行すると言われています．臨床的な特徴ですが，B 型肝炎ウイルスの場合は，キャリア（症状が出ないがウイルスを持っている人）がいます．B 型肝炎ウイルス自体は肝障害を起こしませんが，CTL を移入したときのみ肝障害が出現（HBV や HCV transgenic mouse ではウイルス特異的 CTL を移入したときのみ肝障害が出現）するので，ずいぶん前の話ですが，細胞傷害性 T 細胞の Fas-Fas ligand が劇症肝炎に大事だと言われる研究者もおられました．肝がんと言われ（肝臓は消化器ですが，肝細胞は上皮？），肝細胞は非常に大きな細胞なので，CTL の標的細胞になりうるのか（大きな Meth A 線維肉腫細胞は CTL に抵抗性）[31]，著者は，少し疑問に思います．ただ，肝細胞は，腫瘍細胞ではないので，大量に CTL を移入した場合には，E/T 比が大きくなるので，ウイルス特異的 CTL が，直接，肝炎ウイルスに感染した肝細胞を傷害する可能性はあります．

　各論になりますが，A 型肝炎は，臨床的にはあまり問題にならないですが，輸血とか，性的交渉とかで起こる B 型と C 型肝炎は，慢性に経過する可能性のある肝炎で，その後，肝硬変とか，肝がんになる可能性があります．B 型肝炎の約半数は劇症肝炎で，約 2 割が慢性肝炎に約 2 割が肝がんに移行する可能性があります．一方，C 型肝炎では劇症肝炎は稀で，しばしば慢性肝炎に移行し，その大部分が肝がんになる可能性があり，これらは臨床的に治療が難しくなります．B 型肝炎ウイルスは DNA ウイルスですが，他は RNA ウイルスで，現在，抗原の検査ができるようになっています．

12-14. ヒトをがんにするウイルス

　成人 T 細胞白血病は，adult T cell leukemia（ATL）と言われていて，ある地方だけに起こることが多いので，風土病に近いかもしれませんが，human T cell leukemia virus-1（HTLV-1）によって起こります．肝臓がんは，hepatitis B virus（HBV）や hepatitis C virus（HCV）で起こります．子宮頸がんは human papilloma virus（HPV）で起こります．最近，新聞などで報道されていますが，HPV に対するワクチンを使って子宮頸がんを予防する試みです．日本では，2010 年から，ワクチン接種緊急促進事業が開始されましたが，2012 年頃から，局所疼痛などの副作用が問題になり，中断し，ワクチン接種再開について厚生労働省などで審議継続中です．

Burkitt lymphoma や上咽頭がんは Epstein-Barr virus (EBV) で起こります. また, AIDS で起こるカポジ肉腫は, 免疫力の極度に低下したヒトの血管内皮細胞に, human herpesvirus 8 (HHV-8) が日和見感染し, 発がんさせることによって発症します. ヒトのがんの約 20%はウイルス感染によって起こると言われています.

12-15. がん遺伝子 (oncogene)

1908 年, ニワトリの白血病ウイルスが見つかり, その後, ニワトリとマウスの白血病あるいは肉腫のウイルスも見つかって, 発がんの一つのメカニズムとして考えられました. しかし, これが 1 本鎖の RNA でした. ご存知のように, DNA が鋳型となって mRNA となり, mRNA がリボゾームのところに行き, その triplet 構造を認識した tRNA が次々とアミノ酸を運んで来て蛋白質ができます. 1 本鎖の RNA からは蛋白質はできないと言われてきました. ところが, 1970 年に, David Baltimore と Howard M. Temin が, 逆転写酵素 (RNA-dependent DNA polymerase) を発見し[121,122], 1 本鎖 RNA を鋳型として DNA を合成できるので, ある種の RNA ウイルス遺伝子を発がん遺伝子と考えるようになりました.

発がん遺伝子には, viral oncogene と cellular oncogene があり[123,124], viral oncogene は, あるだけでがんになります. しかし, cellular oncogene の場合は, それがあるだけではがん化しないし, むしろ生理的な増殖には必要です. Cellular oncogene の発現が制御されているからです. しかし, 制御遺伝子が抜けたり (deletion), oncogene が他の染色体に移動 (転座: translocation) したり, oncogene の構造が一部逆転 (inversion) すると, oncogene が活性化されがん化します.

一方, がん化を抑制するがん抑制遺伝子があり, 両親からそれらを引き継いでいればがん化しませんが, 母親と父親から両がん抑制遺伝子を引き継がないと, がん化を抑制できずがんになり易い[125,126].

前者 (発がん遺伝子) があればがんになり易く, 後者 (がん抑制遺伝子) がなければがんになり易いと予想されます. 現在, 500 種類以上のがん関連遺伝子と p53 と Retinoblastoma (Rb) などのがん抑制遺伝子が知られています.

12-16. ウイルスの応用

1964 年, 分子生物学が爆発的に進展する, 大きな発見がありました. 細菌が, 自分の遺伝子を methyl 化し, methyl 化された核酸は切断しない制限酵素を持って, methyl 化されていないウイルスの感染を防御しています. 非常に下等な生物でも, ウイルスに対する特異的な生体防御機構を持っているということです. 細菌に感染するウイルスを宿主が制御しているとの報告です[127]. 細菌が, 自分の遺伝子を methylation など, 修飾しておき, 細菌に感染するウイルスはそのままの

遺伝子なので，細菌は，自分を守るために，この修飾されてない遺伝子を酵素的に切断します．細菌でもウイルス感染を防ぐ生体防御系があり（細菌も完成品），しっかり種を維持しています．その後，いろんな遺伝子の構造を特異的に切断する酵素が発見され，遺伝子の切り貼りが可能になりました．

　1960年前後に，Yoshio OkadaがSendaiウイルスをかけると細胞が融合するということを発見しています[128]．1969年には，英国のオックスフォード大学のHenry Harrisが，がん細胞と正常細胞を融合させて，そのhybridsが悪性でなくなったので，tumor suppressor genesの存在を示唆しました[129]．自殺遺伝子をがん細胞に誘導して，そのウイルス感染を上手くがんの治療に使おうとした人もいます．また，1975年，Georges Köhler（1946-1995）とCésar Milstein（1927-2002）は，多発性骨髄腫細胞と脾臓を細胞融合させ，monoclonal抗体を作るときに利用して1984年ノーベル賞を受賞しました[130]．

13　プリオン

13-1. 狂牛病

　細菌，ウイルス以外の病原体による病気として，大きさが細菌とウイルスとの間のマイコプラズマによる原発性異型肺炎（胸部 X 線所見では重症に見えるが，患者は比較的元気），リケッチアによるつつが虫病，発疹チフス，クラミジアによるトラコーマ，オウム病，非淋菌性尿道炎，真菌によるカンジダ症，白癬（みずむし）や原虫によるマラリア，トキソプラズマ症などは，耳にされたことがあると思います（表 16）．しかし，プリオン病というと，あまりなじみがないかもしれませんが，狂牛病と言えばご存知かもしれません．

　Scrapie は 18 世紀から知られるヒツジの神経疾患で，J. Cuille が 1939 年に脳の乳化物を動物に接種して，疾患が伝達されることを確認しました[131]．その後，脳組織に海綿状態が共通の特徴として見られ，光学顕微鏡で多数の泡の集まりのように見えるので伝達性海綿状脳症とも呼ばれるようになりました．幸い，ヒツジの scrapie は，ヒトには感染せず，scrapie は増加しませんでした．種の壁があることを意味します．しかし，これが初期の狂牛病に対する対策の遅れにもなりました．

　ヒトの類似の疾患は，ウシのウシ海綿状脳症（bovine spongiform encephalopathy：BSE，狂牛病）や，チンパンジーやヒトのクロイツフェルト＝ヤコブ病（Creutzfeldt-Jakob disease：CJD）など，種々の哺乳類に見られ，狂牛病を発症したウシや CJD 患者の脳も，萎縮し海綿状になっています[132]．1954 年，その病原体がフィルター濾過性であることから，Bjoern Sigurdson が遅発性ウイルス説を提唱しました．1966 年，Corinne Gajdusek が，狂牛病（ヒトが狂牛病を発症したウシを食べて発症）で亡くなった人の脳の乳剤をチンパンジーの脳の中に投与しましたが，1 年経っても何も起こらなかったので，この狂牛病で亡くなった人の脳の中に病原体がないのか，最初は疑ったようです．が，1 年半後に，そのチンパンジーが，手を使わずにバナナを食べるようになりました[133]．したがって，Gajdusek も Sigurdson の遅発性ウイルス説を支持しました．

　一方，パプアニューギニアなどで，ヒトの脳を食べる人種がいて，クールー（Kuru）病という，激しい震えと運動機能の障害があって，数カ月で死んでしまう，非常に奇妙な病気が 1950 年くらいには知られていました．パプアニューギニアでは，Kuru 病で死亡した者の脳などを食するのは女性や子供の役割であるため，女性や子供の発症例が多い[134]．1957 年に William J. Hadlow

が scrapie と Kuru 病の海綿状態が似ていることに気づき，これを受け，Daniel C. Gajdusek が 1966 年にチンパンジーへの伝達実験に成功しました．また，1959 年に，Igor Klatzo が CJD の一部の病型では，Kuru 病同様の海綿状態を示すことを示唆し，Gibbs が 1968 年に CJD の伝達実験に成功しました[132]．

したがって，ヒツジ，ウシやヒトの脳を海綿状に萎縮させ，激しい震えと運動機能を障害し，数カ月で死に至らしめる病原体は，ウイルスと考えられてきました．

13-2. プリオン

しかし，1980 年代になって，ウイルスではなく異常蛋白質だと言い出した人がいます．米国 UCSF の Stanley B. Prusiner です．脳の乳剤の中に病原体がいるはずで，ウイルスなら DNase や RNase に感受性だが，病原体が抵抗性だったので，DNA や RNA ではなさそうで，蛋白質分解酵素によっても分解されず，紫外線とか熱とか消毒液にも抵抗性があるということで，非常に大きな問題になりました．1982 年，正常な蛋白質だと起こらないが，異常な蛋白質だと protein misfolding が起こり，それが正常な蛋白質にも感染して拡がり，そういう異常蛋白質を prion と名付けました[135, 136]．Prion という名は，proteinaceous + infectious と感染性を有するウイルス粒子（virion）との類似から名付けられました．そんなものが病気を起こすことはあり得ないと，Prusiner は散々叩かれたそうですが，1997 年，ノーベル医学生理学賞を単独で受賞しました．

卵の蛋白質は 100℃ で簡単に変性して，ゆで卵になりますが，コラーゲンなど繊維性の蛋白質は熱に強く，100℃ でも変性しません．プリオン蛋白が異常型になると，アミロイドという繊維を構成するようになるので，熱に強くなります．プリオン蛋白は，約 230 個のアミノ酸からなる蛋白質で，すべての人が持っており，脳や脊髄などの神経系に多く存在します．その生理機能は，まだ，はっきりわかっていません．この正常型プリオン蛋白は，立体構造が変化して，感染性を持つ異常型プリオン蛋白になることがあり，プリオン病とは，この異常型プリオン蛋白が脳内に蓄積することによって引き起こされる病気で，scrapie，BSE，CJD，Kuru 病やプリオン病など種々の名前で呼ばれています．

なぜ，Kuru 病や狂牛病などの奇病が発生したのか？ Kuru 病や狂牛病で死んだヒトやウシの脳や神経系には異常な prion が蓄積しており，それらをヒトやウシに食べさせたから感染がヒトやウシに広がったということでしょう．狂牛病の発生（188579 頭）は，1992 年がピーク（英国だけでも約 4 万頭）で，2013 年には 7 頭へと激減しました．日本でも 2001 年 9 月以降，2009 年 1 月までの間に 36 頭の感染牛が発見されましたが，2003 年以降に出生したウシからは，狂牛病は確認されていません．狂牛病で死んだ，あるいは，死にかけたウシの特定危険部位（脳，眼，扁桃，脊髄，脊柱や回腸遠位部など）を食して狂牛病（variant Creutzfeldt-Jakob disease）を発症した患者は，世界で，1988 年から 2001 年にかけて 280 人に達し，そして scrapie でヒツジも死んで大騒ぎになりましたが，その後 10 年くらい経って収束しました．何をしたら，奇病に罹るか，ヒトが理解し，蛋白製剤としてウシやヒツジなどの脳，脊髄が含まれた肉骨粉を子牛に与えることを止め，狂牛病に罹ったウシの特定危険部位をヒトが食べることを止めたからです．

14 過敏症

14-1. 過敏症という表現は正しいか？

　アレルギー〔ギリシャ語の allos（変わった）と ergon（働き）を組み合わせた造語〕とか，過敏症と教科書などでは書かれています．すなわち，侵入する異物が，ウイルスや細菌ではないにもかかわらず，病原微生物と同様に反応するから，あるいは，同じ異物でも，反応する人としない人がいるということで，過敏症という表現になっています．しかし，実際には，生体にない，非自己異物に対して反応していますので，普通の生体反応だと，著者は，思います．ただ，なぜ，人によって反応が違うかは，過敏症か普通の生体反応かを知る上でも重要ですので，明らかにする必要があります．したがって，この教科書では，なぜ，人によって反応が違うかについても，触れたいと思います．

14-2. アレルギーの分類

　アレルギーの分類ですが，1〜3型は，抗体，いわゆる液性免疫がベースにあって生体成分と違うもの，非自己異物，に対して抗体を産生し，即時的（侵入後，数分から数時間）に反応します．4型は，マクロファージ系細胞が主として関与する細胞性免疫で，異物侵入後，24時間から48時間後，遅延型，に反応します（表18）[137]．2型と3型は比較的稀なケースですが，1型と4型は比較的 popular です．

14-2-1. 1型アレルギー

　1型には，気管支喘息，花粉症，食物に対するアレルギーやアトピー性皮膚炎などがあり，よく耳にする疾患です．花粉や食物が鼻や口から入ってきたときに，生体が反応して，花粉や食物抗原に対する抗原特異的 IgE（血清中での濃度が元々低いタイプの抗体）を作ります．この IgE 抗体は，1966年，Kimishige Ishizaka と Teruko Ishizaka によって，IgA でも IgG とも違う新しい抗体によってアレルギー反応（reagine 活性）が起こることが発見されました[138, 139]．この抗原

14 ▶ 過敏症

	1型	2型	3型	4型
型	液性免疫 即時型 アナフィラキシー型	液性免疫 細胞傷害型	液性免疫 免疫複合体型	細胞性免疫 遅延型
抗体など	IgE	IgM, IgG, 補体	IgA, IgM, IgG の免疫複合体	—
機構	肥満細胞によるケミカルメディエーターの放出	補体による細胞融解	免疫複合体による血管, 組織の傷害	サイトカインの産生
例	気管支喘息 アレルギー性鼻炎 花粉症 蕁麻疹 アナフィラキシーショック 食物アレルギー アトピー性皮膚炎 結膜炎 過敏性血管炎	自己免疫性溶血性貧血 血液型不適合溶血性貧血 特発性血小板減少性紫斑病 グッドパスチャー症候群 バセドウ病 重症筋無力症	血清病 SLEでの腎炎, 血管炎 溶血性連鎖球菌感染後糸球体腎炎 過敏性肺臓炎 アレルギー性アスペルギルス症	接触性皮膚炎 ツベルクリン反応 移植拒絶反応 腫瘍免疫 アレルギー性肉芽腫性血管炎 ウェゲナー肉芽腫症

表18 アレルギー反応, 機序と疾患 (Coombs と Gell の分類)

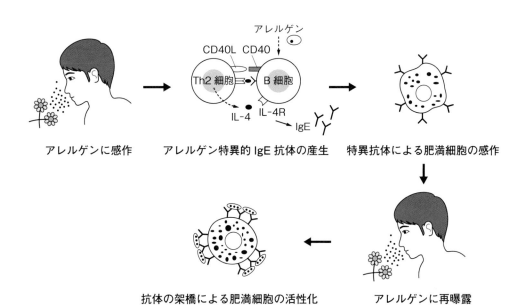

図64 1型アレルギーの発症機構 (従来)

　特異的 IgE 抗体の産生機構の詳細については, 後述したいと思いますが, 花粉や食物抗原に対する抗原特異的な IgE 抗体の Fc 部分が, 肥満細胞の Fc 受容体について, 感作が成立します. 感作された後に, 再度, 同じ花粉あるいは食物が入ってきますと, 肥満細胞上の IgE を crosslink (架

橋）して肥満細胞内の顆粒にそのメッセージが伝わり，肥満細胞から，histamin, prostaglandin や leukotriene などが分泌され，それが鼻粘膜における知覚神経である三叉神経終末にあるヒスタミン受容体（H_1 受容体）と結合して，くしゃみや鼻水が出ると考えられています（**図64**）．

14-2-2. 2型アレルギー

2型アレルギーは，IgG や IgM と補体による細胞融解型アレルギーで，その一例は，血液型不適合です．ABO 型と Rh 型の血液型については，皆さんよくご存じと思います．たとえば，母親が Rh^-，これは日本人には少ないですが，欧米では10数％あります．父親との間でできた子供が Rh^+ だとしますと，この Rh^+ の血液が出産時に胎盤が壊れることにより，母親の血液と混ざります．混ざりますと，母親の Rh^- の血液は，抗原がないのと相対的に少数なので子供にはほとんど影響はありませんが，子供の Rh^+ の赤血球が母親の方へ行きますと，Rh 抗原に対する IgG 抗体が母体内で産生されます．第1子はすでに生まれていますので，影響はありませんが，第2子以降には，この IgG 抗体が胎盤を通過し，胎児赤血球に作用して溶血を起こします．母親と第1子の ABO 型血液型が違うと，子供の赤血球は母親の血清中の自然抗体と補体などによって溶血，排除されますが，血液型が同じだと Rh^+ の赤血球が長時間残ります．残ると Rh^+ に対する抗体がより多く産生され，第2子以降に溶血や黄疸がより強く起こり，ときには死に至ります．

我々のからだは，非常によくできていますが，想定外というか，すべての悪影響を防げるわけではありません．が，ヒトは，1960年代末から，母親の血液型が Rh^- で胎児（第2子以降）の血液型が Rh^+ のときは，妊娠中に母親に抗 Rh^+ 抗体を投与して，胎児の Rh^+ 赤血球による母親の感作を予防するようになりました．その結果，新生児溶血性疾患での出生1000人対死亡数（人）は，1970年の0.3から1980年には0.04まで低下しました．

14-2-3. 3型アレルギー

抗原と抗体の免疫複合体が補体を活性化し，組織を傷害するアレルギーで，限局的な部位にとどまる場合をアルサス型といい，全身的なものを血清病と呼びます．外来性アレルギー性肺胞炎はアルサス型反応の，systemic lupus erythematosus（SLE：全身性エリテマトーデス）や溶血性連鎖球菌感染後糸球体腎炎は血清病の代表例ということになります．この種のアレルギーは，2～8時間で，発赤や浮腫となって現われます．SLE というのは聞いたことがあるかと思いますが，こういう自己抗体を産生する自己免疫疾患の場合，全身性に自己抗体ができるので，免疫複合体が腎臓や血管などに沈着すると，糸球体腎炎や血管炎が起こります．また，鳥飼い肺（外来性アレルギー性肺胞炎）患者は，すでに *Micropolyspora foeni* などの外来抗原に感作されているので，抗体が血清中にあり，同じカビ抗原を吸入すると，免疫複合体が肺胞内で形成されます．その後，この免疫複合体が補体を活性化して，細胞の集積，炎症および線維化を誘導し，外来性アレルギー性肺胞炎を発症します．

血管作用性アミン拮抗薬は，心臓での動脈内皮細胞の増殖，内皮細胞下の免疫複合体，動脈中膜の壊死や心筋炎，肺の動脈への好中球の浸潤などの発症を，ほぼ完全に阻害します．しかし，血小板を除けば，内皮細胞下の免疫複合体，動脈中膜の壊死や肺の動脈への好中球の浸潤はほぼ阻止できますが，心臓での動脈内皮細胞の増殖では約半数に減少し，心筋炎にはまったく効果がありません．すなわち，血小板を除く実験系は，生理的条件とは異なる病態を作ったために，様々な免疫

複合体病の発症機構（血小板の凝集の関与度）が異なるように見えた，と著者は，考えています．様々な免疫複合体病で血小板の凝集の関与度が異なるのかもしれませんが，実験，あるいは，薬の効果は，できるだけ生理的条件下で実施され，評価されるべきだと，著者は，思います．

14-2-4. 4型アレルギー

4型アレルギーで有名なのはツベルクリン反応です．ツベルクリンは，1890年，Robert Kochによって結核治療目的に開発されましたが，効果はありませんでした．ツベルクリンは，結核菌の培養液中の蛋白質を精製〔purified protein derivatives: PPD)〕したものです．結核に以前不顕性感染あるいは感染して結核菌を排除した人では，マクロファージ系抗原提示細胞が，所属リンパ節のヘルパーT細胞に結核菌の抗原を提示し，IL-12やIFN-γによってヘルパーT細胞をTh1細胞に分化させ，感作が成立しています．ここでPPDを皮内に注射しますと，メモリーT細胞が活性化され，PPDに対してアレルギー反応（種々の炎症性サイトカインが分泌され，マクロファージ，好中球や好酸球が注射部に浸潤する）を示し，注射部が赤く大きく腫れます（発赤10 mm以上で弱陽性；10 mm以上で硬結を伴うものを中等度陽性；10 mm以上で硬結に二重発赤，水疱，壊死などを伴うものを強陽性）．まったく腫れない人，非常に反応性が低い（長径が9 mm以下）人は，結核菌に感染したことがないということで，Bacille Calmette-Guerin（BCG）をワクチンとして注射し感作しないと，結核を発症する可能性が高くなります．そういう意味でやっている検査が，ツベルクリン検査です．

ただ，この検査法は，100年以上にわたり使われ，現在も使われていますが，ツベルクリンに含まれるアレルゲンは，おそらく結核菌由来の可溶性抗原のmixtureと思われますので，結核菌に特異的かは怪しく，実際，ツベルクリン反応は，非結核性抗酸菌感染やBCG接種にも反応します．日本ではBCG接種が広く行われているため，ツベルクリン反応を行うと結核感染を受けていない多くの人が陽性の反応を示します．このため，結核患者との接触者健診では，結核に感染していない多数のツベルクリン反応陽性者に抗結核薬の指示を出すことも多いようです．

このツベルクリン反応の弱点（偽陽性や偽陰性を見誤る）を改良した方法がIFN-γ release assay（IGRA）検査法です．結核感染を受けた人の血液に，結核菌の特異的な蛋白抗原（ESAT-6, CFP-10，あるいは，TB7.7）を作用させ，血液中の抗原特異的T細胞から産生，放出されるIFN-γを測定して結核菌の感染を診断する方法です．この特異抗原刺激では，結核菌感染を受けた人ではIFN-γが大量に放出されますが，BCG接種のみでは放出されません．BCG既接種者においても，結核感染を正確かつ客観的に診断できます．ただ，この方法は，高価で時間もかかるので，結核患者との接触者健診，院内感染の有無など，検査結果の厳密性が求められるときに実施されています．

14-3. アレルギー発症機構

アレルギーの機序について，教科書には以下のように書かれています．"1型アレルギーでは，アレルゲン（抗原）が侵入すると，B細胞がアレルゲン特異的IgE抗体を作ります．IgE抗体の

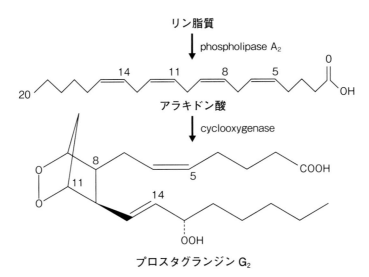

図65 リン脂質中のアラキドン酸から prostaglandins の産生

Fc 部分に対する Fc_ε レセプターが，肥満細胞にあり，これに結合して，感作されます．その後，再度アレルゲンに曝露されると，アレルゲンが，抗体と抗体との間を架橋します（図64）．架橋が刺激となって肥満細胞が活性化され，顆粒中の histamine, prostaglandin や leukotriene などが分泌されます．"

　我々の生体膜は，リン脂質からできており，phospholipase A_2 によりアラキドン酸が遊離されます．アラキドン酸が cyclooxygenase で閉環すると prostaglandin が産生され，閉環しないで，lipoxygenase によって代謝され，脂質の性質を持っているものが leukotriene です（図65）．Prostaglandin G_2（PGG_2）の 15 位の hydroperoxide（OOH）が，peroxidase によって OH となり，PGH_2 になった後，種々の PG 合成酵素によって PGI_2（別名 prostacyclin：血小板の凝集防止や血管の拡張などに関与），PGE_2（発熱や破骨細胞による骨吸収や分娩などに関与）や thromboxane A_2（TXA_2：血小板の凝集や血管壁の収縮などに関与）などが，その組織の機能に応じて合成されます．Histamine というのは，histidine という必須アミノ酸が酵素的に脱炭酸されてできます．アレルゲンの吸入により肥満細胞からヒスタミンなどが分泌され，鼻粘膜における知覚神経である三叉神経終末にあるヒスタミン受容体（H_1 受容体）と結合し中枢に伝わるとくしゃみが出，鼻や喉に付着したアレルゲンを洗い流すために鼻水が出，局所的なアレルギー反応が起こります．アレルゲンの侵入部へ好酸球が浸潤すると，炎症が慢性化します．いろんな場所で，アレルギー反応が起こりますが，アレルギー性鼻炎は鼻粘膜で起こり，喘息は気管支で起こり，皮膚では蕁麻疹が起こり，消化管では食物アレルギーが起きます．アレルギーを起こす物質（アレルゲン）がどこで特に多いかということで反応が変わります．

14-3-1. アレルゲンが初めて体内に侵入したとき

　従来の教科書では，"気管上皮などにアレルゲンが入ってくると樹状細胞が取り込み，分解してヘルパー T 細胞に抗原提示をします．ヘルパー T 細胞は，Th2 という液性免疫を活性化するヘルパー T 細胞になって，B 細胞を活性化し，抗原特異的な IgE 抗体ができます．抗体の Fc 部分が

肥満細胞上のFc$_\varepsilon$受容体に結合して感作が成立します．その後，再感作されると，抗原がIgE抗体を架橋し，肥満細胞の中のhistamine，PGD$_2$，platelet activating factor（PAF），IL-4やTNF-αが平滑筋細胞に作用して，くしゃみや鼻水が出ます．"と書かれています．

たとえば，1型アレルギーでは，抗原性の異なるいろんな花粉が，春，夏，秋，冬，すべてで飛ぶわけですが，それらに曝露されると，鼻粘膜下にある抗原提示細胞である樹状細胞がヘルパーT細胞に抗原を提示する，と教科書には書かれています．しかし，樹状細胞は，何でも飲み込み，すべてを消化し，MHCのクラス2の上にのせて，T細胞に抗原提示するのでしょうか？ T細胞は，提示されたすべての抗原の自己/非自己を判別し，非自己抗原だけに合うTCRで抗原情報を受け取るのでしょうか？ この点については，自己MHCクラス2＋自己ペプチドに反応しないように，negative selectionされていると説明されるのでしょうか？ 著者は，positive selectionはあるだろうがnegative selectionは？が付くと思っています（図23）．そんな難しいことをせず，同種異系移植片拒絶で見られたように，自己/非自己を識別できるマクロファージ系細胞が，非自己抗原だけをMHCのクラス2の上にのせて，T細胞に抗原提示する方が，簡単で，より安全だと思います．そして，アレルギーの場合，我々は，侵入異物の自己/非自己の識別に加えて，異物がアレルゲンであると判定する必要があります．リンパ球上のBCRやTCRは，何度も書いていますように，抗原（鍵穴）にBCRやTCR（鍵）を合わせるのであれば，自己/非自己を識別できないでしょうし，まして，アレルゲンであることを認識することは，より難しいと，著者は，思います．また，IgMの場合，抗原と出遭う前に，無数に近い抗原特異性を持ったIgM抗体を発現しているB細胞を準備しています．では，いつ，無数に近い抗原特異性を持ったIgE抗体を発現しているB細胞を準備するのでしょうか？ IgEの場合（おそらくIgGやIgAの場合も），抗原に対する特異的な抗体が一足飛びにできるのでしょうか？

14-3-2. アレルゲン特異的IgE抗体はいつできる？

この基本的な問題を解決するために，著者らは，まず，アレルゲン（スギ花粉）をいろんな経路〔鼻粘膜下（i.n.），腹腔内（i.p.），静脈内（i.v.），皮下（s.c.）〕で定量的に1～3回マウスに投与し，血清中（1回目から14日後；1回目から14日後に2回目投与し，その7日後；2回目投与後7日に3回目投与し，その7日後）のアレルゲン（スギ花粉）特異的IgE抗体価を調べました（表19）．

結果，i.n.やi.p.投与＋2回目s.c.投与，あるいは，i.v.やs.c.投与＋2回のs.c.投与後，スギ花粉特異的IgE抗体価が血清中で有意に上昇しました[43]．そして，特記すべきことは，1回のアレルゲンの投与では，アレルゲン特異的IgEは産生されなかったことです．

14-3-3. 鼻粘膜下の所属リンパ節はどこか？

次に，より生理的な鼻粘膜下への投与後，どこのリンパ節が所属リンパ節か調べました．位置的には，鼻咽頭関連リンパ組織（nasal associated lymphoid tissue: NALT）ですが，2％のEvans blue（PBS溶液：2 mL/kg）を鼻粘膜下に投与してもNALTは染色されず，4カ所に分かれている顎下リンパ節が，きれいに染色されました（図66）[46]．

次に，鼻粘膜下にスギ花粉を投与し，NALTと顎下リンパ節から全細胞を回収して，全細胞数の変化と投与後0，3，5，7，10，14日の細胞をin vitroで6日間培養し，培養液中のIgE抗

処理			スギ花粉特異的 IgE に対する相対値 (mean ± SD, n = 9)
1 回	2 回	3 回	
i.p. PBS	s.c. PBS		0.172 ± 0.111
i.p. PBS	s.c. pollen		0.180 ± 0.123
i.p. pollen	s.c. PBS		0.177 ± 0.112
i.p. pollen	s.c. pollen		0.698 ± 0.205*
i.n. PBS	s.c. PBS		0.192 ± 0.106
i.n. PBS	s.c. pollen		0.173 ± 0.107
i.n. pollen	s.c. PBS		0.169 ± 0.115
i.n. pollen	s.c. pollen		0.730 ± 0.198*
i.v. PBS	s.c. PBS		0.208 ± 0.139
i.v. PBS	s.c. pollen		0.207 ± 0.136
i.v. pollen	s.c. PBS		0.206 ± 0.138
i.v. pollen	s.c. pollen		0.277 ± 0.057
i.v. pollen	s.c. pollen	s.c. pollen	0.769 ± 0.194*
s.c. PBS	s.c. PBS		0.192 ± 0.126
s.c. PBS	s.c. pollen		0.192 ± 0.127
s.c. pollen	s.c. PBS		0.199 ± 0.134
s.c. pollen	s.c. pollen		0.278 ± 0.166
s.c. pollen	s.c. pollen	s.c. pollen	1.474 ± 0.233**

表19 鼻粘膜下あるいは腹腔内へのスギ花粉投与によるスギ花粉特異的 IgE 抗体の産生[43]
高力価 IgE 抗体での吸光度 450 nm 値を 1 とした．
*$P < 0.05$，**$P < 0.01$ (Student's t test)

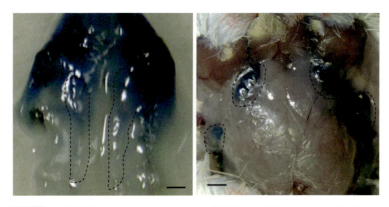

図66 鼻粘膜下への 2% Evans blue 投与後，20 分の NALT（点線で囲まれた部分；左）と顎下リンパ節（点線で囲まれた部分；右）[46]

体価を測定しました．その結果，NALT の全細胞数は，スギ花粉の鼻粘膜下投与後，2 週間，ほとんど変化なかったのに対して，顎下リンパ節の全細胞数は，スギ花粉の鼻粘膜下投与後，徐々に増加し 3 ～ 7 日で約 2.5 倍，10 日後に約 3 倍に達し，14 日後には約 1.5 倍に低下しました（図67）[46]．

また，NALT と顎下リンパ節細胞の培養液中の IgE 抗体価は，NALT ではほとんど検出されませんでしたが，顎下リンパ節細胞の培養液には，非特異的 IgE 抗体価が，スギ花粉投与後 7 日の

14 ▶ 過敏症

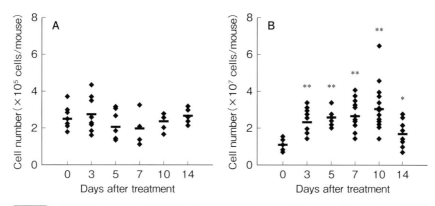

図67 鼻粘膜下へのスギ花粉投与後のNALT（A）と顎下リンパ節（B）細胞数[46]
*$P < 0.01$; **$P < 0.005$（対照: PBS鼻粘膜下投与後, days 0-14）

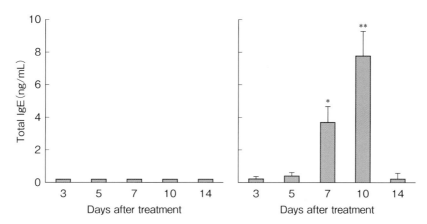

図68 鼻粘膜下へのスギ花粉投与後のNALT（左）と顎下リンパ節（右）細胞による *in vitro* IgE産生[46]
*$P < 0.005$; **$P < 0.001$（対照: PBS鼻粘膜下投与後, day 0）

細胞で（3.8 ± 1.0 ng/mL; 平均値±標準誤差; n = 30），10日後にピーク（7.8 ± 1.6 ng/mL; n = 30）に達し，14日後にほぼ投与前のレベル（0.1 ± 0.1 ng/mL; n = 30）に復帰しました（図68）[46]．

これら顎下リンパ節でのIgE産生に呼応するように，血清中の非特異的IgE抗体価は，投与前（31.5 ± 4.4 ng/mL; 平均値±標準偏差; n = 6），7日後（95.6 ± 18.9 ng/mL; 平均値±標準偏差; n = 6）と10日後（350.8 ± 120.7 ng/mL; 平均値±標準偏差; n = 6）に著明に上昇し，14日後には減少（176.0 ± 41.8 ng/mL; 平均値±標準偏差; n = 6）しました[46]．

また，培養液中の非特異的IgE抗体価が，スギ花粉投与後10日の顎下リンパ節細胞で7.8 ± 1.6 ng/mL（平均値±標準誤差; n = 30）だったのに対して，腋窩リンパ節，パイエル板，鼠径リンパ節や腸間膜リンパ節細胞では，それぞれ（1.8 ± 0.3 ng/mL; n = 15），（1.3 ± 1.4 ng/mL; n = 9），（0.5 ± 0.3 ng/mL; n = 9）や（0.1 ± 0.3 ng/mL; n = 9）でした[46]．

これらの結果から，顎下リンパ節が，鼻粘膜下に投与されたアレルゲン（スギ花粉）に対する反

応臓器（所属リンパ節）であること，1回の鼻粘膜下へのスギ花粉の投与によって，アレルゲン非特異的IgE抗体が産生されることが明らかになりました．

14-3-4. アレルゲン非特異的IgE抗体の産生はIL-4依存性か？

B cell stimulatory factor-1（IL-4）は，lipopolysaccharide（LPS）によって活性化されたB細胞によるIgE産生に必須であることが知られているので[140]，IL-4ノックアウトマウスに鼻粘膜下，腹腔内，静脈内や皮下にスギ花粉を投与し，アレルゲン非特異的IgE抗体が産生されるか，経時的に調べました（図69）．その結果，野生型マウスやIFN-γノックアウトマウスでは，投与前（経過時間0）の血清中の総（特異的＋非特異的）IgE濃度は約1μg/mLで，鼻粘膜下や腹腔内にスギ花粉を1回投与すると1.5〜3倍に増加し，2回〔1回目（*i.n.*, *i.p.*, *i.v.* あるいは *s.c.*）と2回目（*s.c.*）〕のスギ花粉の投与で，1.5〜2.5倍に上昇しました．しかし，IL-4ノックアウトマウスでは，投与前（経過時間0）の血清中の総IgE濃度は5 ng/mL以下で，スギ花粉を1〜2回投与しても，ほとんど増加しませんでした[44]．

すなわち，アレルゲン（スギ花粉）を鼻粘膜下や腹腔内へ1回，あるいは，静脈内や皮下に2回（2回目は *s.c.*）投与後の血清中での総IgEの上昇は，IL-4依存的であることがわかりました．

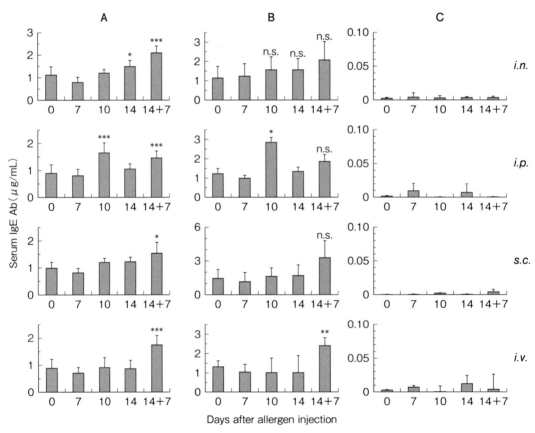

図69 野生型（A）IFN-γ KO（B）およびIL-4 KO（C）BALB/cマウス鼻粘膜下へのスギ花粉投与後の血清中IgE抗体濃度[44]
*$P < 0.05$; **$P < 0.01$; ***$P < 0.005$; ns: 有意差なし（対照: day 0）

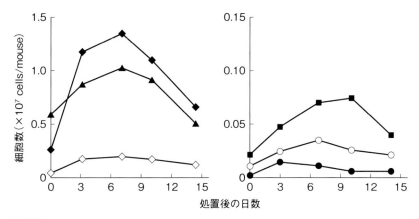

図70 スギ花粉鼻粘膜下投与後の顎下リンパ節での種々の細胞種の経時的変動[47]
◆：B220^{++}細胞；▲：CD3$^+$細胞；◇：CD3$^+$/B220$^+$細胞；■：B220$^+$細胞；
○：Mac-1$^+$/B220$^+$細胞；●：Mac-1$^+$細胞〔各点は平均値（n＝4〜7）〕

14-3-5．所属リンパ節細胞構成の経時的変化

スギ花粉の鼻粘膜下投与後，顎下リンパ節の全細胞数は，徐々に増加し 3〜7 日で約 2.5 倍，10 日後に約 3 倍に達し，14 日後には約 1.5 倍に低下しました（図 67）．スギ花粉の鼻粘膜下投与後，どんな細胞が顎下リンパ節を構成するのか，経時的に調べてみました（図 70）．形態学的には単核細胞で，Mac-1$^+$/CD3$^-$/B220$^-$マクロファージ系細胞が 3 日以内に増加（約 3.5 倍）し，その後，CD3$^+$T 細胞，Mac-1$^-$/B220$^+$/CD3$^+$細胞，B220^{++}細胞や Mac-1$^+$/CD3$^-$/B220$^+$細胞の数が 7 日をピークに 1.7〜5 倍に増え，10 日をピークに Mac-1$^-$/CD3$^-$/B220$^+$細胞が約 3.5 倍に増えました．

特記すべきは，初期にマクロファージ系細胞の数が増えること，7 日から 10 日にかけて B 細胞が顕著に増加すること，2 種類の B 細胞（B220$^+$細胞と B220^{++}細胞）がありそうなことと，T 細胞と B 細胞両方の表面抗原を持つ Mac-1$^-$/B220$^+$/CD3$^+$細胞が，全体の 8% 近くを占めることです[47]．

14-3-6．マクロファージとリンパ球が IL-4 と IgE を産生

これらの細胞種が，IL-4 と非特異的 IgE の産生にどのように関わっているのか調べてみました．まず，図 68 で，マウスの鼻粘膜下にスギ花粉を投与後 10 日の顎下リンパ節細胞の培養液で，非特異的 IgE 抗体価がピークに達したので，スギ花粉を投与後 10 日の顎下リンパ節細胞を Percoll 密度勾配遠心法で，damaged 細胞 rich 分画（分画 1：5.6×10^3 細胞/well），マクロファージ rich 分画（分画 2：6.4×10^5 細胞/well），リンパ球 rich 分画（分画 3：2.3×10^6 細胞/well），顆粒球 rich 分画（分画 4：1.1×10^4 細胞/well）を単離し，それらを 6 日間培養し，産生される IgE 量を bulk 細胞（3×10^6 細胞/well）での IgE 量と比較しました．Bulk で有意な IgE 産生（6.2±3.4 ng/mL；平均値±標準偏差；n＝9）が見られましたが，リンパ球 rich 分画はほとんど IgE を産生しませんでした（1.5±0.8 ng/mL；平均値±標準偏差；n＝9）．また，マクロファージ rich 分画でも産生量は少なく（1.1±0.9 ng/mL；平均値±標準偏差；n＝9），顆粒球 rich 分画や damaged 細胞分画単独ではほぼ inactive でした．が，面白いことに，リンパ球

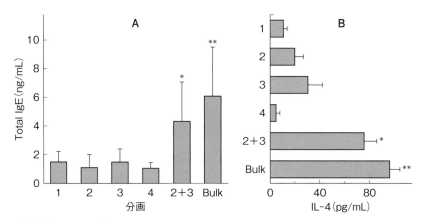

図71 マウス鼻粘膜下へのスギ花粉投与後10日の顎下リンパ節細胞分画を6日間培養した培養液中の (A) total IgE 抗体量および (B) IL-4 量[46]
*$P < 0.05$; **$P < 0.01$（対照：分画3）

　rich 分画にマクロファージ rich 分画を加えて培養（分画2 + 3）すると，bulk 細胞での約 3/4 の IgE 抗体（$4.6 ± 2.8$ ng/mL；平均値±標準偏差；n = 9）が産生されました（図71A）．同様に，IL-4 も bulk で大量（$96.1 ± 8.6$ pg/mL；平均値±標準偏差；n = 9）に作られましたが，リンパ球 rich 分画（分画3：$31.3 ± 10.9$ pg/mL）やマクロファージ分画（分画2：$20.1 ± 6.9$ pg/mL）単独ではあまり産生されず，それらを共培養（分画2 + 3）すると，bulk での IL-4 産生量の8割近い IL-4 が産生されました（図71B）[46]．

　すなわち，従来の教科書では，"マクロファージ系細胞である樹状細胞が抗原を貪飲してヘルパーT細胞に抗原を提示し，ヘルパーT細胞は，抗原の自己/非自己と非自己をアレルゲンと認識し，B細胞を活性化し，B細胞は抗原特異的 IgE 抗体を産生する．"と書かれていますが，著者らの実験結果では，抗原の自己/非自己識別と非自己のアレルゲン認識が，マクロファージ系細胞とリンパ系細胞との共培養中に起こり，非特異的 IgE が産生されたことを意味しています．

14-3-7. 大小2種類の細胞からなるリンパ節細胞

　抗原の非自己認識と非自己のアレルゲン認識が，マクロファージ系細胞とリンパ系細胞との共培養中に起こることがわかったので，まず，どの細胞で IL-4 が産生され，どの細胞で非特異的 IgE が産生されるのかを調べました．

　スギ花粉を鼻粘膜下に投与後10日に，顎下リンパ節細胞から，全細胞，Mac-1⁺細胞分画，B220⁺細胞分画と CD3⁺細胞分画をセルソーターで回収し，IL-4 mRNA を発現している細胞を RT-PCR 法で解析しました．IL-4 産生細胞として，T細胞，肥満細胞，好酸球やマクロファージが報告されていますが[141-144]，全細胞に弱いバンドを，CD3⁺細胞分画に強いバンドを認め，顎下リンパ節には肥満細胞はほとんど常在せず，好酸球もほとんど浸潤していなかったので，CD3⁺ T細胞が IL-4 産生細胞と考えられました（図72A）．驚いたことに，顎下リンパ節細胞（図72B：あるいは腋窩リンパ節，パイエル板，鼠径リンパ節や腸間膜リンパ節細胞）をセルソーターで解析すると，これらのリンパ節細胞が，無処理あるいはスギ花粉処理後14日間，約2割を占める小さい（直径約 $6\ \mu m$）細胞群と約8割を占める大きな（直径約 $10\ \mu m$）細胞群からなることがわか

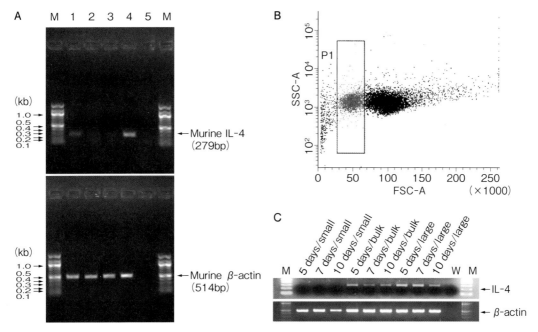

図72 マウス鼻粘膜下へのスギ花粉投与後10日の顎下リンパ節中の大きなT細胞分画でのIL-4 mRNAの発現
A: 1. bulk; 2. Mac-1$^+$; 3. B220$^+$; 4. CD3$^+$; 5. 水[46]
B: 顎下リンパ節細胞のFSC/SSC像[47]
C: Large T細胞でのIL-4 mRNAの発現[47]

り，大きなCD3$^+$ T細胞がIL-4産生細胞であることが判明しました（図72C）[46,47].

鼻粘膜下へのスギ花粉の投与後，10日の顎下リンパ節細胞は，セルソーターで解析すると大小2種類の細胞に分かれるので，それぞれの細胞を単離し，6日間培養したところ，bulkで（5.1 ± 1.9 ng/3 × 10^6 cells/mL；平均値±標準偏差；n = 10）の非特異的IgEを産生し，セルソーターで分離した大細胞分画は（5.7 ± 0.8 ng/3 × 10^6 cells/mL；平均値±標準偏差；n = 5），小細胞分画も（5.1 ± 0.9 ng/3 × 10^6 cells/mL；平均値±標準偏差；n = 5）でほぼ同等でした.

Ig$^+$ B細胞は，同型のIgを分泌する細胞の前駆細胞だと知られているので[145]，FITC標識-抗IgE抗体とPE標識-抗B220抗体で顎下リンパ節細胞を染色したところ，小細胞（顎下リンパ節細胞の約20％）は，IgE$^+$/B220$^+$（54.4％）とIgE$^+$/B220^{++}（45.6％）で，大細胞（顎下リンパ節細胞の約80％）は，IgE$^-$/B220^{++}（51.5％）とIgE$^-$/B220$^-$（46.0％）でした（図73）．面白いことに，小細胞はIgE$^+$ B細胞で，B220^{++} B細胞が非特異的IgE産生細胞で，IgE$^+$/B220$^+$/CD3$^+$ TB細胞は，メモリー細胞である可能性を示唆しています[47].

スギ花粉で1〜3回感作された血中にもIgE$^+$細胞が2.5〜4倍誘導されましたが，CD3$^-$/IgM$^-$/B220$^-$/Mac-1$^+$/CCR3$^-$/Ly6G$^-$で多核球であったことから，CCR3$^+$な好酸球やLy6G$^+$な好中球ではなく，好塩基球と同定しました[45].

14-3-8. 同じ抗原でIgEやIgGを産生する実験系の確立

抗原の非自己認識と非自己のアレルゲン認識は，マクロファージ系細胞とリンパ系細胞との共培

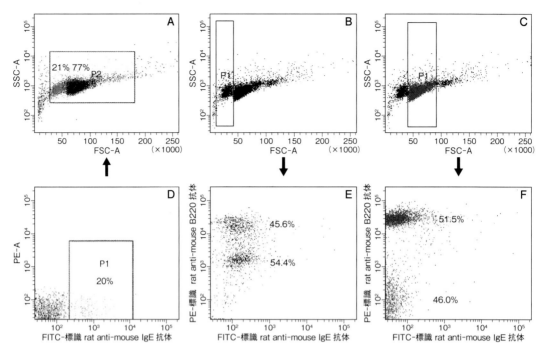

図73 マウス鼻粘膜下へのスギ花粉投与後10日の顎下リンパ節中の大小細胞分画の表面抗原[47]
［上段］FSC（横軸）/SSC（縦軸）；A：下段のP1分画は上段P2での小細胞分画に相当；B：下段の抗体で染色後の小細胞分画；C：下段の抗体で染色後の大細胞分画
［下段］D：FITC-抗IgE抗体でP1-gated（横軸）；EとF：FITC-抗IgE抗体（横軸）/PE-抗B220抗体（縦軸）；E：上段BでP1-gated；F：上段CでP1-gated

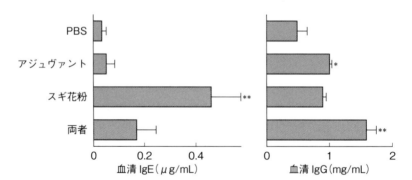

図74 BALB/cマウス鼻粘膜下へ，PBS，完全freundアジュヴァント，スギ花粉，両者投与後10日の血清中IgEおよびIgG抗体濃度[46]
*$P<0.05$；**$P<0.02$（対照：PBS投与群）

養中に起こり（図71），大型の$CD3^+$ T細胞がIL-4を産生し（図72），小型の$IgE^+/B220^{++}$ B細胞と大型の$IgE^-/B220^{++}/CD3^-$ B細胞が非特異的IgEを産生する（図73）ことがわかりました．

共培養中に何が起こるのかを調べるために，著者らは，まず，スギ花粉をマウスの鼻粘膜下に投与し，血清中のIgEが増加する実験系とIgGが上昇する実験系を確立することから始めました（図74）．すなわち，PBS処置のみ，完全Freundアジュヴァントのみ，スギ花粉のみとアジュヴァ

14 ▶ 過敏症

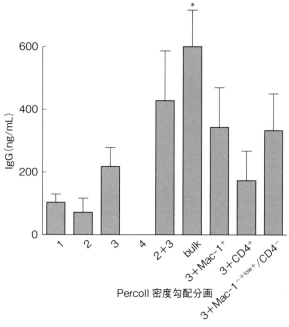

図75 マウス鼻粘膜下へのスギ花粉とアジュヴァント投与後10日の顎下リンパ節細胞分画を6日間培養した培養液中のtotal IgG抗体量[46]
*$P < 0.02$（対照：分画3のみ）

ントとスギ花粉をマウスの鼻粘膜下に投与し，10日後の血清中のtotal IgEとIgG抗体量を測定しました．その結果，IgE抗体価は，スギ花粉のみでPBS処置のみ（40.8 ± 14.8 ng/mL; n = 9）の約12倍（465.4 ± 111.6 ng/mL; n = 9），アジュヴァントのみで1.4倍（57.6 ± 32.2 ng/mL; n = 9）上昇し，両者ではスギ花粉のみより大きく減少しました（172.5 ± 74.7 ng/mL; n = 9）．しかし，IgG抗体価は，スギ花粉のみ（904.9 ± 51.2 μg/mL; n = 9）やアジュヴァントのみ（1018.2 ± 33.2 μg/mL; n = 9）でPBS処置のみ（514.7 ± 161.8 μg/mL; n = 9）の約2倍に上昇し，両者で約3倍（1585.4 ± 161.0 μg/mL; n = 9）に増加しました．

面白いことに，スギ花粉とアジュヴァント投与後10日の顎下リンパ節細胞Percoll密度勾配遠心法で，リンパ球rich分画（分画3）にマクロファージrich分画（分画2）を加えて培養（分画2 + 3）すると，bulk細胞での約3/4のIgG抗体（477.0 ± 135.0 ng/mL; 平均値±標準偏差; n = 15）が産生され，分画2中の添加効果のある細胞は，混入する少数の$CD4^+$細胞ではなく，$Mac\text{-}1^+$細胞でした（図75）[46]．

14-3-9. だれがIgEを作るかIgGを作るかを決めている？

したがって，鼻粘膜下へスギ花粉のみを投与すると主としてIgE抗体が，スギ花粉と完全Freundアジュヴァントを投与すると主としてIgG抗体が産生されることわかりました．そこで，スギ花粉のみを投与後10日の顎下リンパ節細胞からPercoll密度勾配遠心法で分画2〔2（IgE）〕と分画3〔3（IgE）〕を，スギ花粉とアジュヴァントを投与後10日の顎下リンパ節細胞から2（IgG）と3（IgG）を得，4つの組み合わせで混ぜ合わせ，6日間培養して，培養液中のIgEとIgG抗体

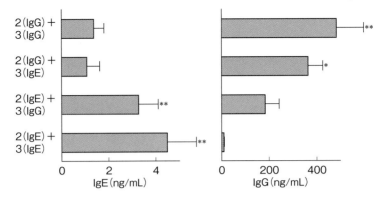

図76 鼻粘膜下へ、スギ花粉のみ（IgE系），あるいは，スギ花粉と完全Freundアジュヴァント（IgG系）投与後10日の顎下リンパ節細胞のマクロファージrich "第2"分画とリンパ球rich "第3"分画を6日間培養した培養液中のIgEおよびIgG抗体濃度[46]

$*P < 0.05; **P < 0.02$
〔対照：左図では 2 (IgG) + 3 (IgE)；右図では 2 (IgE) + 3 (IgG)〕

量を定量しました．その結果，IgEを作るかIgGを作るかは，分画2（マクロファージrich分画）が決めていることがわかりました（図76）[46]．

14-3-10. マクロファージがIL-4の産生量を決めている

同様に，スギ花粉のみ（IgE系），あるいは，スギ花粉とアジュヴァント（IgG系）を投与後10日の顎下リンパ節細胞からPercoll密度勾配遠心法でfraction 1〜4を得，6日間培養し，IL-4産生量を測定したところ，スギ花粉投与後のbulkとfraction (2 + 3) のみで有意なIL-4の産生が認められ（図77A），スギ花粉とアジュヴァントの投与では，bulkでもほとんどIL-4は産生されませんでした（図77B）．そこで，fraction 2（IgE産生系とIgG産生系）とfraction 3（IgE系とIgG系）を4つの組み合わせで混ぜ合わせ，6日間培養して，培養液中のIL-4量を定量しま

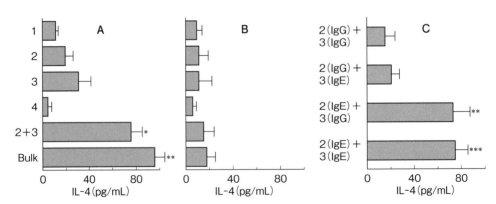

図77 鼻粘膜下へ，スギ花粉のみ（IgE系：A），あるいは，スギ花粉と完全FreundアジュヴァントIgG系：B）投与後10日の顎下リンパ節細胞のマクロファージrich "第2"分画とリンパ球rich "第3"分画（C）を6日間培養した培養液中のIL-4濃度[46]

$*P < 0.05; **P < 0.02; ***P < 0.005$ 〔対照：Aでは分画3；Cでは 2 (IgG) + 3 (IgE)〕

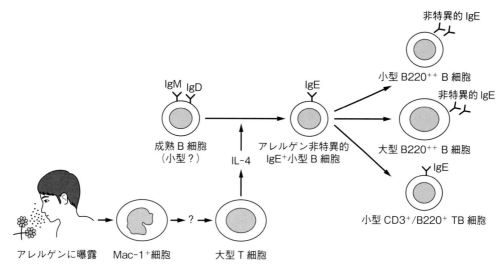

図78　1型アレルギーの発症機構—初回感作（著者）

した．その結果，[2(IgE) + 3(IgG)] で bulk や [2(IgE) + 3(IgE)] と同レベルの IL-4 が産生され，[2(IgG) + 3(IgE)] では [2(IgG) + 3(IgG)] 同様，IL-4 はほとんど産生されませんでした（図77C）[41]．

以上の結果から，Mac-1+/単核（マクロファージ系）細胞が，スギ花粉を非自己と識別し，かつ，非自己がアレルゲンと認識して，大型 CD3+ T 細胞に IL-4 を産生，分泌するように情報提供し，小型 B 細胞に非特異的 IgE を発現（クラススイッチ）させ，大小の B220++ B 細胞に非特異的 IgE 抗体の産生を促し，小型 IgE+/CD3+/B220+ TB 細胞をメモリー細胞として残すことが示唆されました（図78）．

14-3-11．スギ花粉以外のアレルゲンに対する反応

アレルギーの初期反応は，従来の機構とは大きく異なり，著者らは，単にアレルゲン特異的 IgE 抗体産生の前に，非特異的 IgE 産生機構を付け足しただけなのか，さらに検討することにしました．

マウス鼻粘膜下へスギ花粉（100 μg/マウス：PBS 溶液）を投与すると，所属リンパ節である顎下リンパ節の総細胞数が 3 日後から増え始め，10 日後に約 3 倍に増加し，その後，減少し（図67），それに呼応するように，血清中の総 IgE 抗体価は 7 日後に上昇し始め，10 日には day 0 の約 11 倍に達し，その後低下しました（図68）．そこで，スギ花粉以外のアレルゲン，papain と mite feces（各々 100 μg/マウス：PBS 溶液），に対するマウスの反応を調べました．スギ花粉と同様に，顎下リンパ節の総細胞数が 10 日をピーク（約 3 倍）に増加し，血清中の総 IgE 抗体も，7 日後から上昇し始め，10 日に最高値（処置前の 7〜18 倍）に達し，その後，減少しました（図79）[47]．

スギ花粉（cedar）とスギ花粉以外の 3 種類の花粉，papain や mite feces を鼻粘膜下に投与し，10 日後の血清中の総 IgE 抗体価を測定したところ，hinoki（ヒノキ）で有意な上昇がみられましたが，wormwood（ヨモギ）や ragweed（ブタクサ）では総 IgE 抗体価の有意な増加が

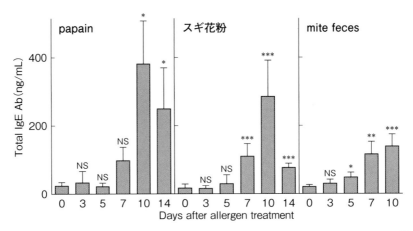

図79 Papain，スギ花粉と mite feces を *i.n.* 投与後の血清中総 IgE 抗体価[47]
*$P < 0.05$; **$P < 0.02$; ***$P < 0.005$（対照: day 0）

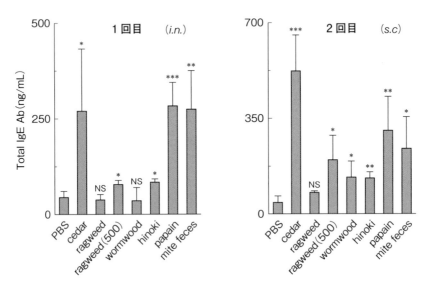

図80 種々の花粉, papain や mite feces を1回目（*i.n.*）あるいは2回目（*s.c.*）投与後の血清中の総 IgE 抗体価[47]
*$P < 0.05$; **$P < 0.02$; ***$P < 0.005$（対照: PBS）

認められませんでした．ヨモギの場合，2回目の*s.c.*投与で総 IgE 抗体価の有意な増加が認められましたが，ブタクサでは，2回目の*s.c.*投与でも総 IgE 抗体価の有意な上昇はみられませんでした．そこで，1回目（*i.n.*）と2回目（*s.c.*）に，ブタクサの1回投与量を200 μg あるいは500 μg/マウスに上げて投与したところ，500 μg/マウス［ragweed（500）］で総 IgE 抗体価が hinoki と同程度に増加しました（図80）[47]．

　スギ花粉では，1回目（*i.n.*）で非特異的，2回目（*s.c.*）でスギ花粉特異的 IgE 抗体が血清中で上昇しました[43-46]．では，他のアレルゲンで誘導される IgE 抗体は，非特異的なのか，アレルゲン特異的なのかを調べました．その結果，papain 以外のアレルゲンでは，1回目（*i.n.*）で非特異的 IgE 抗体が，papain の1回投与では，papain 特異的 IgE 抗体が血清中で増加しているこ

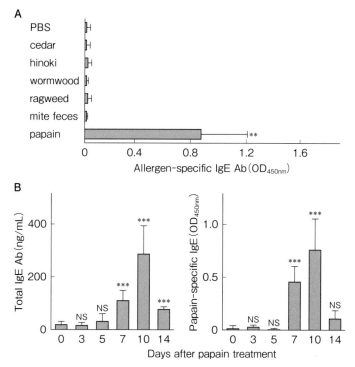

図81 A: 種々の花粉，mite feces や papain を1回目（*i.n.*）投与後の血清中の
アレルゲン特異的 IgE 抗体価[47]
B: papain を1回目（*i.n.*）投与後の血清中の総 IgE 抗体価（左）と
papain 特異的 IgE 抗体価（右）[47]
$**P < 0.01$; $***P < 0.001$; NS: 有意差なし（A での対照: PBS; B での対照: day 0）

とがわかりました（図81A）．そこで，鼻粘膜下への papain 投与後，総 IgE 抗体価（ng/mL）と papain 特異的 IgE 抗体価（OD_{450nm}）の経時変化を調べてみると，両者はほぼ一致しました（図81B）[47]．すなわち，BALB/c マウス（7週齢で購入）が購入前に感作されたか，生まれながらに感作されている可能性を示唆しています．

Papain では，1回目の *i.n.* で papain 特異的 IgE 抗体が血清中で大量に増加したので，*i.n.* 後14日に *s.c.* すると，血清中の papain 特異的 IgE がさらに増加しました．また，スギ花粉と同様に，1回目の *i.n.* 後14日に，ヒノキ，ヨモギ，ブタクサを *s.c.* すると，有意なアレルゲン特異的 IgE 抗体価が血清中で上昇しましたが，mite feces では，*s.c.* しても血清中の mite feces 特異的 IgE は検出されませんでした（図82）[47]．

Ig^+ B 細胞は，同型の Ig を分泌する細胞の前駆細胞だと知られているので[145]，無処理マウスの顎下リンパ節に，膜型 papain 特異的 IgE を発現している B 細胞がすでに存在する可能性を意味しています．

その可能性を確かめるために，血清中のアレルゲン特異的 IgE 抗体量を解析する方法で，血清の代わりに顎下リンパ節細胞を使って結合実験をし，trypsin/EDTA でプレートからはがし，細胞数を計測しました．その結果，無処理マウスの顎下リンパ節に，papain でコートしたプレートにスギ花粉や mite feces をコートしたプレートに比して約10倍の細胞が結合することがわか

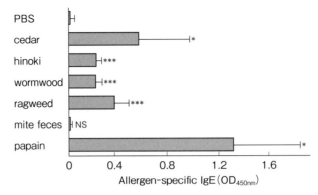

図82 1回目（*i.n.*）投与後14日に，種々の花粉，mite feces や papain を2回目（*s.c.*）後10日の血清中のアレルゲン特異的 IgE 抗体価[47]
*$P < 0.05$；***$P < 0.001$；NS：有意差なし（対照：PBS）

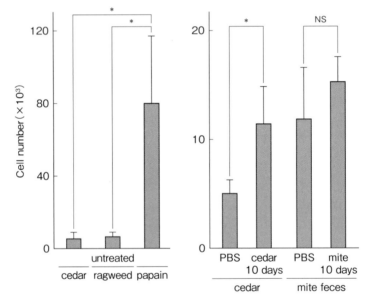

図83 無処理あるいは PBS，スギ花粉あるいは mite feces を *i.n.* 投与し，10日後に，顎下リンパ節細胞を回収，それらとスギあるいはブタクサ花粉，papain や mite feces との結合試験[47]
*$P < 0.05$；NS：有意差なし

りました．そして，1回目の *i.n.* と2回目の *s.c.* で特異的 IgE を産生するスギ花粉は，1回目の *i.n.* 後，顎下リンパ節細胞がスギ花粉をコートしたプレートに有意に結合しましたが，mite feces では mite feces をコートしたプレートへの有意な結合は見られませんでした（図83）[47]．したがって，アレルゲン特異的 IgE の産生の前に，アレルゲン特異的 IgE$^+$ B 細胞が誘導されることが示唆されました．

14-3-12. 非特異的 IgE⁺ B 細胞の IgE は非特異的か？

　無処理マウスの顎下リンパ節に，膜型 papain 特異的 IgE を発現している B 細胞がすでに存在しており，1 回目の i.n. で papain 特異的 IgE 抗体が血清中で大量に増加したので，無処理マウスの顎下リンパ節細胞数約 10^7 細胞（図 67b）の約 20％（＝ 2×10^6 細胞）は IgE⁺ B 細胞と考えられます．これらの IgE は非特異的と考えられますが，papain を i.n. 投与すると papain 特異的 IgE が血清中で増えました．しかし，スギなど種々の花粉や mite feces を i.n. しても，それらに特異的な IgE 抗体価は増加しませんでした．すなわち，図 81B は，BALB/c マウス（7 週齢で購入）が購入前に papain に感作されたか，生まれながらに papain に感作されている可能性を示唆していますが，そのとき誘導された非特異的 IgE⁺ B 細胞は，papain 関連アレルゲン特異的 IgE⁺ B 細胞であることを意味します．

14-3-13. 非特異的 IgE⁺ B 細胞は，花粉関連アレルゲン特異的 IgE⁺ B 細胞？

　4 種類の花粉のうち，1 回の i.n. 投与で非特異的 IgE 抗体を最も多く産生するスギ花粉と最も少ないブタクサを用いて，1 回の花粉アレルゲンで花粉関連アレルゲン特異的 IgE⁺ B 細胞を誘導している可能性を調べました．その結果，スギ花粉（i.n.）とスギ花粉（s.c.）でスギ花粉特異的 IgE が産生されますが，ブタクサ特異的 IgE は産生されないこと，逆に，ブタクサ花粉（i.n.）とブタクサ花粉（s.c.）でブタクサ花粉特異的 IgE が産生されますが，スギ花粉特異的 IgE は産生されないことから，それらの抗原性が交差しないことを確認しました．そして，スギ花粉（i.n.）とブタクサ花粉（s.c.）を投与するとブタクサ花粉に対する特異的 IgE が有意に産生され，逆に，ブタクサ花粉（i.n.）とスギ花粉（s.c.）を投与すると 4 匹中 2 匹のマウスでスギ花粉に対する特異

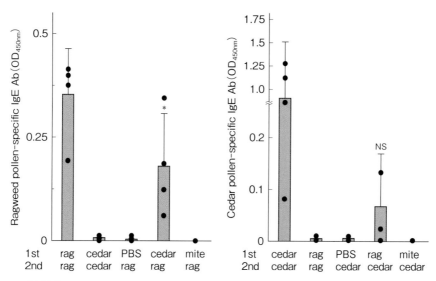

図 84　1 回目スギ（あるいはブタクサ）花粉を i.n. 投与し，2 回目ブタクサ（あるいはスギ）花粉 s.c. 投与後の血清中のブタクサ（あるいはスギ）花粉特異的 IgE 抗体価の増加[47]
*$P < 0.05$；NS：有意差なし
〔左図での対照：1st（PBS）2nd（rag）；右図での対照：1st（PBS）2nd（cedar）〕

的 IgE が有意に産生されました．が，mite feces（i.n.）とスギかブタクサ花粉（s.c.）あるいはスギかブタクサ花粉（i.n.）と mite feces（s.c.）を投与しても，花粉特異的 IgE や mite feces 特異的 IgE はまったく産生されませんでした（図 84）[47]．

同様に，スギ花粉（i.n.）とヨモギ花粉（s.c.）を投与するとヨモギ花粉に対する特異的 IgE が $OD_{450nm} = 0.044 \pm 0.022$（n = 3）産生され，PBS（i.n.）とヨモギ花粉（s.c.）では，0.016 ± 0.006（n = 3）でした．すなわち，1 回目のスギ花粉やブタクサ花粉の i.n. によって，関連アレルゲン特異的 IgE^+ B 細胞が誘導され，その中に 2 回目に曝露されたアレルゲンに対する特異的 IgE^+ B 細胞が存在すると，2 回目に曝露されたアレルゲン特異的 IgE が産生されることを示しています．

14-3-14. 関連アレルゲン特異的 IgE^+ B 細胞の誘導と通年性花粉症

我々は，2 月から 4 月にスギ花粉に 7 月から 10 月にブタクサ花粉に曝露されます．もし，スギ花粉によって関連アレルゲン特異的 IgE^+ B 細胞が誘導され，その中に 2 回目に曝露されたアレルゲンに対する特異的 IgE^+ B 細胞が存在し，数カ月維持され，ブタクサ花粉に曝露されると，ブタクサ花粉に対する特異的 IgE 抗体が産生される可能性があります．そこで，スギ花粉を i.n. 投与し，2 週間後と 3 カ月後にブタクサ花粉を s.c. 投与すると，3 カ月後でも大量のブタクサ特異的 IgE 抗体（$OD_{450nm} = 0.176 \pm 0.084$; n = 3）が血清中に検出され，2 週間後とほぼ同レベル（$OD_{450nm} = 0.179 \pm 0.123$; n = 3）で，両者には有意差はありませんでした（図 85）[47]．したがって，花粉関連アレルゲン特異的 IgE^+ B 細胞の誘導は，通年性花粉症の一つの発症機構かもしれません．

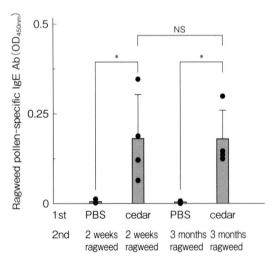

図 85　1 回目スギ花粉を i.n. 投与し，2 週間後あるいは 3 カ月後に 2 回目ブタクサ花粉 s.c. 投与後の血清中のブタクサ花粉特異的 IgE 抗体価の増加[47]
$*P < 0.05$; NS: 有意差なし

14-3-15. アレルゲン特異的 IgE⁺ B 細胞とアレルゲンで特異的 IgE を産生？

図78から，アレルゲン非特異的 IgE⁺/CD3⁺/B220⁺ 小型 B 細胞を含む顎下リンパ節細胞にアレルゲンを添加して，アレルゲン特異的 IgE 抗体が産生されるか調べました．無処置マウスの顎下リンパ節には papain 特異的 IgE⁺ B 細胞が存在しました（図83）が，血清中に papain 特異的 IgE 抗体は検出されませんでした（図79, 図81）．したがって，もし，マウス購入以前に感作，あるいは生来，感作されており，papain 抗原が T 細胞に提示されているのなら，無処置マウスの顎下リンパ節細胞に papain を添加，6日間培養すれば，培養液中に papain 特異的 IgE 抗体が産生される可能性があります．

結果，papain 無添加，2 μg，10 μg あるいは 30 μg 添加しても papain 特異的 IgE 抗体は産生されませんでしたが，1回鼻粘膜下に papain を投与すると，papain を添加しなくても，大量の papain 特異的 IgE 抗体が培養液中に検出されました（表20）[47]．すなわち，papain 抗原の T 細胞への提示とおそらく papain 特異的 IgE⁺ B 細胞への papain の結合，internalization，processing および papain 抗原の MHC クラス2への提示は，2回目（マウス購入以前あるいは生来の感作と鼻粘膜下への投与）の感作時に起こると予想されました．

したがって，我々の実験結果から，アレルゲンに対して我々のからだが起こす最初の（一次）反応は，細菌，ウイルスや同種異系と同様で，血中あるいは間質中のマクロファージ（monocyte/macrophage）系細胞が異物を非自己と識別し，かつ，アレルゲンと認識して，所属リンパ節に行き，大型 T 細胞から B cell stimulatory factor-1（IL-4）が大量に分泌され，B 細胞は膜型 IgM を IgE にクラススイッチし，クラススイッチした（関連アレルゲン特異的 IgE⁺）B 細胞から侵入したアレルゲンと関連したアレルゲンに特異的な IgE 抗体が産生され，侵入異物が中和（異物の除去）され，異物情報が関連アレルゲン特異的 IgE⁺ B 細胞として記憶（異物情報の記憶）されると考えられます（図86）．

マウス	papain 量（μg）	OD₄₅₀ₙₘ
無処置	0	0.000, 0.002, 0.005
無処置	2	0.000, 0.000, 0.002
無処置	10	0.000, 0.002, 0.008
無処置	30	0.000, 0.003, 0.003
i. n. 1回 (day 10)	0	0.346, 0.401, 0.901

表20　無処置あるいは鼻粘膜下への papain 投与後の顎下リンパ節細胞による papain 特異的 IgE 抗体の in vitro での産生[47]

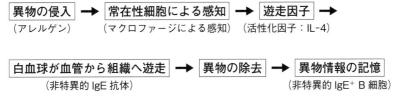

図86　1型アレルギーの一次反応（著者）

14-4. アレルゲン特異的 IgE 抗体の産生機構

14-4-1. 1 回目のアレルゲンの侵入

病原体の侵入時には，病原体の種類があまりに多種類なので，病原体の pattern 分子が常在性細胞上の Toll-like receptors（TLRs）に結合し，常在性細胞が C-X-C ケモカインを分泌して，好中球や単球の侵入部への浸潤を誘導，病原体を排除し，獲得免疫系が抗原特異的 TCR を持つ cytotoxic T lymphocyte（CTL）や抗体（BCR）を作って，再度の侵入に備えました．

同様に，アレルゲンの場合も，無数に近い数のアレルゲンがあり，著者らは，からだは2回の感作でアレルゲン特異的 IgE 抗体を作って免疫応答していることを明らかにしました．しかし，言語（日本語か英語か）に関係なく，ある教科書では，図64のように，自己/非自己の識別や侵入した異物をアレルゲンと認識する過程が抜けていますし，別の教科書では，アレルゲンが入ってくると，たまたま遭遇した樹状細胞が貪食・消化し，その消化産物（異物情報）をヘルパー T 細胞に提示し，ヘルパー T 細胞が提示された抗原の自己/非自己を識別するとあります（図87）．しかし，大事なステップ〔自己/非自己の識別，アレルゲンとしての認識，膜型 IgE を発現する何十万か何百万種類の B 細胞の準備（クラススイッチ）など〕が抜けていますし，second signal である CD80 や CD86 と CD28 および CD40 と CD40L の相互作用を書いて，一番大事な抗原提示（B 細胞が異物抗原を MHC のクラス2の上にのせて，ヘルパー T 細胞の TCR に提示）が抜けて

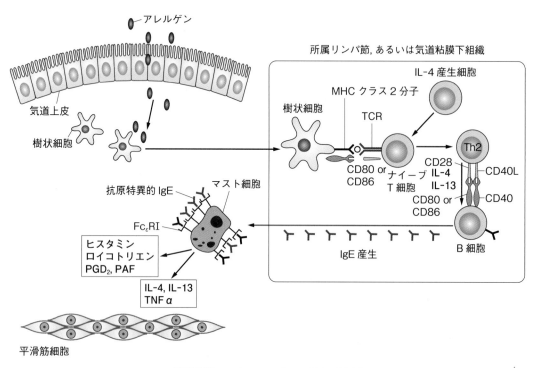

図87 1型アレルギーの機序（従来）

います．何度もお話している通り，T細胞は，提示された抗原に合うTCRを持つT細胞が選ばれるだけで，抗原の自己/非自己を識別できませんし，それがアレルゲンであるか認識できないと，著者は，思います．

　著者らは，i）IgEあるいはIgGを産生する実験系で，IgEかIgGを作るかや産生するIL-4量を決めるのは，マクロファージ系細胞で，リンパ系細胞は関与しにくいことを明らかにしました（図76，図77）．ii）大型T細胞にIL-4を産生・分泌してもらい（図72），iii）アレルゲンの種類（そば，卵，牛乳，甲殻類やサバとかの食べ物，いろんな種類の花粉）に応じて，膜型IgEを発現する何十万か何百万種類のIgE⁺小型B細胞（所属リンパ節細胞数の約20％）を含む所属リンパ節細胞数（10^7細胞/マウス）を約3倍に誘導（plasmablasts？）し（図67），リンパ節細胞の約半数が，非特異的（関連アレルゲン特異的）IgEを産生する（図68，図84，図85など）ことを明らかにしました．

14-4-2．IgMからIgEへのクラススイッチはいつ起こるのか？

　B細胞の前駆細胞であるpre B細胞の段階では，細胞質でIgMの重鎖（μ鎖）のみを発現しています．その後，未熟B細胞に分化すると，軽鎖も合成され，細胞表面にIgMを発現します．そして，成熟B細胞になって初めてIgMとIgDを発現しますが，Susumu Tonegawaが明らかにされたように，抗原特異性の異なる，数百万通りの（=非特異的）IgM⁺成熟B細胞が抗原と接する前に準備されているので，IgE抗体価が血清中で上昇するにはIgMからIgEへのクラススイッチが起こる必要があります．従来の教科書では，その時期はclearではなく，IgGなど他の抗体産生機構に倣って，"ヘルパーT細胞が樹状細胞から提示される抗原の自己/非自己を識別し，アレルゲンとして認識してIL-4を分泌する．抗原に合う膜型IgM（IgMとはっきりとは書かれていませんが，Frank M. Burnetのクローン選択説から推測すると）を発現するB細胞がT-B相互作用を経て形質細胞に分化し，その過程でクラススイッチとhypermutationが起こり，高親和性アレルゲン特異的IgE抗体を産生する．"としか書かれていません．ある教科書には，"最初にIgMが産生され，時間経過と共にクラススイッチを起こし，hypermutationを起こしたB細胞から，より親和性の高いIgGをはじめとする抗体が産生されるようになる．"とも書かれています．しかし，著者は，i）1回目のアレルゲンの侵入後，マクロファージ系細胞が侵入異物をアレルゲンと認識し（図74〜図78），ii）所属リンパ節で，大型T細胞にIL-4を産生・分泌してもらい（図72），iii）侵入アレルゲンのグループに対する特異的なIgEを発現したたくさんのB細胞（plasmablasts？）を準備する（図70，図73）ので，このときクラススイッチが起こることを明らかにしました．

14-4-3．1回のアレルゲン投与で特異的IgE抗体が産生されるのか？

　従来の教科書には，"アレルゲンが入ってくると，たまたま遭遇した樹状細胞が貪食・消化し，その消化産物（異物情報）をヘルパーT細胞に提示し，ヘルパーT細胞が提示された抗原の自己/非自己を識別，アレルゲンとして認識してIL-4を分泌します．抗原に合う膜型IgMを発現するB細胞がT-B相互作用を経て形質細胞に分化し，その過程でクラススイッチとhypermutationが起こり，高親和性アレルゲン特異的IgE抗体を産生します．"と書かれているので，最初のアレルゲンに対する特異的IgE抗体が産生されることになります．しかし，著者らの実験結果では，i）アレルゲン特異的IgE抗体の産生には，少なくとも2回のアレルゲンによる感作が必要で，1回

目の感作で誘導された関連アレルゲン特異的小型 IgE$^+$ B 細胞は，記憶細胞として少なくとも数カ月残り，ii) 2 回目に，関連アレルゲンが侵入すると，侵入アレルゲン（必ずしも 1 回目の侵入アレルゲンとは限らない）に対する特異的 IgE 抗体が産生されました．iii) このとき，マクロファージ系抗原提示細胞が，ヘルパー T 細胞に抗原提示し，提示された抗原に合う TCR が選ばれます．一方，もし，非特異的 IgE$^+$ B 細胞の中に，アレルゲンと特異的に結合する IgE を発現している B 細胞があれば，アレルゲンを抗原-抗体複合体として細胞内に持ち込み，部分消化し，MHC クラス 2 の上にのせて抗原を提示します．マクロファージ系抗原提示細胞から提示された抗原とアレルゲン由来抗原を Th2 細胞に提示する B 細胞の抗原が同じとき，Th2 細胞が IL-4，5 や 6 を cell-to-cell contact 時に細胞間に分泌してその B 細胞のみを活性化し，形質細胞への分化を誘導し，形質細胞は，アレルゲン特異的 IgE を産生します．ここで初めてアレルゲン特異的 IgE が産生されます．すなわち，マクロファージ系抗原提示細胞からヘルパー T 細胞への抗原提示は 2 回目の感作時に起こるので，papain（アレルゲン）特異的 IgE$^+$ 小型 B 細胞を含む顎下リンパ節細胞に papain（アレルゲン）を添加・培養しても papain（アレルゲン）特異的 IgE は産生されません（表 20）．iv) したがって，無処置マウスの顎下リンパ節には papain に関連したアレルゲン特異的 IgE$^+$ B 細胞が存在しますが，スギ花粉や mite feces を投与してもスギ花粉や mite feces 特異的 IgE 抗体は産生されませんが，スギ花粉でスギ花粉関連アレルゲン特異的 IgE$^+$ 小型 B 細胞を誘導しますと，2 回目にブタクサを投与しても，大量のブタクサ特異的 IgE 抗体が血清中に誘導されました．このアレルゲン特異的 IgE 抗体の産生機構は，無数に近い多様なアレルゲンに対して，侵入したアレルゲンのグループに焦点を絞り，関連アレルゲン特異的 IgE$^+$ 小型 B 細胞を準備して，2 回目のアレルゲンの侵入に備えており，非常に上手く外来異物に対応しています．従来の教科書より著者らの結果の方が，生体防御機構として，より reasonable だと，著者は，思います．

14-4-4. アレルギーは，発症と言うよりアレルゲンを排除する生理的反応？

メモリー細胞として，アレルゲン特異的膜型 IgA，IgM，IgG あるいは IgE をのせた状態でメモリー細胞になれば，次回，アレルゲンが侵入すると，即，特異的 IgE 抗体などを産生することができます．特異的な IgE 抗体ができると，アレルゲンを中和でき，一方で，肥満細胞の Fc$_\varepsilon$ 受容体に IgE 抗体の Fc 部分が結合して，肥満細胞が感作されるので，過剰のアレルゲンが，常在性細胞である肥満細胞上の Fc$_\varepsilon$ 受容体に結合した IgE 抗体を架橋し，肥満細胞の顆粒中のヒスタミン，プロスタグランディンやロイコトリエンなどが分泌され，平滑筋が収縮し，くしゃみ，鼻水が出て，アレルゲンを外に出そうと努めます．したがって，アレルギーの発症と言うより，アレルゲンを排除する生理的反応と言う方がより正確かもしれません．ただ，異物除去反応（アレルギー反応），特に，アナフィラキシーショック，くしゃみ，鼻水や鼻づまり，が宿主にとってときに致死的あるいは苦痛ゆえ，過敏反応とか，ときには間違った（悪い）免疫反応とも言われますが，読者には，反応の本質（自己／非自己識別，非自己のアレルゲン認識とアレルゲンの中和と排除）を理解してほしい．

肥満細胞上の Fc$_\varepsilon$ 受容体にはすでに種々の IgE 抗体の Fc 部分が結合している可能性が考えられ，飽和状態なら新しい IgE 抗体と濃度依存的に置き換わるのか？ ある一定期間で Fc 受容体は turn over しているのか？ アレルゲンは本当に IgE 抗体を架橋しているのか？ 等々，脱顆粒機

構については疑問も多い．それらを reasonable に説明する論文が今後，公表されることを期待します．

14-4-5．抗原特異的 IgA，IgE，IgG や IgM 抗体の産生機構

たとえば，スギ花粉（100 μg/マウス）を鼻粘膜下や腹腔内に 1 回，あるいは，血中や皮内に 2 回，注射しますと非特異的 IgE が産生されます．この非特異的 IgE の産生がないと，スギ花粉特異的 IgE 抗体はできません．鼻粘膜下に 1 回注射後，2 回目皮下に注射すると初めて特異的な IgE ができます．皮下や静脈内に 1 回注射した場合，1 回打ってもほとんど影響ありませんが，2 回打つと大量の非特異的な IgE が血清中に産生されます．3 回打つと初めてスギ花粉特異的な IgE が血清中で上昇します（表20）．したがって，非特異的な IgE 抗体価が上がった後に，スギ花粉に対する特異的な IgE 抗体価が上昇します．しかし，Th2 サイトカインである IL-4 をコードする遺伝子をノックアウトしたマウスでは，非特異的 IgE やスギ花粉特異的 IgE はまったく産生されません．が，Th1 サイトカインである IFN-γ をコードする遺伝子をノックアウトしても，野生型マウスと同じように，非特異的 IgE とスギ花粉特異的 IgE ができます（図69）．スギ花粉が侵入しますと，マクロファージ系細胞に非自己/アレルゲンと認識され，X（未同定分子）を分泌し，Th2 細胞から大量の IL-4 が分泌され，B 細胞での非特異的 IgE の発現，クラススイッチ，が起こります．すなわち，成熟 B 細胞では IgM と IgD を発現しており，その特異性は何百万通りの抗原に対する，非特異的 IgM と IgD を発現していて，IgE は発現していません．したがって，非特異的な IgE を発現する経路（クラススイッチ）が必要で，B 細胞は，非特異的な IgE を表面に発現し，所属リンパ節細胞の約半数の B 細胞が非特異的 IgE 抗体を産生してアレルゲンの中和に努めます．

所属リンパ節の IgE$^+$ 小型 B 細胞は記憶細胞として少なくとも数カ月残りそうです（図85）．この IgE は，非特異的なので，その中に 2 回目に投与したアレルゲン特異的 IgE$^+$ 小型 B 細胞があれば，そこにアレルゲンが結合し，その抗原-抗体複合体を internalize して部分消化し，クラス 2 の上にのせてヘルパー T 細胞に提示します．一方，ヘルパー T 細胞は，マクロファージ系抗原提示細胞から教えてもらった異物抗原情報と B 細胞が提示している抗原が同じであれば，その B 細胞を形質細胞に分化させてアレルゲン特異的 IgE を作らせます．一方，侵入異物が，非アレルゲンあるいはアレルゲン＋完全 Freund アジュヴァントですと，マクロファージ系細胞から Y（未同定分子）が分泌され，Th1 細胞から IFN-γ が分泌され，今度は B 細胞が IgG を発現・産生しますが，このときも，B 細胞だけでは IgG 抗体は産生されず，Mac-1$^+$ 細胞の共存を必要とし，IL-4 の産生量や IgE を産生するか IgG を産生するかは，マクロファージ系細胞が決定します（図88）．したがって，マクロファージ系細胞による自己/非自己識別と非自己がアレルゲンか非アレルゲンかの認識と 1 次反応での非特異的（関連抗原特異的）Ig 抗体と 2 次反応での抗原特異的 Ig 抗体の産生は，一般的である可能性があります．

アレルゲンと完全 Freund アジュヴァントで感作すると，マクロファージ系細胞は IgG を作るようにと認識して，ヘルパー T 細胞から Th1 サイトカインである IFN-γ を出させます．表面に非特異的 IgG を発現し，そこに再度アレルゲンが侵入するとアレルゲン特異的 IgG 抗体を作ります．このアレルゲン特異的 IgG 抗体を産生させるのが，花粉症の免疫療法で，アレルゲンを完全 Freund アジュヴァントと一緒に頻回注射して，アレルゲン特異的 IgG 抗体を作らせ，IgE 抗体を

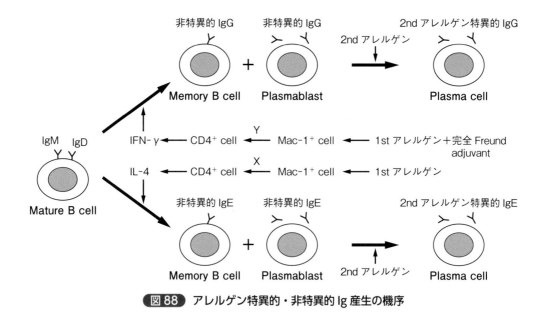

図88 アレルゲン特異的・非特異的 Ig 産生の機序

作らせないようにします．そうすると，肥満細胞の上の Fc_ε 受容体に抗原特異的な IgE 抗体が結合しなくなるので，アレルゲンが入ってきても，肥満細胞の上の IgE を架橋できません．脱感作療法というのはこういうメカニズムだろうと考えられます．最近は，舌下免疫による脱感作療法が注目されています．

14-4-6．ある英語の教科書に書かれている plasmablasts とは？

　リンパ系幹細胞が pre B 細胞に分化しても，IgM の重鎖（μ鎖）は，まだ細胞表面には発現せずに細胞質にあり，未熟 B 細胞になって初めて軽鎖も合成され，IgM が細胞表面に出ます．しかし，まだ IgM だけで，成熟 B 細胞になると，膜型 IgD も発現し，抗原特異性の異なる数百万種類の B 細胞が完成します．抗原と接する前に準備されています．発現しているのは IgM と IgD で，IgG や IgE などは発現していません．

　IL-4 存在下に B 細胞上の CD40 分子が T 細胞上の CD40L と結合すると，B 細胞の増殖と IgE の分泌が見られます[146, 147]．CD40L だけを B 細胞に加えても，B 細胞の増殖と IgE の分泌が見られますが，これらの B 細胞の活性化や増殖は，抗原や MHC 非拘束性です．また，抗原特異的ヘルパー T 細胞の非存在下では，B 細胞に crude（粗）あるいは精製サイトカインを添加しても，抗原特異的 B 細胞を誘導することはできません[148-151]．すなわち，抗原特異的ヘルパー T 細胞と同一抗原を提示する B 細胞の interaction が，B 細胞による抗原特異的 IgE 抗体産生にも必要であることを示唆しています．実際，1 回目の鼻粘膜下へのアレルゲンの投与は，B 細胞を polyclonal に活性化し，所属リンパ節である顎下リンパ節細胞数は約 3 倍に増え，10^7 オーダーの関連アレルゲン特異的 IgE^+ 小型 B 細胞などが大量に誘導され，アレルゲン関連 IgE 抗体が産生されました．ある英語の教科書で，「初期の免疫反応では，脾臓やリンパ節で形質細胞になる前に，"ちょっと遠回り" をして，数日間，リンパ節の medullary cord で，抗体を産生し，Ig クラススイッチし，MHC クラス 2^+ 細胞が増殖（plasmablasts）し，primary foci を形成している．」と

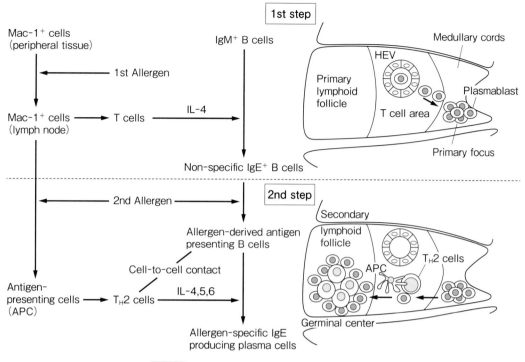

図89　1型アレルギーの発症機構（著者）[47]

記載されています．"ちょっと遠回り"ではなく，数日間，リンパ節のmedullary cordで，関連アレルゲンに特異的な抗体を産生し，再度の関連アレルゲンの侵入に備えて，10^7種類の関連アレルゲン特異的IgE$^+$小型B細胞を所属リンパ節に待機させている，と考えられます．

　2回目の皮下へのアレルゲンの投与は，マクロファージ系細胞が抗原提示し，抗原特異的ヘルパーT細胞が誘導され，一方，関連アレルゲン特異的IgE$^+$小型B細胞の中に，2回目のアレルゲン特異的IgE$^+$小型B細胞が含まれていれば，アレルゲンがIgEに結合，細胞内に取り込まれ，アレルゲンがprocessingされて，MHCクラス2の上にのるとマクロファージ系細胞と同一の抗原を提示するB細胞となり，ヘルパーT細胞がIL-4, 5と6を分泌して，B細胞を形質細胞に分化させ，B細胞はアレルゲン特異的IgEを産生します．ある英語の教科書では，"そのplasmablastsの一部が，T細胞zoneを横切ってprimary follicleに達し，そこで形質細胞となってgerminal centerを形成する．"と書かれています．以上の経路は，plasmablastsの一部（関連アレルゲン特異的IgE$^+$小型B細胞）が，T細胞zoneを横切るとき，アレルゲン特異的T-B相互作用があると考えると，まさに，著者らの1回目（*i.n.*）と2回目（*s.c.*）の感作実験結果（図89）そのもののように著者は思います．

14-4-7．B細胞研究者による最近の実験結果の変化

　最近，B細胞での抗体産生系についての論文の中にも，大きな変化が現れつつあるように思います．すなわち，2000年代の後半から，なぜ，2回目の刺激で，1回目より早く，そして，より強く，抗原特異的抗体が産生されるのかを，リンパ節や脾臓などの2次リンパ節のgerminal center

での plasma cell の局在などによって調べられました[152-154]．そして，2010 年代の後半になって，従来の教科書的抗体産生機構（抗原提示細胞が抗原に遭遇し，貪飲/processing してヘルパー T 細胞に抗原提示し，一方，抗原を提示する B 細胞との T-B 相互作用で B 細胞が plasma cell となり germinal center で抗原特異的抗体を産生する）のうち，抗原特異的抗体について，国際的にも有名な B 細胞研究者が，抗体の cross-reactivity, poly-reactivity とか broadly neutralizing antibodies という言葉を使われるようになりました[155, 156]．実際には，一見，非特異的抗体に見える，関連抗原特異的抗体の mixture のことを言われているのだろうと，著者は，思いますが，そのような内容の論文が，Immunity や Nature Immunology などに発表され，major な雑誌（Nature Reviews Immunology や Immunological Reviews など）に review が書かれる時代になったことを，著者は，大変嬉しく思っております．

14-5. アレルギーの治療

14-5-1. 1 型アレルギーの治療

1 型アレルギー，たとえば，アレルギー性鼻炎に対する免疫療法は，アレルギー性鼻炎に対して積極的にアレルゲンを頻回注射しています．10 数回アレルゲンを注射するわけですから，される方は大変です．数回目までは IgE 抗体ができますが，そのうち IgG や IgG4 抗体に変わっていくので，これらは肥満細胞の上の Fc_ε レセプターに結合しないので，半年から 1 年ほど経過すると，アレルゲンで曝露されても反応が出なくなるだろうとの発想で，アレルギー性鼻炎の免疫学的治療として実際に行われています．アレルゲンに対する特異的 IgG 抗体を作らせれば，肥満細胞からの脱顆粒が防げるというわけです．食物へのアレルゲンの添加効果が試されるなど，臨床的には，免疫療法の一時的効果が報告されており，最近，スギ花粉やダニによるアレルギーの治療で，口の中に薬剤を含むだけで体質改善を図る「舌下免疫療法」が広がりつつあります．

著者らの実験結果からは，i) 少なくとも花粉症は，生理（異物を排除する）反応なので，基本的には，アレルゲンとの接触を避け，吸引量を減らす．症状を軽減するために，鼻粘膜以前でアレルゲンをトラップする方法（抗原に対する特異的抗体をコートしたマスクなど）を開発する．ii) 既存の血中アレルゲン特異的 IgE 抗体および血中の IgE^+ 細胞である好塩基球を用い，i) のアレルゲンを同定する．iii) $Mac-1^+$ 細胞上の受容体の構造と種類（数）を決定し，個人差の有無を確認する．iv) 個人差に由来する MHC クラス 2 を同定する．これらの結果から，感作アレルゲンと関連アレルゲンや花粉抗原に responsive な MHC を同定する．

14-5-2. 2 型アレルギーの治療

2 型アレルギーについては，新生児の溶血性疾患で有名な話があります．Rh^- の母親が Rh^+ の子供をみごもったとき，出産時に胎盤の構造が壊れます．胎盤の構造は，一種の透析膜ですから，胎盤が壊れるとその中にあったものが混ざります．混ざると胎児の血液が母親に行き，母親の血液が胎児に行きます．胎児の血液が母親に行きますと，Rh^+ の血球が Rh^- の母親に入りますが，ABO 型で母児の血液型が違うと，自然抗体によって Rh^+ の血球は，溶血し取り除かれます．が，母児

の血液型が一緒ですと，Rh$^+$の血球が残ります．残るとそれが刺激になって，母親はRh$^+$に対するIgG抗体を作ります．第1子は生まれたので，問題ありませんが，第2子以降では，そのIgGが胎盤を通過して，胎児の体内を循環し，胎児に溶血性疾患を発症させ，溶血性の黄疸で，死産したり流産したりします．したがって，Rh不適合がわかっている場合は，抗Rh$^+$ IgG抗体に対する抗体を母体に投与して，新生児に対するRh不適合を予防します．結果，出生1000人に対する死亡数は極端に減った〔1950年で0.75が，Rh型不適合予防法が適用された1970年（0.28）から急激に減少し，1980年で0.04〕ようです．メカニズムがわかると，治療ができます．

14-5-3. 3型アレルギーの治療

3型アレルギーは，自己に対する抗体ができる疾患，自己免疫疾患，たとえばsystemic lupus erythematosus（SLE），では，抗核抗体，抗DNAや抗RNA，ができてしまうので，自己抗原と結合して，血管の壁とか糸球体とか血管が非常に富んだ腎臓の糸球体とかに沈着します．沈着すると，その付近にいる常在性細胞が集積して，炎症を促進し，アレルギー性の肺臓炎や糸球体腎炎などを起こします．何も処置しない場合は動脈内皮細胞の増殖，内皮細胞下の免疫複合体の増加，動脈中膜の壊死や心筋炎が起こります．これも，発症機構が比較的はっきりしているので，血小板を除きますと，心筋炎以外ではかなり効果が見られ，血管作用性アミンの働きを阻害すると，3型アレルギーの発症率が劇的に低下します．

14-5-4. 4型アレルギーの治療

4型アレルギーについては，ツベルクリンで説明をしました．結核菌は，慢性炎症を起こします．主として，マクロファージ系の細胞内でゆっくり増殖します．肺胞や消化管に結核菌が入ってくると，上皮下の常在性細胞に感知され，炎症細胞が局所に浸潤しますが，好中球の傷害から逃れ，マクロファージ内で生き延び，ときに増殖します．IFN-γなどにより，マクロファージが活性化されると，結核菌を傷害あるいは増殖を制御し，所属リンパ節でその異物情報〔結核菌や増殖時に出す蛋白質（このpurified protein delivertives: PPD，がツベルクリン）〕をT細胞に伝え，T細胞は記憶細胞として残ります（結核菌に感作）．そこで，ツベルクリンを皮下に注射しますと，結核菌に感染したことのある人では，記憶T細胞によってマクロファージ系細胞が活性化され，いろんなサイトカインを出して炎症が起こります（ツベルクリン反応）．したがって，すでに感作されていますと，ツベルクリン反応が強く，注射部位が大きく真っ赤に腫れます．しかし，ほとんど腫れない場合，感作されていないということで，感作する必要があり，BCGを注射する必要があります．

15 がん免疫の基礎と臨床

15-1. がんは自己細胞由来

　皆さんのからだで，口から肛門までは，からだの中にあるけれども，外なので汚い．そして，消化管や呼吸器などの内面を覆っている細胞はみんな上皮細胞で，それぞれの組織独自の機能を担っています．上皮細胞は，非常に強く，壊れにくい細胞です．ちょっとやそっとの傷ではなかなか破壊できませんし，壊れてもすぐに修復されます．修復されないと大変なことになるからです．間質は，上皮を支える組織で，白血球は，異物の侵入に対する炎症・免疫反応を担当します．

　上皮細胞が腫瘍化したのが癌で，間質細胞が腫瘍化したのが肉腫で，白血球が腫瘍化したのが，白血病（腫瘍の発生が骨髄）あるいは悪性リンパ腫（腫瘍の発生が骨髄以外）です．癌，肉腫，白血病と悪性リンパ腫をがんと総称していますが，特に，上皮系細胞の腫瘍（癌）と，いわゆる白血球というからだ中を動き回っている腫瘍（白血病や悪性リンパ腫）とでは，解剖学的，生理学的，あるいは病理学的に違う系列の細胞なので，しっかり区別する必要があります．

　炎症・免疫は，異物（細菌やウイルスなどの病原微生物）が上皮細胞を突き破って侵入した際，どういう反応が起こるかということです．異物が入ってくると，血中から侵入部へ白血球が急行し異物を除去します．この炎症反応は，刑事事件の解決法とよく似ています．そう考えてそれぞれのステップを当てはめていくと，図の中には入ってないものがありました．事件の解決にとって大事なことの一つは，監視システムという目撃者がいるかどうかということで図にはありませんでした．が，1995年にToll-like receptors（TLRs）という監視システムがあることがわかりました．また，犯人（異物）を逮捕（除去）した後，犯人（異物）の詳細を事件簿（異物情報）として残し，異物（事件）の再度の侵入に備え（再犯を防止し）ています．その犯人が再び事件を起こさないように，あるいは起こしたときにすぐに逮捕できるようにしています．事件簿や犯人の顔写真，DNA情報とか指紋などが，抗体（B細胞受容体：BCR）やT細胞受容体（TCR）として1976年から1984年にかけて，その記録の仕方・機構が発見されました．モンタージュ写真を作るのは，無数に近い抗原に対する無数に近い抗体（世界中の人）の中から，特異的抗体（犯人）を探し出す機構です．より多くの顔の特徴を示すパーツ（BCRやTCRのチョイス）があれば，より正確な（親和性の高い）モンタージュ写真の作成が可能ですが，これらBCRやTCR（顔の特徴）に，犯人か一般人かの区別はありませんし，できません．著者が，何度も主張する所以です．以上

のように，著者を含め，研究者は，現象を，我々のからだがやっている，あるいは社会がやっている，ことに当てはめ，相違点を挙げ，何が足りないかを考えたら，新しい分子や現象が見つかるかもしれません．

　炎症・免疫で扱われる異物は，病原微生物で，種が違うものです．したがって，教科書に書いてある炎症・免疫は，病気を理解する上では感染症です．種が違うものに対して我々がどんなふうに対応しているかということが教科書には書いてあります．移植片拒絶や妊娠では，移植片や胎児は同種異系です．しかし，がんは自己細胞由来です．がん免疫という言葉は簡単に使われていますが，まったく新しい分野と考えた方がよいと，著者は，思います．

15-2. 悪性腫瘍の種類

　癌は cancer で，上皮系の細胞が腫瘍化したものです．間質系の細胞，線維芽細胞や筋肉細胞が腫瘍化したものは肉腫（salcoma）と言います．本来，癌というのは上皮系の細胞が腫瘍化したもののことですから，白血球は上皮系の細胞ではないので，血球細胞のがんは，白血病（leukemia）とか悪性リンパ腫（malignant lymphoma）と言い，白血病細胞は骨髄で発生し，悪性リンパ腫細胞は骨髄以外で発生します．ただ，例えば肺の場合，20種以上の細胞からなっているので，その腫瘍が上皮系由来か，間質系由来か病理で診断がつくまでは，肺がんです．こういう分類と意味を，しっかりと理解しないと，間違った解釈を生み出してしまいます．

15-3. 上皮系細胞，間質系細胞と血液細胞

　癌を治すにはどうしたらいいか？　癌の治療を考えるとき，肉腫，白血病や悪性リンパ腫，特に後2者は別にしないといけません．上皮系細胞には，まず，からだの表面を覆っている表皮，口から肛門までの消化管の内面を覆っている吸収上皮細胞，そして，呼吸器，泌尿器や生殖器も外界と接しており，それらの通路の外壁も上皮細胞で，器官や組織独自の機能を担っています．消化管の内容物は汚いので，上皮系細胞は，隣同士が tight junction でつながり，上皮組織は簡単には壊れないようになっています．簡単に死んでも困ります．胃や十二指腸の腸管上皮細胞は，四六時中，強い酸に触れているので，傷がついたらすぐ新しい細胞に置き換わっています．

　間質系というのは，支持組織ですから，上皮系細胞とは違った性質を持っています．血液細胞，特に白血球，は，動き回る細胞で，一つ一つの細胞が個々の細胞，dispersed cell，になっているので，tight junction は勿論ありません．健康時，一定濃度（4000〜8000個/μL）で血管内を流れ，炎症時，血管内皮の間隙から間質へ migrate（移動）するのが仕事で，外からの病原体などの侵入を許しません．こういう上皮系細胞とその支持組織細胞，まして，これら動き回れない細胞と動き回れる細胞を一緒にはできません．

15-4. バリア

　皆さんのからだの仕組みを思い出してほしい．口から肛門までの消化管は，からだの中にあっても外なので汚い．からだの表面と口から肛門までは汚く，いろんなものが入ってくる可能性があるので，それらのきれいなところへの侵入を防ぐ必要があります．これらからだの表面を占めている細胞は，上皮細胞です．上皮細胞は，それぞれが tight junction で手を組んでいるので移動できません．したがって，バリアがあります（図2参照）．どういうバリアかというと，皆さんが食事して口から栄養分が入ってきます．口では，歯で咬んで，唾液である程度消化します．胃と腸で，それらを部分消化と膜消化し，バリアを通して栄養分をきれいな（病原体のいない）体内に取り入れます．このバリアは，非常に上手くできています．消化した栄養分を腸内細菌に取られたら困ります．腸内細菌に栄養分を取られないように，微絨毛という解剖学的構造，膜消化とチャンネルによって体内に取り入れます．取り入れた栄養分を，循環器系によって体中を回って組織に送り，組織（脳と筋肉）が仕事をし，酸素が炭酸ガスになり，アミノ酸などが尿素になります．老廃物である炭酸ガスは，呼吸器から吐出し，食べかすと腸内細菌〔細菌はすごい勢いで増えるので，一定の菌数（大腸では $10^{11} \sim 10^{12}$ cfu/mL）になるように食べかすと一緒に便として排泄する必要がある〕は，消化器から便として排出し，尿素を尿という形で泌尿器からバリアを経て排出します．バリアを形成する上皮系細胞が，上手いこと定常状態を調節・維持しています．呼吸器，消化器，泌尿器や生殖器は，外界と接しており，病原微生物がいるか，病原微生物と接しているので汚い．汚いから，バリアを破られないようにしています．

15-5. 悪性腫瘍の発生機序

　がんと総称される悪性腫瘍は，癌，肉腫や白血病や悪性リンパ腫を含みます．ただ，発生機序が比較的知られているのは白血病についてで，他の悪性腫瘍については，そう研究が進んでいるわけではありません．悪性腫瘍の発生機序は，細胞の発生学的意味（胚葉や機能など）がそれぞれ異なるので，複雑だろうと予想されます．

15-6. フィラデルフィアクロモゾーム

　白血病，これは悪性リンパ腫と違って，骨髄で悪性腫瘍が発生しますが，この発生機序で，非常に重要な発見が1960年代にありました．ペンシルベニア大学の先生方が慢性骨髄性白血病の患者さんで見つけたので，フィラデルフィアクロモゾームと名付けられました[157]．クロモゾーム，染色体，というのは，ヒトの場合，常染色体が22対あり，あとX染色体とY染色体が性染色体と

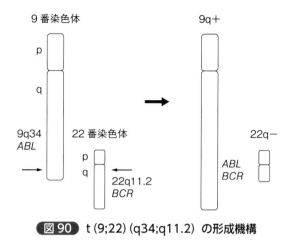

図90 t (9;22) (q34;q11.2) の形成機構

して1対ありますが，ギムザ染色をすると，異常に長い染色体とより短い染色体ができているのが1960年代にわかって，1973年に9番の染色体が22番染色体との間で転座（translocation）が起こって，より長いものとより短いものができたことがわかりました（図90）[158]．詳しく調べると，切れる場所が3カ所あり，どこで切れるかによって長さが変わり，majorとminorの転座部位がわかったのが1984年のことです．フィラデルフィアクロモゾームmajorは，慢性骨髄性白血病に特徴的だということで，golden markerと呼ばれています．

15-7. がん遺伝子

　1911年，当時32歳だったPeyton Rousは，がん細胞の移植だけでなく，がん細胞から抽出した物質を注入したときでさえ，同じ近交系の鳥に感染する非上皮性悪性腫瘍を見出しました[159]．当初は認知されませんでしたが，その後，ニワトリに肉腫を発生させるウイルスとして認知され，発見者の名をとりラウス肉腫（sarcoma）ウイルス（v-src：レトロウイルス）と命名されました．1966年，Rousは，肉腫ウイルス発見から55年を経て，87歳で，ノーベル生理学・医学賞を受賞しました．そして，発見から70年近く経った1980年，Czernilofskyらによってv-srcの核酸配列が決定されました[160]．

　Oncogeneという概念は，1914年に，ドイツの生物学者であるTheodor Boveriが，Zur Frage der Entstehung Maligner Tumorenという題名の本の中で，Chromosomenim（chromosome）とKrebs（cancer）との関係でoncogeneについて予言し，1976年，Dominique Stehelin, John M. Bishop, Harold E. Varmusらが，cellular oncogeneは活性化されたproto-oncogeneであることを明らかにしました．がん遺伝子には，細胞増殖因子やその受容体チロシンキナーゼ，srcのような非受容体型チロシンキナーゼ，ras（rat sarcomaの意味）のような低分子量G蛋白質，その下流にあるセリン・スレオニンキナーゼといったシグナル伝達因子の他，さらに下流で機能するmycやetsなどの転写因子が含まれます．著者が留学中の1980年代，Robert A. Weinbergなどにより，前がん状態の線維芽細胞にrasやmyc遺伝子を導入（transfect）すると，細胞ががん化することがわかり，世界中ががんの発症機構がわかった，がんの治療もできる，と大騒ぎでした[161]．

　ウイルスによるがん化ウイルス由来のがん遺伝子（viral oncogene）は，ウイルスにかかるとそれだけで細胞ががん化します．がんウイルスによるヒトのがんは，human T cell leukemia virus type 1（HTLV-1）による成人T細胞白血病，肝炎BあるいはCウイルスによる肝が

ん，パピローマウイルスによる子宮がん，Epstein-Barr（EB）ウイルスによるバーキットリンパ腫，上咽頭がんや胃がん（最近では，胃がんは，ピロリ菌が原因のようです），human herpes virus-8（HHV-8）によるカポジ肉腫や，メルケル細胞のポリオーマウイルスによるメルケル細胞がんなどですが，全がん患者の約2割と言われています．

　一方，cellular oncogeneというのは，我々のからだの中にも増殖する細胞があり，たとえば，皮膚の毛のマトリックス細胞はからだの中で一番増殖能が高く，正常な細胞が持っているがん遺伝子です．熱いものを食べた後，口の粘膜が剥がれるのを経験されたことがあるでしょうし，胃では，強い酸に接して上皮がどんどん壊れていくので，それらを新しい細胞で置き換える必要があり，口腔内，腸管でも非常にたくさんの細胞が，常にあるいは必要なときに増殖しています．また，血液中の血球細胞はそれぞれの寿命で死滅するので，一定の血球数を維持するために骨髄の細胞は増殖する必要があります．したがって，抗がん剤でがん細胞の増殖だけを止めたいのですが，その作用が非特異的だと，増殖する細胞はからだ中にあるので，毛が抜けたり（脱毛），口の中が荒れたり（口内炎），赤血球が減ったり（貧血），白血球が減ったり（易感染性）します．正常細胞にもoncogeneがあって，これらが正しく制御されていると，それ自身は非常に大事な仕事をしていますが，それが遺伝子のtranslocation, deletionやinversionによって制御不能なoncogeneになるとがん化し，主として，白血病や悪性リンパ腫の原因として注目されています．しかし，白血病など血液のがんでしか起こらないと考えられていた染色体転座が，肺がんなどの固形がんでも起こる（たとえば，転座によるEML4-ALKの形成など）ことが知られています[162]．ヒトのY染色体以外の1番から22番までの染色体とX染色体でがん遺伝子の存在が知られており，我々の染色体にはいっぱいがん遺伝子が元々あるということです．2015年12月現在，がん発症の原因になるがん関連遺伝子は約500種類あると考えられています．我々は，ここでも膨大な数のがん関連遺伝子に晒されていますが，男女共90年近く上手く発がんを避けて通っています．我々はその機構を知る必要があります．

15-8．がん抑制遺伝子

　がん遺伝子に対して，がん化を抑制している遺伝子が知られています．1979年，Imperial Cancer Research FundのLionel V. Crawford, Princeton大学のArnold J. LevineとMemorial Sloan-Kettering Cancer CenterのLloyd J. Oldの3グループが，遺伝子産物であるp53を腫瘍ウイルスSV40のlarge T抗原と結合する蛋白質などとして発見しました[163-165]．たとえば，Oldらは，BALB/c Meth A sarcoma（線維肉腫）細胞の分子量53000の蛋白（p53）に対する抗体を樹立し，正常成熟マウス線維芽細胞，リンパ系細胞，血球系細胞，マウス胎児細胞やSwiss 3T3細胞では免疫沈降物が検出されないこと，マウスで化学的に誘発した肉腫細胞，白血病細胞や自発あるいはSV40などで形質転換した細胞では発現している，と報告しました[165]．その3年後に，Philadelphia Temple大学のR. Basergaのグループが，血清で誘導したSwiss 3T3細胞でのDNA合成をmicroinjectしたp53が阻害したとPNASに報告し，驚いたことに，1979年のPNASに発表したtop authorのAlbert B. DeleoとLloyd J. Oldが共著者として入り，Oldが

PNASへcontributed by Lloyd J. Oldとなっています[166]．したがって，1979年の時点では，p53 is involved in the regulation of cell proliferationと理解されてきました．しかし，1989年に，野生型p53はがん抑制遺伝子として，突然変異を起こしたp53はproto-oncogeneとして働くことが明らかにされ[167]，さらに，1992年，p53ノックアウトマウスは，ほぼ正常に発生するにもかかわらず，成長後に多くの組織でがんを発症することがわかり，がん抑制遺伝子のがん発生における重要性が確認され[168]，The p53 proto-oncogene can act as a suppressor of transformationと結論付けられました．両親どちらからもp53を引き継げないと，いろんなところでがんが多発する可能性があると言われています．

同様に，BRCA1（breast cancer susceptibility gene I）遺伝子は，その変異により乳がんや卵巣がんを引き起こしますが，BRCA1蛋白質は，他の多数の腫瘍抑制因子と共に核内で大きな複合体を形成し，相同性による遺伝子の修復に関わっています[169]．また，RBというのはretinoblastomaで，最初，網膜芽腫を引き起こすがん遺伝子と考えられていましたが[170]，p53遺伝子のように，RB遺伝子を両親から2つ引き継がないと，あるいはその発現が両方なくなってしまうと，がんの発症を抑制できなくなる遺伝子です．

15-9．腫瘍細胞の性状

腫瘍細胞の特徴の一つとして，anchorage-independencyが知られています．Anchorageというのは足場で，腫瘍細胞は，増殖するとき足場が要らないということです．シャーレなどで細胞を培養すると，細胞が分裂を繰り返してコロニーを形成しますが，そのうち，隣のコロニーと接触，contact，します．正常な増殖細胞の場合，シャーレの底辺，足場がなくなるので，contactするとそれ以上増えません．これをcontact inhibition（接触阻害）と呼んでいます．ところが腫瘍細胞では，足場が必要ではないので，contact inhibitionが見られず，どんどん増殖しpile upします．もう1つの大事な性質は，試験管内（in vitro）だけではなく，ヌードマウスでも増えることです．臨床的には，cachexia（悪液質）で，がんというのは非常に小さいにもかかわらず，胃がんや食道がんにしても，患者さんに食事をあげていても，がん患者さんは亡くなっていきます．それはなぜかというと，発熱させたり，疲労感を増幅させたり，あるいは，代謝経路を変えるような物質ががん細胞から出ているらしく，これらががん患者さんにボディーブローのように効き，体力が失われていくようです．そういうものを総合して，cachexia，悪液質と呼んでいます．

Cachexiaはcachectinと呼ばれる蛋白質が起こします．著者が米国に留学して1年半ほどが経過した頃（1986年），マウスではその治療効果が確かめられている，TNF-αを用いた治療法が，New Yorkの病院でがん患者に実施され，数名の患者さんが早期に死亡された記事がThe New York Timesに載りました．その約1年前に，Rockefeller大学のAnthony Ceramiの研究室でcachectinが精製され[171]，新聞記事が出た数カ月後，cachectinがTNF-αと同一分子であることが見出されました[172]．大変な悲劇でしたが，米国人は，がんの克服のために前進する底力を見せ，種々の対応で日本と米国との国民性の違いを，著者は，痛感しました．

15-10. 慢性白血病と急性白血病

多能性幹細胞が，リンパ系の幹細胞と骨髄系の幹細胞に分かれ，後者は，その後，赤血球に行く経路，多核白血球やマクロファージ系に行く経路と血小板に行く経路へ分化します（図17）．したがって，骨髄には，元になる細胞，multipotentiated stem cell（MSC），ある程度分化した細胞と末梢に出て行く前の細胞があり，白血病は，骨髄でそれらの細胞が腫瘍化します．Chronic myelocytic leukemia（CML）は，MSC が腫瘍化したものです．慢性骨髄性白血病細胞は，フィラデルフィアクロモゾームを持って，多能性の幹細胞の状態で腫瘍化するので，分化能を持っており，それぞれの機能を持った細胞が末梢血になり，その症状は非常に穏やかです．したがって，数年間は CML と診断されても，症状は顕著には出てきません．

しかし，数年すると，急性化することがあります．急性化すると，ある分化段階で腫瘍化し，その後，分化しません．分化した細胞が，末梢血に出てこないのでどんどん骨髄機能がおかしくなります．したがって，たとえば，赤血球がヘモグロビンの袋でなくなり，あるいは，白血球がバイ菌を食菌する機能がなくなります．単球がマクロファージに変わらない，あるいは，抗原を提示できないとかそういうことになります．末梢血の細胞が生きているうちはまだいいのですが，好中球は，血管の外に出ると数日しか生きませんし，赤血球は 120 日生きて酸素や炭酸ガスを運んでくれますが，なくなってしまうとからだの機能が保てず，非常に重篤な臨床症状が出てきます．

15-11. 白血病の症状

白血病の症状，これは比較的簡単に予想がつきます．貧血，赤血球数が少なくなります．白血球数，特に好中球数，が少なくなったら感染が起こりえます．血小板が少なくなると，出血傾向が見られるようになります．したがって，白血病患者の症状は，末梢血に正常に分化した細胞がいる間はよいけれど，いなくなると，その後，新たに分化した細胞が補給されないので症状がどんどん悪くなり，重篤な臨床症状が出てきます．

急性白血病の場合，disseminated intravascular coagulation（DIC），これは血液中で凝固が起こります．凝固するというのも大変なことですが，凝固因子が少なくなることをも意味し，からだ中で出血傾向が出てきます．また，ある分化段階で腫瘍化が起こると，腫瘍化した段階まで分化した細胞は骨髄内にたくさんいます．一方，末梢血には，フルに分化した細胞（成熟細胞）がいます．が，それらの間の分化段階の細胞がいません．したがって，腫瘍化した段階まで分化した細胞と成熟細胞の間が抜けてしまいます．これを白血病裂孔といいます．急性白血病患者さんでの骨髄像の特徴の一つです．

15-12. 急性白血病の分類と治療法の世界的統一（FAB分類）

フランス（French），アメリカ（American）とイギリス（British）が中心となって，白血病の分類と治療法を世界的に統一した，FAB分類があります．急性白血病の場合，分化が終わっていないので，未分化での細胞の分類は困難です．そこで，骨髄穿刺液塗抹標本をMay-Giemsa染色して鏡検し，ペルオキシデース陽性率と細胞の形態分類を数値化し，3種類のリンパ性（ペルオキシデース陽性率が3％未満で，芽球は小型で均一，小児に多いをL1；芽球は大型で不均一，成人に多いをL2；Burkittリンパ腫型白血病，芽球は大型で均一，細胞質は塩基性が強く多数の空胞ありをL3）と8種類の骨髄性〔陽性率が3％以上で，急性未分化型骨髄性白血病（最未分化型）をM0；急性未分化型骨髄芽球性白血病をM1；急性分化型骨髄芽球性白血病をM2；急性前骨髄球性白血病をM3；急性骨髄単球性白血病をM4；急性単球性白血病をM5；赤白血病をM6；急性巨核球性白血病をM7〕に分類されています．この分類によって，国際比較が可能になり，骨髄異形成症候群などとの鑑別診断や予後が判定でき，著効する治療法（たとえば，M2は化学療法によく反応し予後は比較的良好とか，M3にはレチノイン酸が著効）があるなど，FAB分類は臨床的には大変重要です．

15-13. その他の白血病

15-13-1. Adult T cell leukemia（ATL）

Adult T cell leukemiaは，九州南部，長崎県西部，五島列島や沖縄での一種の風土病として知られていました．骨髄外原発の悪性リンパ腫ですが，骨髄で腫瘍細胞が増えるので白血病と呼ぶようになりました．核にクローバー様の分葉や切れ込みが見られます．比較的南の国の地域で，human T cell leukemia virus-1（HTLV-1）の感染によって起こります．

15-13-2. 骨髄腫

骨髄腫は，plasmacytomaとも，myelomaとも呼ばれ，形質細胞が腫瘍化したものです．多能性幹細胞から，リンパ系の幹細胞になり，プレB細胞，未熟B細胞，成熟B細胞になった後，B細胞は抗原と遭遇します．抗原に対して最も高い親和性を持つB細胞が，抗原-抗体複合体を細胞内に取り込み，processingしてMHCクラス2上にのせ，マクロファージ系細胞から抗原提示を受けたヘルパーT細胞に抗原提示すると，ヘルパーT細胞は情報の異同を判断し，同一ならIL-4，IL-5やIL-6などのサイトカインを出して，B細胞を活性化，増殖，分化させ，B細胞は形質細胞になります．

骨髄腫は，遺伝子の転座translocation，遺伝子がなくなるdeletion，遺伝子が別の遺伝子に挿入されるinsertionなどが原因で骨髄腫を発症します．骨髄腫が作るイムノグロブリンのタイプですが，G（51〜55％）とA（17〜20％）が多く，D（約7％）とかE（0.3％）とかを作る骨髄

腫は少ない．また，軽鎖だけを作るモノクローナル抗体が産生されますと，これが尿中に出てきます．これを利用して，1950年代にイムノグロブリンの構造が解明され，一方，血清を解析すれば，イムノグロブリンの種類（クラス）と重鎖の構造がわかります．骨髄腫は，形質細胞が腫瘍化したものなので，骨髄で増えると骨髄が破壊され，骨髄のX線写真で結節状に抜けて見えます．骨に穴が開くので，痛みがあったり，骨が弱くなるので病的骨折が起こったり，赤血球が減るので貧血が見られます．骨髄腫腎というのは，産生するモノクローナル抗体が今度は尿細管に沈着するので，腎機能が悪化します．

15-14．悪性リンパ腫

　骨髄以外で増えるリンパ系腫瘍を悪性リンパ腫と呼びます．リンパ系組織に原発する腫瘍で，種類としてはホジキン病（全体の約5％）とノンホジキンリンパ腫（全体の約95％）があります．腫瘍化の理由には，遺伝子の転座によって，bcl-1〜3, 6やmycなどのがん遺伝子が活性化されて悪性リンパ腫になります．たとえば，18番染色体にはbcl-2というがん遺伝子がありますが，14番染色体と18番染色体との間で転座が起こると，エンハンサーがこのがん遺伝子の異常発現を促進してしまい，元々は制御されているものが，転座によってがん遺伝子の異常発現が促進され，濾胞性のリンパ腫が起こります（図91）．悪性リンパ腫というのはどういう症状が出るかというと，発熱，体重減少，易疲労感やリンパ節の腫脹です．

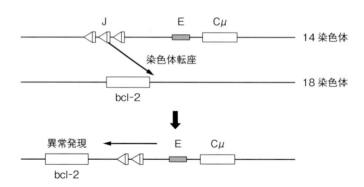

図91　染色体転座によるがん遺伝子の活性化
Cμ：μ鎖定常領域遺伝子；E: エンハンサー；
J: 接合領域遺伝子；◁：V-(D)-J組換えシグナル
〔Pegoraro L., Palumbo A., Erikson J., Falda M., Giovanazzo B., Emanuel B. S., Rovera G., Nowell P. C., Croce C. M. (1984) A 14;18 and an 8;14 chromosome translocation in a cell line derived from an acute B-cell leukemia. Proc. Natl. Acad. Sci. USA. 81: 7166-7170〕

15-15. 腫瘍の臨床的問題点

15-15-1. 外科的治療

腫瘍細胞は，すごい勢いで増殖し，悪液質を分泌し，宿主の健康状態を悪化させます．また，転移するというのが一番の問題で，がんの転移があれば，手術以外の治療法が取られる場合が多く，転移がなければ，組織のどの部分まで浸潤しているか調べ，外科的か内科的かを含め，手術法が決まります．腫瘍での問題点は，転移するということ，抗原性が低いこと，そして，免疫を抑制する物質を作ることなどで，腫瘍がいろんな方法で免疫反応から逃避するので，腫瘍が一旦発生すると制御は難しい．

手術ができない場合や，手術で患部を切除しても，すでに転移している可能性もあり，化学療法，放射線療法，免疫療法が，追加あるいは主たる治療法になります．手術療法は，腫瘍部分だけを摘出しているわけではなく，腫瘍が巻き込んでいる正常な組織と周りの正常組織だけの部分も摘出しています．

15-15-2. 化学療法

化学療法，放射線療法，免疫療法でも，できるだけ腫瘍細胞だけを傷害したいわけですが，治療原理が非特異的であれば，正常細胞をも傷害し，種々の副作用が出現します．化学療法では，からだのどこにいるかわからない腫瘍細胞を傷害したいので，原則的には，正常細胞と腫瘍細胞の差は，増殖する細胞ということで，核酸合成を阻害する薬剤を使用します．基本的には非特異的治療なので，治療に限界はありますが，それでもよりよい抗がん剤，特に最近では，がん遺伝子産物，がん遺伝子リン酸化酵素や血管増殖因子などを分子標的とした種々の分子標的薬（たとえば，*ALK* 融合遺伝子陽性で切除不能な進行・再発の非小細胞肺がんの治療に ALK 融合蛋白阻害薬，クリゾチニブ）が開発されています．個人の腫瘍にあった抗がん剤をがん患者さんの腫瘍細胞を試験管内で培養し，種々の抗がん剤の感受性を網羅的に調べ，感受性の高い抗がん剤を検索するシステムも開発が進んでいます．

15-15-3. 放射線療法

放射線療法は，手術できない部位などの場合，できるだけ腫瘍部位だけに焦点をあてるために，放射線発生装置を回転させ，四方八方から照射します．腫瘍細胞にだけ取り込まれる増感剤を照射前に投与し，放射線の治療効果を増強する方法も開発されています．また，がん細胞特異的放射線療法を目的とする硼素中性子捕捉療法（boron neutron capture therapy：BNCT）では，腫瘍細胞内に硼素（boron-10）を取り込ませておき，外部よりエネルギーの低い中性子を照射し，硼素原子核は中性子を捕獲し核分裂を起こします．この核反応によりα粒子とリチウム核が発生し，これらの荷電粒子は，組織内でそれぞれ約 9 μm および約 5 μm の飛程を有しており，この飛程は腫瘍細胞の 1 個分の大きさに相当するので，理論的には，正常な脳神経細胞などをほとんど傷つけることなく，腫瘍細胞のみを細胞レベルで選択的に破壊することが可能と考えられています．1954 年に現在と同じ glioma などに対して治療が試みられています[173]．その後，1988 年までは

年間数報だったものが，1989年くらいから年間100報を越え，2009年には140報に達しましたが，ここ数年は年間50報くらいに留まっています．著者も，大阪医科大学在職時や退職後に，Koji Ono や Shinichi Miyatake の講演で，大きな glioma が，中性子捕捉療法では明らかに小さくなる臨床例を見たことがあります[174]．

15-15-4．免疫療法

　腫瘍を特異的に傷害するには，生体の免疫反応を利用すればよい．そのためには，腫瘍特異抗原や腫瘍関連抗原を同定し，その抗原に対する細胞傷害性キラーT細胞を誘導すればよい，との発想が，免疫療法です．

　したがって，腫瘍細胞から mRNA をとってきて cDNA を作り，それを大腸菌に組み込みます．そして，大腸菌を増やし，発現クローニングし，一方，がん患者さんから血清を取ってきて，それらの分子に反応する抗体があるかどうか〔serological identification of antigen by recombinant expression of cloning (SEREX)〕という方法で調べられました．また，がん細胞の MHC クラス1の上にのっているものを抽出して，抗原の構造が調べられました．それらの方法で決まった分子が数十種類あります．Melanoma（黒色腫）では，1991年にベルギーの Thierry Boon のグループが世界で最初に発見した MAGE や gp100 などがあります[175]．子宮がんに関しては，ヒトパピローマウイルス由来の E6，E7，EBNA などが，CML，乳がんや膵がんについては，Ras，Bcl-Abl，Her-2 や muc-1 がありますし，各種のがんでは p53 という抑制遺伝子が知られています．ところが，ウイルス感染のように，腫瘍細胞は元々自己の細胞であり，自己 MHC クラス1の上に非自己抗原をのせるわけではなく，正常細胞も持っていることが多く，carcino-embryonic antigen (CEA)，prostate-specific antigen (PSA) やαフェトプロテイン（α-FP）など腫瘍マーカーとして利用されているものが多い．がん患者さんをフォローするときに，治療が効果的かどうか，すなわち，治療をして腫瘍が小さくなっているのか，がん細胞が別の場所で増えている（転移している）のかどうかを知る意味で，CEA，PSA やαフェトプロテインなどの腫瘍マーカーは非常に大事です．

　がん細胞を傷害できるエフェクター細胞として，マクロファージ系の細胞，cytotoxic T lymphocyte (CTL)，NK細胞，lymphokine-activated killer (LAK) と antibody-dependent cell-mediated cytotoxicity (ADCC) などが挙げられます．そして，T細胞が抗腫瘍反応の主要なエフェクター細胞という前提で，T細胞に腫瘍抗原が提示され，CTL ががん細胞上の腫瘍抗原を認識し傷害することが想定されています．

　がんワクチンには，全細胞ワクチン，ペプチドワクチン，樹状細胞ワクチンとT細胞ワクチンが考えられています．全細胞ワクチンでは，放射線照射した腫瘍細胞をワクチンとして使用したところ，弱い抗腫瘍効果と自己免疫を惹起し，ペプチドワクチンでは，HER2，mucin-1，CEA を乳がん患者で，gp100 をメラノーマ患者で使用し，メラノーマの転移が消えたなどの報告があります．

　樹状細胞[176]ワクチンでは，がん患者さんから樹状細胞の前駆細胞を採取し，IL-4 と GM-CSF を加えて樹状細胞を得，患者に戻したり，樹状細胞を抗原刺激してから患者に戻したり，抗原刺激した樹状細胞にT細胞を加えて培養し，サイトカインを加えてT細胞を増やしてから患者に戻したりして，活性化T細胞による腫瘍細胞への攻撃（パーフォリンによって腫瘍細胞膜に穴を開け

てグランザイムを注入し，核内の遺伝子を分解，腫瘍細胞にアポトーシスを起こさせる）が期待されていますが，現時点では，これといった著明な治療効果は報告されていません．

T細胞ワクチンでは，がん抗原特異的キラーT細胞クローンのTCRを作成後，がん抗原特異的抗体の重鎖と軽鎖の可変領域を1本鎖にしてCD3ζ鎖とつなぎ，これらをウイルスベクターなどで遺伝子を導入し，遺伝子改変リンパ球を作成して輸注します．T細胞受容体療法（TCR療法：T cell receptor therapy）やキメラ受容体遺伝子改変T細胞療法（CAR-T療法：chimera antigen receptor T-cell therapy）などと呼ばれています[177]．T細胞遺伝子改変療法は数年前に末期の白血病患者に劇的な効果を示したことで，注目されるようになりました．現在，多くのアカデミアや製薬企業が多様なT細胞遺伝子改変療法の開発を進めており，そのうちのいくつかは実用化に近づいています．対象疾患は血液がんが中心ですが，最近では固形がんにも適用範囲が広がりつつあります．T細胞遺伝子改変療法はがん治療において革新を起こすと期待されていますが，強い副作用があることが明らかになり，また，患者の細胞に遺伝子を導入するため，高額な治療コストやインフラ整備など解決すべき課題も多くあります．

15-16. 新しい治療法としての免疫療法

最近，新しいがん治療法が注目されています．抗原提示細胞によるT細胞の活性化を抑制するCTLA-4（cytotoxic T-lymphocyte antigen 4）分子と活性化されたT細胞の機能を抑制するPD-1（programmed cell death 1）分子は，自己応答制御のための免疫チェックポイント分子として1987年（Pierre Golsteinら）と1992年（Tasuku Honjoら）に発見されました[178,179]．がん細胞の中に，これらの分子を大量に発現しているものがあることから，これらに対する抗体を樹立し，マウスに投与したところ，顕著にがんが小さくなり，消失したものがあったので，がん患者さんにも応用され，従来の治療に抵抗性のメラノーマ，非小細胞性肺がん，腎がんの一部に著明な効果が認められたことは大変重要で，胃がんなどにも適応が拡がり，2018年度のノーベル医学生理学賞がCTLA-4とPD-1分子に対する抗体で，がん治療への道を拓いた米テキサス大のJames P. Allisonと京都大学のTasuku Honjoに授与されました．ただ，これらの分子のそもそもの生理的意義（自己応答制御のための免疫チェックポイント）から，自己免疫疾患の誘導などの副作用が問題になっています．

複数の教科書で，抗腫瘍機構は以下のようにまとめられています．最初のステップとして，樹状細胞がヘルパーT細胞を活性化するとか，あるいは，がん細胞にMHCクラス2があり，それがヘルパーT細胞に抗原提示をすると書かれています．そして，この抗原提示をきっかけに，ヘルパーT細胞が，IL-2, IFN-γやIL-4, 5, 6などを分泌して，T細胞，マクロファージやB細胞を活性化し，キラーT細胞，活性化マクロファージ，抗体やNK細胞によるADCCを誘導し，腫瘍を攻撃すると書かれています．何らかの理由で死滅した腫瘍細胞断片を樹状細胞が貪食・貪飲し，ヘルパーT細胞に抗原提示する可能性はあるかもしれませんが，著者は，receptor-mediatedにがん細胞上の抗原が認識され，がん細胞が傷害されなければ，がん特異抗原を提示できないのでは，と疑問に思っています．がん細胞がMHCクラス2を持つというのは，そういう

報告をあまり見たことがないので，もし，そうであれば，その抗原の同定やがん細胞が提示するメリットや理由を明らかにする必要があります．

15-17．がん征圧への道

15-17-1．がん特異抗原とエフェクター細胞

　がんが，自然あるいは治療によって治癒する実験系があれば，エフェクター細胞種，自己正常細胞とがん細胞の識別機構（受容体とリガンドの同定），さらには，エフェクター分子を同定することができます．1980年代になって，種々のサイトカイン遺伝子を腫瘍細胞にtransfectすると，腫瘍細胞が拒絶，排除される例が多く報告されるようになりました[180-187]．これらの実験系での拒絶部の組織像から，多核白血球（好酸球や好中球）による抗腫瘍活性が示唆され，抗体を用いた*in vivo*でのエフェクター細胞の除去実験などから好中球がエフェクター細胞の候補に挙げられていますが，単離した細胞の腫瘍細胞に対する細胞傷害活性を測定した例はありません．また，離れた野生型腫瘍細胞の増殖にはあまり抗腫瘍効果が見られなかったので，がん研究者の多くは多核白血球を離れ，リンパ球に抗腫瘍効果を求めたように見えます[188-194]．ともあれ，サイトカイン遺伝子をtransfectした腫瘍細胞の移植実験は，腫瘍細胞上に腫瘍特異抗原が存在すること，そして，免疫担当細胞による細胞傷害活性は腫瘍細胞からのサイトカインによって阻害されないという，非常に重要なメッセージを残しました．

15-17-2．がん研究の方向

　1987年，著者は，米国での留学を終え，大阪市の（財）大阪バイオサイエンス研究所細胞生物学部門を担当することになり，新しい研究課題に取り組む機会を得ました．がんの研究に参画したい．たった数年間の米国での免疫学の経験（ヒト末梢血単球由来マクロファージのIFN-γによる活性化機構の研究）を基に実験系を考えました．がん細胞の増殖を制御するためには，第一に，がん細胞を傷害するが正常細胞には見向きもしない特異性が重要で，それができるのは，細胞であり免疫担当細胞だろう．第二に，がん細胞は増殖する．したがって，がん細胞の増殖を抑制あるいは阻止できれば延命効果が期待でき，がん細胞の増殖速度より細胞傷害活性が強ければ治癒する可能性がある．第三に，免疫担当細胞の傷害活性を生かすためには，大きな腫瘍を外科的に除き，エフェクター細胞（effector: E）：標的がん細胞（target: T）の比を大きくする必要がある，等々，教科書に書かれているようなことを考えました．しかし，今からスタートしようとしている研究者（著者）と，マラソンで折り返し点に近い国内外の著名な研究者とでは勝負にならないと思いました．加えて，がん細胞をaltered selfとして識別し傷害する免疫担当細胞種を同定するためには，がんがはっきり治る（がん細胞数が0になる）*in vivo*実験系が必要であるが，従来は，動物実験でも延命効果の報告が多い．にもかかわらず，免疫学の多くの教科書には，抗原を認識し傷害できる細胞として，キラーT細胞（cytotoxic T lymphocyte: CTL），NK細胞やNKT細胞が挙げられ，ヘルパーT細胞から分泌されたサイトカインによって活性化されたマクロファージもエフェクター細胞として加えられていました．すなわち，はっきりとしたがん治癒の実験系のないまま，

がん細胞の識別と傷害機構はすでに解決済みのように教科書には書かれ，その一方で，現在の免疫療法ではがん細胞の増殖をコントロールすることすら難しく，がん細胞は免疫監視機構から逸脱しているとも書かれていました．当時（1987 年），従来とはまったく別のアプローチが必要だろうと，著者は，思いました．

15-17-3．同種同系と同種異系

　種を保存することは動物に限らず，植物などすべての生物にとって一番大切で，種を保存するためには，すべての生物は種や系を識別できなければならない．事実，リンパ系細胞を持たず，脊椎動物に最も近いホヤなどの原索動物や原生動物に近いクラゲなどの腔腸動物でも同種異系（allogeneic：アロ）移植片拒絶が知られています．すなわち，彼らは，種のみならず系も識別していることになります．教科書でのリンパ球による自己/非自己の識別という説明は，素人（著者）には理解できませんでした．がん細胞（altered self）は self と non-self の間に位置付けられるので，がん（同種同系：altered self）を制するには，最も self に近い non-self，同種異系に対する識別機構を理解する必要がある，と著者は，考えました．1936 年の Gorer による MHC の発見後，ほとんどのがん研究者は同種異系でのがんの研究から離れましたが，私は敢えて同種異系に戻ることにしました．

　1988 年，第一段階として，アロ移植片を非自己と識別し傷害する細胞を同定するために実験を開始し，移植片と移植部に浸潤する細胞を経時的に単離する実験系を確立しました[18]．すなわち，in vivo での生体反応の経過を追跡し易いように C57BL/6（H-2^b：マウスの MHC は H-2 と呼ばれ，C57BL/6 マウスは b ハプロタイプ）マウスの腹腔にアロ細胞を移植し，移植したドナー細胞と移植部に浸潤するレシピエントの細胞を，簡単に分離できるように，細胞体が非常に大きい Meth A（H-2^d）線維肉腫細胞を用いました．1994 年に，米国スローンケタリング癌研究所の Old らが PNAS に報告[195]していますが，当時（1987 年），著者は，Meth A 細胞が CTL に抵抗性であることを知りませんでした．リンパ系腫瘍細胞を使っていたら，以下の実験結果は得られていなかったでしょう．運がよかった，と思っています．そして，腹腔への浸潤細胞は，低速遠心で移植片細胞から大まかに分離し，特異抗体（抗 Thy-1.2 抗体）と補体で T 細胞などを除き，セルソーターを用い表面抗原の有無や細胞の大きさなどで種々の細胞種を分取しました．単離した細胞や特異的にある種の細胞を除いた後，移植片細胞に対する細胞傷害活性を測定しその貢献度を調べました．

15-17-4．移植部に浸潤する 2 種類の細胞傷害性細胞

　実験を始めて 2 年が経過し，1991 年，著者は，同種異系移植片（allograft）である Meth A 線維肉腫細胞を傷害しているのは，T 細胞ではなく貪食細胞（allograft-induced macrophage：AIM）であると報告しました[19]．そして，一般性を得るために，皮膚移植の系でも同じ機構か調べました．しかし，皮膚からの標的細胞（skin components）の単離が非常に難しかったので，標的細胞として移植片と同じ主要組織適合性抗原（MHC）を発現する脾臓のリンパ芽球を用いて傷害活性を測定しました．その理由の一つは，他の移植免疫の研究者が，ドナーで感作されたマウスの脾細胞を再度ドナー脾細胞と混合培養してドナー特異的 CTL を誘導し，Concanavalin A で刺激して得たドナータイプの脾臓リンパ芽球（Con A blasts）を標的細胞として移植片細胞に対

する傷害活性として代用していたからです．当時，教科書的には，リンパ芽球は正常細胞の代表であり，同じ MHC を発現する細胞は，1 種類の傷害性細胞，CTL，によって傷害されると考えられていました．皮膚への全浸潤細胞とリンパ芽球を混合培養すると，非常に強い細胞傷害活性が認められ，全浸潤細胞から T リンパ球を除くと傷害活性が消失しました．すなわち，ドナータイプのリンパ芽球が移植部に浸潤する CTL によって傷害されることが判明しました．1995 年の暮のことです．

　しかし，私は，CTL が，自己/非自己と共に正常/腫瘍をも識別しているのだろうかと疑問を持ちました．そこで，C57BL/6 マウスに BALB/c マウスの皮膚や Meth A 細胞を移植し，移植部への AIM と CTL の誘導の時間的経過などを調べました．その結果，AIM の浸潤が CTL の浸潤より数日先行すること，CTL は，ドナータイプのリンパ芽球を標的細胞として傷害しましたが，移植片である Meth A 細胞や skin components（皮膚マトリックス細胞など）を傷害できないことがわかりました．すなわち，移植局所には，予想に反して，2 種類の細胞傷害性細胞が浸潤していました．移植片の MHC を同種異系（アロ）と受容体で識別して傷害するマクロファージ（AIM）と AIM を含む抗原提示細胞が移植片の MHC のペプチド断片情報をヘルパー T 細胞に伝えた結果（？），AIM に数日遅れてドナータイプのリンパ芽球（移植片ではない）を傷害する CTL が移植局所に浸潤しました．

15-17-5．AIM-1 と AIM-2

　野生型（IFN-γ+/+）C57BL/6 マウスに大量（10^8 個）のアロ Meth A 線維肉腫細胞を移植しても約 2 週間で拒絶されましたが，IFN-γ ノックアウト（IFN-γ-/-）C57BL/6 マウスに 3×10^6 個の同じアロ腫瘍細胞を移植すると，拒絶できずにマウスは死亡しました（図92）[27]．移植されたアロ腫瘍細胞の拒絶に IFN-γ が必須であることが示唆されましたので，野生型 C57BL/6 マウスと IFN-γ ノックアウトマウスに 3×10^6 個のアロ腫瘍細胞を移植後，移植部に浸潤する細胞を回収し，同種異系および同種同系腫瘍細胞に対する細胞傷害活性を測定しました．その結果，

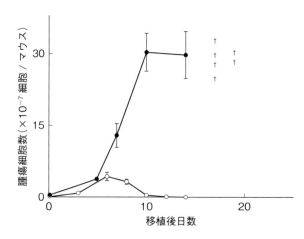

図92 Meth A（H-2^d）細胞（3×10^6 細胞/マウス）の IFN-γ+/+（○）および IFN-γ-/-（●）C57BL/6（H-2^b）マウス腹腔内での増殖[27]
各点は 5 匹のマウスでの mean ± SD を示す．†：マウスの死亡

15 ▶ がん免疫の基礎と臨床

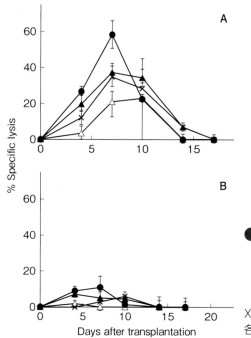

図93 Meth A（H-2^d）細胞（3×10^6 細胞/マウス）の IFN-γ＋/＋（A）および IFN-γ－/－（B）C57BL/6（H-2^b）マウス腹腔内移植後，経時的に回収した腹腔細胞の同系腫瘍細胞に対する傷害活性[29]
X: EL-4; ●: 3LL; △: NOR10; ▲: NCTC4093
各点は 6 cultures での mean ± SE を示している．

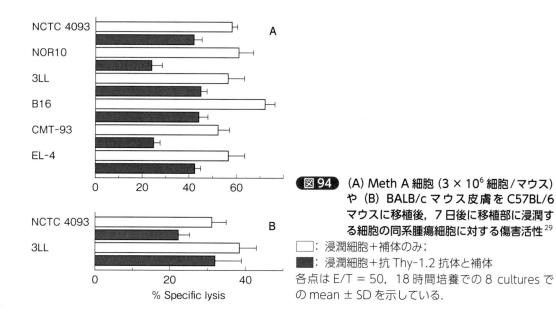

図94 （A）Meth A 細胞（3×10^6 細胞/マウス）や（B）BALB/c マウス皮膚を C57BL/6 マウスに移植後，7 日後に移植部に浸潤する細胞の同系腫瘍細胞に対する傷害活性[29]
☐：浸潤細胞＋補体のみ；
■：浸潤細胞＋抗 Thy-1.2 抗体と補体
各点は E/T ＝ 50，18 時間培養での 8 cultures での mean ± SD を示している．

　野生型マウスの浸潤細胞は，種々の同種同系（H-2^b）の腫瘍細胞（3LL Lewis 肺癌細胞，B16 メラノーマ細胞，CMT-93 直腸癌細胞，EL-4 リンパ腫など）や線維芽細胞株（NCTC4093 細胞や NOR10 など）を傷害しましたが，IFN-γノックアウトマウスでは，ほとんど傷害活性が見られませんでした（図93）[29]．同系腫瘍である EL-4 リンパ腫を non-T 細胞である AIM-2 が主として傷害したことは，特筆すべきことです．
　野生型 C57BL/6 マウスの移植部に浸潤する細胞をウシ胎児血清でコートしたプレート上に蒔

き，炭酸ガス培養器中で20分間培養すると，抗腫瘍活性を持つ細胞はプレートに付着することが判明し，抗Thy-1.2抗体と補体でT細胞を除いても，大部分の傷害活性は残りました（図94A）．この細胞は，表面抗原としてMac-1抗原を持つ単核細胞で，大量のLFA-1（CD11a/CD18）を発現し，ウシ胎児血清でコートしたビーズを貪食するマクロファージでした．本マクロファージには，アロの皮膚のマトリックス細胞（毛包にあって，生体内で最も高い増殖能を持つ正常細胞）を傷害する活性がなく，他方，20分間の培養ではウシ胎児血清でコートしたプレートに付着しないAIMには自己腫瘍細胞を傷害する活性がなかったので，アロ移植部に浸潤するマクロファージ（allograft-induced macrophage：AIM）は，少なくとも2種類からなることが示唆されました．すなわち，アロ移植片を傷害するマクロファージ（AIM-1）と，自己/非自己を問わず，腫瘍細胞を傷害するマクロファージ（AIM-2：Mac-1$^+$/CD11a$^+$/CD18$^+$）が移植局所に浸潤しました．したがって，皮膚のマトリックス細胞はAIM-1によって，Meth A線維肉腫細胞はAIM-1およびAIM-2によって傷害されることが判明しました[36]．

15-17-6．AIM-2誘導による移植がん細胞の拒絶

著者らは，1991年，同種異系移植片（allograft）であるMeth A（H-2^d）線維肉腫細胞を傷害しているのは，T細胞ではなく貪食細胞（allograft-induced macrophage：AIM）であると報告し[19]，2006年，AIM-1上のH-2^{d}マウスMHC（H-2D^{d}およびH-2K^d）を認識するmonocyte/macrophage MHC receptor（MMR）-1およびMMR-2 cDNAsのクローニングとHEK293T細胞での発現に成功しました[32, 33]．

これらの実験結果は，移植された同種異型（アロ）細胞をマクロファージ（AIM-1）が受容体によって識別，傷害し拒絶していること，さらに，別のマクロファージ（AIM-2）がself（自己）とnon-self（アロ）の中間にあるaltered self（腫瘍細胞）を，受容体（未同定）によって識別，傷害し拒絶する可能性を示唆しています．

また，著者が，がん細胞の増殖を制御する足がかりとして注目したのは，アロ腫瘍細胞移植によって同種同系腫瘍細胞に細胞傷害活性を発揮するAIM-2が誘導され，CTLではなかったことです（図94A）．著者は，まず，正常な皮膚の移植によってもAIM-2が移植局所に誘導されるかどうか調べました．その結果，アロ皮膚移植部に浸潤するT細胞以外の細胞が，同種同系の腫瘍細胞（3LL Lewis肺癌細胞やNCTC4093線維芽細胞株など）に細胞傷害活性を示しました（図

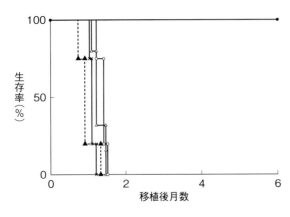

図95 野生型およびIFN-γ-/-C57BL/6マウスの皮下に3LL（3×10^{4}細胞/マウス）移植時のallografts同時移植の効果[29]

○：3LLのみ；●：＋BALB/3T3線維芽細胞（6×10^{6}細胞）；△：＋超音波破砕BALB/3T3線維芽細胞；▲：IFN-γ-/-マウスに3LL＋BALB/3T3線維芽細胞
各点は12匹のマウスでの生存率を示している．

94B)[29]．1987年，著者らが同種同系であるがんの研究を同種異系（アロ）での識別機構の解明からスタートしたときに予想したように，生体にとって，アロ（同種異系）の刺激は同種同系とどこかでつながっているようでした．

次に，AIM-2によってがんを治療する目的で，アロMeth A線維肉腫細胞と同種同系Lewis肺癌細胞を混ぜて移植しました．その結果，同種同系腫瘍細胞の増殖は，かえって促進されましたが，同種異系BALB/3T3線維芽細胞と同種同系Lewis肺癌細胞を混合後移植すると，癌細胞は移植局所で増殖することなく拒絶されました（図95）．しかし，超音波破砕した同種異系BALB/3T3線維芽細胞には拒絶促進効果はなく，IFN-γノックアウトC57BL/6マウスに同種異系BALB/3T3線維芽細胞と同種同系Lewis肺癌細胞を混合後移植しても，癌細胞は増殖し続け，マウスは38日前後で死亡しました．E：T比が非常に高いことが臨床応用には問題かもしれませんが，少なくとも癌細胞が in vivo で消失したことは，IFN-γとAIM-2が，癌細胞の増殖抑制に重要な役割を果たしていることを示唆しています．

15-17-7．H-2^{d}特異的CTLの標的細胞特異性

同種異系（アロ）マウス皮膚やアロ腫瘍細胞を移植すると，意外なことに少なくとも3種類の細胞傷害性細胞が移植部に浸潤しました．すなわち，AIM-1は移植片上のアロ抗原をMMR-1やMMR-2によって認識し傷害します（図31，図44，図45，図48，図49）が，ドナータイプのリンパ芽球や自己腫瘍細胞には傷害活性を発揮しませんでした．AIM-2は，アロ皮膚マトリックス細胞に対して傷害活性を示しませんが，種々（上皮系と非上皮系）の腫瘍細胞に細胞傷害活性を示しました（図93～図95）．そして，ドナータイプのリンパ芽球（移植片ではない）はCTLによって傷害されました．したがって，それぞれのエフェクター細胞の持ち場が決まっているように思われました．

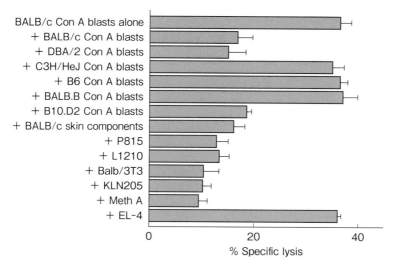

図96 抗H-2^d-特異的CTL（2.5×10^4 細胞/well）の^{51}Cr標識BALB/c Tリンパ芽球（5×10^3 細胞/well）に対する細胞傷害活性の種々の同系あるいは異系リンパ芽球や腫瘍細胞やBALB/c皮膚細胞（5×10^4 細胞/well）による阻害[31]
H-2^d，BALB/c，DBA/2とB10.D2リンパ芽球とP815，L1210，Balb/3T3，KLN205とMeth A細胞；H-2^k、C3H/HeJリンパ芽球；H-2^b、B6とBALB.Bリンパ芽球

そこで，C57BL/6（H-2^b）マウスの脾細胞をマイトマイシン処理したBALB/c（H-2^d）マウス脾細胞と混合培養してH-2^{d}特異的CTLを誘導し，その標的細胞特異性を調べました（図31）[31]．その結果，H-2^{d}特異的CTLは，リンパ系あるいは血液細胞〔BALB/c（H-2^d）脾臓リンパ芽球，P815（H-2^d）肥満細胞腫，P388D1（H-2^d）リンパ腫細胞やL1210（H-2^d）リンパ腫細胞など〕や，BALB/3T3 線維芽細胞やcolon26 大腸細胞（名前からは上皮系に見えるが，形態学的には線維芽細胞）などには非常に強い細胞傷害活性を示しましたが，同じようにアロ（H-2^d）抗原を細胞表面に発現している上皮系細胞〔KLN205扁平上皮癌やBALB/c皮膚マトリックス細胞（skin components）など〕や細胞体が大きいMeth A 線維肉腫細胞には，自己（H-2^b）腫瘍細胞（3LL Lewis肺癌細胞やB16メラノーマ細胞など）に対してと同様に，ほとんど細胞傷害活性を示しませんでした．しかし，KLN205扁平上皮癌細胞やMeth A 線維肉腫細胞は，CTLによるBALB/c脾臓リンパ芽球に対する細胞傷害活性をリンパ系細胞や肥満細胞腫と同様に阻害した（図96）ことなどから，CTLは，標的癌細胞上のH-2D^{d}分子のペプチド断片構造を識別できても癌細胞やMeth A 細胞を傷害できないことが示唆されました．すなわち，上皮系細胞の傷害は，CTLの主たる仕事ではないということになります．癌は上皮系細胞の腫瘍化したものなので，癌細胞の増殖を制御するためには，CTL以外のエフェクター細胞に注目すべきだと著者は思います．

15-17-8. 上皮系細胞と非上皮系細胞に対する傷害機構は同じか？

　著者らは，2004年に，マウスのMHCクラス1分子（H-2^d）あるいは，Sendaiウイルス特異的キラーT細胞を誘導し，その標的細胞特異性を調べました．キラーT細胞は，リンパ芽球，P815肥満細胞腫，P388D1リンパ腫，L1210リンパ腫などのリンパ系細胞や，BALB/3T3 線維芽細胞には強い細胞傷害活性を発揮しましたが，Meth A 線維肉腫細胞，KLN205扁平上皮癌細胞やBALB/c皮膚上皮細胞にはまったく傷害活性を示しませんでした（図31，図62）．また，パーフォリンKOマウスと野生型マウスを用いた結果から，著者らは，キラーT細胞の細胞傷害機構（パーフォリンとグランザイム）がリンパ系細胞や一部の間質系細胞には有効であることを確認しています[35]．したがって，キラーT細胞の細胞傷害機構，パーフォリンとグランザイム，は，上皮系細胞には無効である可能性を示しています．

　一方，著者らは，上皮系細胞の傷害には，マクロファージ系細胞上の受容体が上皮細胞上のMHCクラス1分子などにK$_d$ = 10^{-9}Mのオーダーで強固に結合し，細胞膜をAIMがbite-offする機構を提唱しています（図43）[34]．

15-17-9. 皮内に移植された腫瘍細胞の増殖と拒絶

　"まえがき"で述べた如く，免疫担当細胞が移植アロがん細胞の拒絶で認識したのは，がん特異抗原とかがん関連抗原と呼ばれるものではなく，すべての有核細胞が持っているMHCであることがGorerによって明らかにされ[16]，癌研究者は非常に強く癌を拒絶する実験モデルを失いました．我々は，癌腫瘍内あるいは周辺でのAIM-2の誘導で癌細胞が消失する*in vivo*実験系を開発しましたが，この実験系は，非常に高いE：T比が必要で，癌細胞の周囲でAIM-2が誘導され癌細胞と直接相互作用する必要性と，臨床的にはドナーからのウイルスなどの感染の危険性があります．

　そこで，我々は，がん転移の組織親和性の分子機構を知るために，7種類の腫瘍細胞を同種

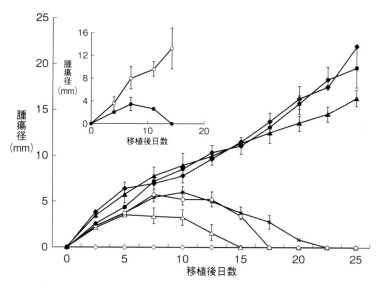

図97 マウスの皮下に B16（●），KLN205（▲），3LL（◆），Meth A（×），I-10（○），CL-S1（△）や FM3A（◇）細胞をそれぞれの同系マウスの皮内に 3×10^6 細胞移植後の増殖；各点は 4 匹のマウスでの平均値± SD を示している[196]

挿入図：○：IFN-γKO マウス＋4，7，11 日後に PBS（50μL/マウス）；●：IFN-γKO マウス＋4，7，11 日後に IFN-γ（10^5 U in 50μL/マウス）
各点は 5 匹のマウスでの平均値 ± SD を示している．

同系マウスの皮内に移植し，その後の経過を観察しました．その結果，B16 メラノーマ細胞，KLN205 扁平上皮癌細胞と 3LL Lewis 肺癌細胞は，皮内で増殖し続けマウスは死亡しました．しかし，驚いたことに，Meth A 線維肉腫細胞，I-10 テラトカルチノーマと CL-S1 乳癌細胞は，約 10 日間一旦増殖したがやがて拒絶され，FM3A 乳癌細胞は，局所で増殖することなく拒絶されました（図97）[196]．以前，著者らは，ウイルスに感染した Meth A 細胞を BALB/c マウスの皮内に移植したとき，あるいは，Meth A 細胞を C57BL/6 マウスの腹腔内に移植したとき拒絶されましたが，それぞれの IFN-γ KO マウスの同部位に移植すると増殖し続けることを見出しています[31, 120]．そこで，IFN-γ KO マウスに Meth A 細胞を移植し，増殖し続けるのを確認後，移植部に IFN-γ を皮内注射すると Meth A 細胞は拒絶され，燐酸緩衝液を皮内注射すると増殖し続けました（図97，挿入図）．したがって，IFN-γ が，皮内に移植された Meth A 細胞の拒絶に直接関与していることを意味しています．

15-17-10．皮内で増殖する腫瘍細胞の制御

腫瘍細胞が急速に増殖すると，栄養血管の新生が間にあわないためか脆弱な腫瘍内血管が構築され，酸素が腫瘍に十分供給されず腫瘍周囲が低酸素状態になると言われています[197]．また，腫瘍細胞が M-CSF や CCL2 などを分泌し，血管内から単球を誘い，駆けつけた単球が tumor-associated macrophage（TAM）となってがん細胞の増殖や転移を助けるとも言われています[198-203]．そこで，著者らは，単球の血中から腫瘍への浸潤を阻害すれば腫瘍細胞の増殖を抑制できるかもしれないと考え，リポソームの中に細胞膜を通過しない細胞毒（dichloromethylene diphosphonate：

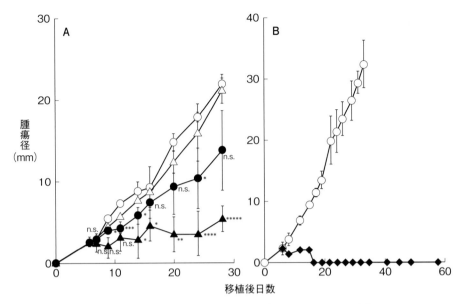

図98 マウスの皮下にB16細胞を移植後，腫瘍径が数mmになった時点から，マクロファージを特異的に除くことによる腫瘍増殖の阻害[204]

A：移植後5日より3日毎に10倍希釈のPBS-liposome（○）かDMDP-liposome（●），5倍希釈のPBS-liposome（△）かDMDP-liposome（▲）．

B：移植後5日より3日毎に3倍希釈のPBS-liposome（○）かDMDP-liposome（◆）

各点は5匹のマウスでの平均値±SDを示し，control（PBS-liposome）に対して$^*P<0.05$；$^{**}P<0.01$；$^{***}P<0.005$；$^{****}P<0.002$と，Student t-testで有意である．

n.s.：有意差なし

DMDP）を含むリポソーム（DMDP-liposome）で，血中から出てマクロファージに分化したTAMを特異的に除去したところ，皮内で増殖し続けるタイプの腫瘍細胞（B16メラノーマ細胞，KLN205扁平上皮癌細胞や3LL Lewis肺癌細胞など：5×10^5細胞/マウス）の増殖がDMDP-liposomeの用量と処理回数に比例して阻害されました（図98A）．最も強い抵抗性を示したB16メラノーマ細胞も，原液を3倍に薄めたDMDP-liposomeの12回の処置で増殖が阻害され，驚いたことに，消失しました（図98B）[204]．

15-17-11．皮内に移植されたB16細胞と皮膚の免疫組織学的解析

皮内に移植したB16黒色腫細胞（5×10^5細胞/マウス）の周囲に，PBS-liposomeをday 0とday 3に注射したとき，day 6の皮膚の組織像（図99A，C，E，G）は，i) 大小の血管を腫瘍内にも持つ腫瘍塊を形成し（図99A），ii) TAMとしてF4/80$^+$細胞の腫瘍内への浸潤（図99C）は見られても，iii) 腫瘍内あるいは周囲へのT細胞（図99E）や好中球（図99G）の浸潤はほとんどありませんでした．一方，DMDP-liposomeで処理した場合の組織像（図99B，D，F，H）は，i) 腫瘍内血管の構築は，大小を問わず阻害され，腫瘍も消失（図99B），ii) F4/80$^+$（図99D）とGr-1$^+$（図99H）細胞の腫瘍周囲への浸潤は見られても，腫瘍内への浸潤はあまり見られず，iii) 腫瘍内あるいは周囲へのT細胞（図99F）の浸潤はほとんどありませんでした．

このとき，腫瘍へ種々の骨髄系細胞（Mac-1$^+$＞CCR3$^+$＞Ly-6G$^+$≫NK-1.1$^+$＞CD8$^+$な

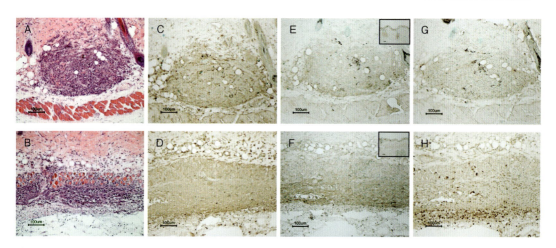

図99 PBS-liposome と DMDP-liposome 処理をした皮膚の免疫組織化学的解析[204]

C57BL/6 マウスに B16 黒色腫細胞（5×10^5 細胞/マウス）皮内注射し（day 0），day 0 と day 3 に 3 倍希釈した PBS-liposome と DMDP-liposome（各々 0.2 mL/マウス）腫瘍の周囲に注射した．Day 6 に注射部位の皮膚を切り取り，皮膚の組織像を調べた．

A，C，E，G は PBS-liposome 処理，B，D，F，H は DMDP-liposome 処理し，C と D は抗 F4/80 抗体で，E と F は抗 CD3 抗体で（挿入図は，epidermis を抗 CD3 抗体で），G と H は抗 Gr-1 抗体で染色した．それぞれの bar は 100 μm．

Antigen	% Cell number	% Specific lysis
Bulk	100	10.6 ± 2.8
Gr-1$^+$	29.0	2.5 ± 1.3
CCR3$^+$	39.6	0.9 ± 0.6
CD4$^-$	1.9	測定せず
CD8$^-$	1.0	1.1 ± 0.9
Ly-6C$^+$	33.9	1.3 ± 1.5
Ly-6G$^+$	5.3	0.2 ± 0.2
NK-1.1$^+$	2.8	2.9 ± 0.4
F4/80$^+$	56.2	0.9 ± 1.2
CD11b^{low+}	9.9	9.1 ± 2.5
CD11b^{high+}	57.7	1.1 ± 2.8
CD11a$^+$	74.4	12.0 ± 2.2
CD11c$^+$	6.1	測定せず

表21 B16 黒色腫細胞に対するエフェクター細胞の同定[204]
CD8$^+$ と NK-1.1$^+$ の E/T 比は 5 と 10，それ以外は 40 で 12 時間 assay
（3 回の異なる実験の平均値±標準偏差）

ど）が浸潤し，主として，マクロファージ系細胞が B16 メラノーマ細胞に細胞傷害活性を示し，CD11a$^+$ だった（表21）ことから AIM-2（Mac-1$^+$/CD11a$^+$/CD18$^+$）がエフェクター細胞である可能性が示唆されました[204]．

15-17-12. 皮内で一旦増殖し拒絶される腫瘍細胞の制御

B16 黒色腫細胞は，移植部に tumor-associated macrophage（TAM）を誘導し，局所で増

Cell Type	% Specific lysis	% Specific lysis
Bulk	8.9 ± 2.3	15.2 ± 1.9
CD8$^+$	0.1 ± 1.4	27.9 ± 1.2
CD8$^-$	測定せず	3.7 ± 1.4
NK-1.1$^+$	0.0 ± 0.8	0.7 ± 1.6
CD11b$^+$	10.4 ± 2.7	3.5 ± 2.8
CD11a$^+$	19.5 ± 3.9	測定せず
Ly-6G$^+$	35.3 ± 3.0	0.1 ± 2.6
Ly-6G$^-$	12.1 ± 2.3	測定せず
CCR3$^+$	2.4 ± 1.9	測定せず

表22 Meth A 細胞を傷害するエフェクター細胞の同定[196]
中欄：Meth A 細胞（3 × 10^6 細胞/50 μL/マウス）を皮内に移植後 5 日の皮膚への浸潤細胞の E/T = 20，12 時間 assay での細胞傷害活性（ただし，CD8$^+$細胞は E/T = 5，NK-1.1$^+$細胞は E/T = 0.6）で各点は平均値 ± SE（n = 12）
右欄：Meth A 細胞を皮内免疫後，Meth A 細胞を腹腔内に移植し，5 日後の腹腔への浸潤細胞の E/T = 5，12 時間 assay での細胞傷害活性で各点は平均値 ± SE（n = 12）

殖し続けましたが，CTL に抵抗性の Meth A 線維肉腫細胞を皮内に移植すると，約 10 日をピークに増殖し，TAM ではなく，炎症性 cytotoxic 細胞（85％以上が CD11b，Ly-6C や F4/80 陽性のマクロファージ系細胞で，10 数％が Ly-6G や CCR3 陽性の顆粒球であり，CD8，CD4 や NK-1.1 陽性細胞は数％以下でした）が移植部に浸潤し，約 3 週間で IFN-γ 依存的に拒絶されました（図 97）[196]．

　細胞傷害活性は，5 日後にピークに達し，エフェクター細胞は，Ly-6G$^+$好中球と CD11a$^+$マクロファージで，CD8$^+$ CTL に傷害活性はありませんでした（表 22，中央欄）．好中球，マクロファージ，細胞傷害性 T リンパ球（CTL），好酸球や NK 細胞の浸潤細胞の占める割合は，それぞれ，17.7％，50.5％，5％，7％，と 0.2％だったので，好中球とマクロファージが腫瘍の拒絶に細胞傷害性細胞としてほぼ同等に貢献していることが示唆されました．

　拒絶 1 ～ 2 週間後，Meth A 細胞を，本来，増殖し続ける腹腔内に移植すると，ほとんど増殖することなく拒絶されました．細胞傷害活性は，移植後 5 日にピークに達し，その主たる活性は CD8$^+$細胞に回収され，CD8 陰性細胞と Ly-6G や CD11b 陽性細胞には細胞傷害活性は認められず，エフェクター細胞は CTL であることが示唆されました（表 22，右欄）[196]．

　Meth A 細胞で皮内感作したマウスの腹腔内に，Meth A 細胞を移植後移植部に浸潤する CTL は，in vitro で Meth A 細胞に対して E/T 比 10 での 12 時間の共培養で，50.8 ± 6.6％特異的に傷害しましたが，I-10 精巣癌細胞や CL-S1 乳腺前癌細胞にはそれぞれ 8.7 ± 3.8％，3.2 ± 3.1％とほとんど傷害活性を示しませんでした．これら CTL の標的細胞特異性は in vivo でも見られました．すなわち，Meth A 細胞で皮内感作されたマウスは，腹腔内に移植された Meth A 細胞を拒絶しましたが，I-10 精巣癌細胞で皮内感作したマウスの腹腔内では非感作マウスと同様，

Days	Meth A i.d.-immunized	I-10 i.d.-immunized	non-immunized
0	11.1 ± 0.4	11.0 ± 0.7	11.5 ± 0.4
15	14.3 ± 1.6	11.1 ± 0.4	13.7 ± 2.3
30	21.6 ± 2.5	11.0 ± 0.4	16.8 ± 1.6
43	29.8 ± 3.6	11.0 ± 0.0	24.5 ± 4.5
49	34.2 ± 3.4	11.0 ± 0.0	28.8 ± 2.4

表23 Meth A や I-10 細胞で皮内免疫，あるいは，非免疫マウスに筋注した I-10 細胞の増殖 I-10 細胞（3×10^6 細胞/マウス）を Meth A や I-10 細胞で皮内免疫，あるいは，非免疫 BALB/c マウスの大腿筋に注射し，腫瘍径を経時的に測定した．各点は平均値 ± SD（mm; n = 5）を示している[196]

Meth A 細胞は移植部局所で増え続け約 2 週間でマウスは死亡しました．逆に，I-10 細胞で皮内感作されたマウスは，筋肉内移植した I-10 細胞を増殖することなく拒絶しましたが，Meth A 細胞で皮内感作されたマウスの筋肉内で I-10 細胞は増殖し続け，非感作マウス同様，約 3 週間でマウスは死亡しました．少なくとも皮内に移植された Meth A 線維肉腫細胞と I-10 精巣癌細胞は，その細胞膜上のそれぞれの腫瘍特異抗原が免疫担当細胞によって識別され，好中球とマクロファージによって傷害され拒絶されたことを意味します（表23）．

生きた腫瘍細胞によるいわゆるワクチン効果は，感染の危険などから臨床的ではありません．そこで，固定した腫瘍細胞を 0 ～ 3 回皮内注射したところ，その回数に依存して腫瘍細胞の増殖が阻害され，3 回の処理でワクチン効果（移植した腫瘍が増殖することなく拒絶される）が見られました．しかし，Meth A 細胞や I-10 細胞を，本来，増殖する腹腔内や筋肉内に移植後，Meth A 細胞や I-10 細胞を皮内に移植した場合，腹腔内や筋肉内での腫瘍細胞の増殖をある程度阻害できても拒絶されませんでした．したがって，ある種の腫瘍細胞は，皮内免疫によって予防できますが腫瘍の感作による治療は難しいようです．

15-17-13. 皮内に移植された Meth A 細胞と皮膚の免疫組織学的解析

Meth A 細胞は非常に大きい（直径 $25\ \mu m$ 以上）ので，炎症性細胞と簡単に見分けられます．図100 は腫瘍移植部の F4/80 抗体での免疫組織染色の時間的経過を示しています．皮内に移植された Meth A 細胞は，day 0 では明らかな腫瘤を形成し，腫瘍内や周囲に F4/80 陽性細胞はほとんど見あたりません．しかし，day 7 では，特に腫瘍周囲と筋膜へ F4/80 陽性細胞が浸潤しました．そして，day 14 で腫瘤はほとんど消失し，非常にたくさんの F4/80 陽性細胞が腫瘍内へ浸潤し，約 3 週間後にほぼ元の皮膚組織に戻りました．すなわち，皮内で増殖し続ける腫瘍細胞の組織像とは異なり，TAM はほとんど浸潤せず，腫瘍内や周囲に炎症性細胞が浸潤し，移植腫瘍細胞は拒絶されました．

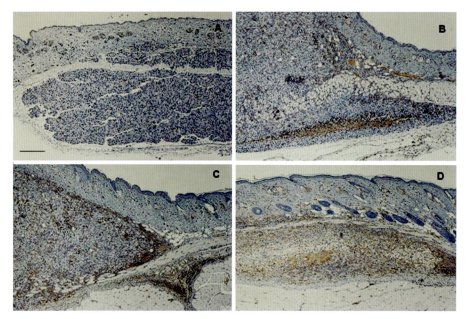

図100 Meth A 細胞を移植した皮膚の免疫組織化学的解析[196]
BALB/c マウスの背中の皮内に Meth A 細胞（3×10^6 細胞/マウス）を注射し（day 0），day 0（A），day 5（B），day 7（C）と day 14（D）に移植部の皮膚切片を抗 F4/80 抗体で免疫染色した．Scale bar = 100 μm．

15-18. がん征圧への総括

　外科療法と放射線療法や化学療法後，がん細胞が1個でも残るか転移が認められれば現在の医療では治癒は望めません．がんが治癒するためには，すべてのがん細胞を生体内から拒絶排除する必要があります．その際，がん細胞を傷害するが正常細胞には見向きもしない特異性が必要で，それができるのは免疫担当細胞であり，がん細胞の増殖を抑制できれば延命効果が期待でき，がん細胞の増殖速度より細胞傷害活性が強ければ治癒する可能性があります．

　著者らは，同定はできていませんが，腫瘍細胞上に腫瘍特異抗原が存在すること，そして，免疫担当細胞による細胞傷害活性は，腫瘍細胞からのサイトカインによって阻害されないことを確認しました．さらに，著者らの non-engineered 腫瘍細胞移植後の自然治癒の実験系で，腫瘍が発生し，傷害，拒絶される1次反応のエフェクター細胞はマクロファージ系細胞と好中球で，1次反応での拒絶後，同じ腫瘍細胞を移植した際，腫瘍細胞が傷害，拒絶される2次反応のエフェクター細胞は CTL であることが判明しました．したがって，腫瘍の治療には1次反応での分子機構が参考にされるべきで，腫瘍細胞上の腫瘍特異抗原の実体と免疫担当細胞（マクロファージ系細胞と好中球）上の受容体の構造を明らかにし，免疫担当細胞（マクロファージ系細胞と好中球）からのエフェクター分子を同定できれば，"新しい治療法"が見えてくるかもしれません．

　現在の免疫学の理解では，がんを治療する場合，治療効果を得るには，がん抗原あるいはがん関

連抗原についての抗原提示を受けることが前提になっています．炎症・免疫の項でお話しましたように，抗原を提示するためには，がん細胞がすでに傷害されていないといけません．したがって，いきなりヘルパーT細胞を活性化するという従来の発想に無理があると，著者は，思います．

　まず，がん細胞を一旦傷害しないといけません．傷害したら，初めてこの傷害した細胞と正常細胞との違いということで抗原を提示してヘルパーT細胞を活性化できます．最初にがん細胞を傷害できるのは獲得免疫でしょうか，自然免疫でしょうか．そういうことを考えてもらうと，がんというものをどうやって特異的に治療するか，あるいは，治療しうるか，参考になると思います．

　著者らは，がん細胞を移植後，がん細胞が傷害され，局所から消失する実験系を確立し，そのエフェクター細胞種〔AIM-2 か AIM-2 様（CD11b$^+$/CD11a$^+$/CCR3$^-$）マクロファージとLy-6G$^+$好中球〕を同定し，IFN-γ依存的であること，また，TAMを誘導する腫瘍（B16黒色腫，3LL肺癌やKLN205扁平上皮癌など）では，TAMの浸潤を防ぎ，エフェクター細胞種〔AIM-2 様（CD11b$^+$/CD11a$^+$/CCR3$^-$/Gr-1$^-$）マクロファージ〕を誘導すれば腫瘍を拒絶できることを明らかにしてきました．方向を間違えなければ，がんの制圧は可能で，近い，と著者は，考えています．

16 自己免疫疾患

16-1. 背景

　何世紀もの間，病気は特定の臓器が障害されて起こる，と臓器病理学の考えが支配的であり，病気の診断は臓器の病変に基づいて行われてきました．

　1942年，ニューヨークのMount Sinai病院病理のPaul Klemperer（1887-1964）は，全身性エリテマトーデス，慢性関節リウマチ，リウマチ熱，強皮症，皮膚筋炎や結節性多発動脈炎のように多数の臓器が同時に障害され，どの臓器が病変の中心であるのかを特定することができない病気があることに気づきました．1947年，Klempererは，詳細な病理組織学的検索によって全身の「結合組織」が病変の主座であり，しかも"フィブリノイド変性"という病理組織学的変化が共通して見られることを示し，このような疾患群を膠原病（collagen disease）と命名しました[205]．

　その後，シェーグレン症候群，混合性結合組織病，高リン脂質抗体症候群，多発血管炎性肉芽腫症（ウェゲナー肉芽腫症），好酸球性多発血管炎性肉芽腫症（チャーグ・シュトラウス症候群），顕微鏡的多発血管炎，高安動脈炎（大動脈炎症候群），巨細胞性動脈炎（側頭動脈炎），リウマチ性多発筋痛症，好酸球性筋膜炎，成人スティル病，強直性脊椎炎，乾癬性関節炎，再発性多発軟骨炎，ベーチェット病，サルコイドーシスなども，膠原病関連疾患に含めるようになりました．

　膠原病は，以後も基本的概念は大きく変わることなく，現在も，原因不明で，多臓器の結合組織にフィブリノイド変性をきたす，全身性慢性炎症性病変として広く定着しています．が，膠原病は，病気の成り立ちについての考え方であり，病名ではありません．そして，自分自身のからだの構成成分と反応してしまうリンパ球（自己反応性リンパ球）や抗体（自己抗体）が見つかり，自己免疫疾患とも呼ばれるようになりました．したがって，自己反応性CTLや自己反応性抗体が，自己免疫疾患の原因であると考えられてきましたが，1980年代前半には，それらに疑問が持たれ[206, 207]，その後，1980年後半になると，自己反応性のTh1細胞がいることや，受動的に移入された，CD8$^+$細胞傷害性T細胞ではなく，Th1細胞によって自己免疫疾患が誘導されることなどから，エフェクター細胞は，Th1細胞と考えられるようになりました[208-210]．どこかで聞いたような話です．

16-2. 機序

　1945年といえば，1942年にKlempererが，多数の臓器が同時に障害され，どの臓器が病変の中心であるのかを特定することができない病気があることに気づき，1947年，これらの疾患群を膠原病と命名した時期ですが，Elvin A. Kabatらが，JennerやPasteurの方法に倣って，ポリオに対する免疫反応を増幅するために，サルにポリオウイルスとFreundアジュヴァントで免疫したところ，予想外にも，大多数のサルで中枢神経系の異常をきたしました[211]．これが，実験的アレルギー性脳脊髄膜炎（experimental allergic encephalomyelitis: EAE）で，自己免疫疾患の実験系の基本となりました．その後も，自己免疫疾患の機序は不明のままですが，感染因子と遺伝子異常が先行因子として考えられ，T細胞，NKT細胞やB細胞とHLA分子が自己免疫反応誘導期に関与し，その時期に出されたサイトカインによって慢性化し，浸潤した細胞傷害性T細胞や化学物質によって臓器がアポトーシスを経て破壊され，自己免疫疾患を発症すると考えられています．

16-2-1. 先行因子

　HTLV-1が慢性関節リウマチの，HTLV-1, C型肝炎ウイルス，EBウイルスや細菌感染後の熱ショック蛋白質が強皮症の，あるいは，内因性レトロウイルス由来の蛋白質が全身性エリテマトーデスの先行因子として挙げられています．

16-2-2. 自己免疫反応誘導期

a. 中枢性トレランスの破綻

　胸腺では，非自己抗原を提示した感染細胞に反応できるT細胞を，胸腺皮質上皮細胞がポジティーブに選択し，自己に強く反応するT細胞を，胸腺皮髄質境界領域の樹状細胞やマクロファージがネガティーブ選択しています．この中枢性トレランスの破綻が自己免疫疾患を誘導する可能性が示唆されています．

b. 末梢性トレランスの破綻

　自己反応性T細胞を制御する調節性T細胞やNKT細胞が，強皮症，全身性エリテマトーデスや慢性関節リウマチの患者末梢血で極端に減少している場合があります．

c. ある種の日本人HLAとの相関

　インスリン自己免疫症候群とHLA-DRB1＊0406では，非常に強い（相対危険度56.6）相関があり，1型糖尿病では，DQA1＊0301と強い相関（相対危険度19.7）があります．慢性関節リウマチの発症とHLA-DRB1＊0405（相対危険度3.4）とに相関があり，強皮症がHLA-DRB3を持つ人で少なく，B4＊0101を持つ人で多く，全身性エリテマトーデスの発症とDRB1＊1501（相対危険度2.9），DQA1＊01021やDQB1＊0602との相関が報告されています．

d. B細胞のpolyclonalな活性化

　全身性エリテマトーデスでは，B細胞がpolyclonalに活性化された状態です．しかし，polyclonalに活性化されただけでは一過性自己免疫現象のみで自己免疫疾患にはなりません．

e. 分子相同性
　病原体が宿主での寛容を誘導するために，宿主側の自己分子と相同性を有し，宿主が反応して自己免疫疾患を発症する可能性があります．

16-2-3．慢性炎症期
　Th1 および Th2 サイトカインと炎症性サイトカイン（IL-1, TNF-αなど）が誘導され，炎症が慢性に経過します．

16-2-4．臓器破壊期
　細胞傷害性 T 細胞によるパーフォリン／グランザイム，Fas ligand（FasL）や組織由来の化学物質によって細胞がアポトーシスを経て破壊され，自己免疫疾患を発症すると考えられています．

16-3．基本的考え方

16-3-1．エフェクター細胞
　全身の組織や特定の臓器を構成する細胞や分子を攻撃することによって自己免疫疾患は発症します．すなわち，自由に動き回れる細胞によってということなので，エフェクター細胞は免疫担当細胞ということになります．1980 年後半には，受動的に移入された Th1 細胞によって自己免疫疾患が誘導されることなどから，エフェクター細胞は，Th1 細胞と考えられてきましたが，2001 年と 2002 年に，自己免疫疾患の動物実験系の基本となった EAE において，$CD8^+$ T 細胞は，むしろ，発症を防ぎ，monocyte chemoattractant protein-1（MCP-1）が必須であると報告され[212, 213]，種々の細胞種や分子がエフェクターとして提唱され，一方で否定され，エフェクター細胞は同定されていません．

16-3-2．何が異常？
　健常人の場合には自己免疫反応がないとすれば，なぜ自己に反応する異常な免疫担当細胞が出現し，正常な組織，細胞を攻撃したのか？　自己の細胞が異常化して正常な免疫担当細胞が攻撃したのか？　どちらかか両方かです．従来は前者でした．すなわち，胸腺での T 細胞の分化過程で自己に強く反応する T 細胞をネガティブに選択している中枢性トレランスが破綻したと考えられてきました．が，その後，臓器特異的自己免疫疾患があり，ヘルパー T 細胞が優位であることなどから，少なくとも細胞傷害性 T 細胞による攻撃とは考えにくいということになりつつあります[208-210]．

16-3-3．何が自己／非自己を識別しているか？
　この問題は免疫学の命題で，B 細胞受容体（BCR: 抗体）と T 細胞受容体（TCR）の遺伝子の構造と rearrangement の機構が 1980 年前後に明らかになり，リンパ球が自己／非自己を識別していると考えられるようになりました．が，それが正しいかがここでも問題になります．
　著者は，i）TCR も BCR も抗原と接する前に 10^6 種類以上が準備されていること，ii）マクロ

ファージ系細胞上のMHCクラス2の上にのった10数残基のアミノ酸からなるペプチドと親和性の高いTCRを持つヘルパーT細胞に抗原を提示すること，iii）ウイルスに感染した自己細胞上のMHCクラス1の上にのった7～8残基のアミノ酸からなるペプチドと親和性の高いTCRを持つキラーT細胞が感染細胞を傷害すること，iv）B細胞の場合，抗原と高い親和性のBCRを持つB細胞が，抗原をinternalizeし，マクロファージ系細胞から抗原提示を受けたヘルパーT細胞に抗原提示することなどから，BCRも，抗原に対する親和性で認識様反応はしても，自己と非自己の識別はできないと，著者は，考えています．したがって，上記16-2-2のa，b，dは考えにくく，また，MHC（ヒトでのHLA）のタイプによる相関は，もしそうなら，独自の免疫機構を持つ生後半年くらいから自己免疫疾患を発症してもよさそうですが，そうでもありません．ただ，明らかにHLAと相関する自己免疫疾患があり，アレルギーと同様，HLAのタイプによって，発症の有無や症状の強弱があるようです．したがって，現状では，感染によって変化した組織や臓器の細胞や自己抗原やアミノ酸の相同性を持つウイルス蛋白質などに対する正常な免疫応答と考えるのが妥当と，著者は，考えています．

16-4. 実験的自己免疫性ブドウ膜網膜炎

16-4-1. 背景

マウスにおける実験的自己免疫性ブドウ膜網膜炎（experimental autoimmune uveoretinitis: EAU）は，ヒトでの後方ブドウ膜炎の一つのモデルです[214]．

ヒトのinterphotoreceptor retinoid binding protein（IRBP）は，photoreceptorの外節，網膜色素上皮や網膜interphotoreceptor spaceに局在する分子量14万の糖蛋白質で[215, 216]，感受性マウスでEAUを誘導する主たるuveitogenですが[217-220]，網膜血管炎と血管周囲炎，網膜下血管新生，視細胞／網膜／脈絡膜への細胞浸潤，最盛期には虹彩や毛様体にも細胞浸潤があり，EAUの炎症部位での標的細胞（あるいは分子）は，不明でした[221]．

また，ここ20年のほとんどの研究成果では，病理学的なエフェクター細胞は，自己反応性のTh1細胞がいることや，受動的に移入された，CD8$^+$細胞傷害性T細胞ではなく，Th1細胞によってEAUが誘導されることなどから，Th1細胞と考えられてきました[208]．EAEの発症にmonocyte chemo-attractant protein-1（MCP-1）が必須であること[212, 213]や，著者らは，自己／非自己，がん特異抗原やがん関連抗原などを識別できるのはマクロファージ系細胞と明らかにしてきた[29, 31, 42, 46, 196, 204]ので，眼科からの院生と共にEAUをモデルに自己免疫疾患の発症機構を調べることにしました[222]．

16-4-2. 未処理およびEAUマウスからのmono-dispersed網膜細胞のPercoll密度勾配遠心法による分離

B10RマウスにヒトIRBP 161-180ペプチド（50 μg/マウス）とcomplete Freund's adjuvant（CFA）で免疫すると，95～98％の頻度とスコア2～3でEAUを発症しました．免疫後9日では，眼球はほとんどintactでしたが，約11日後，網膜は構造的にはほぼ正常でした

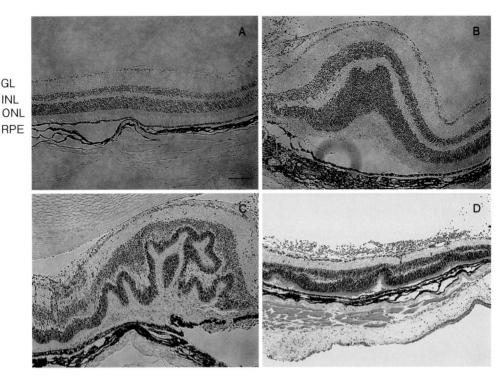

図101 EAU の HE 染色像[222]
B10R マウスにヒト IRBP 161-180 ペプチド（50μg/マウス）を CFA と共に皮下注射し，(A) day 9，(B) day 11，(C) day 14 と (D) day 21 に眼球の HE 染色像を観察した．
GL: ganglion layer; INL: inner nuclear layer; ONL: outer nuclear layer; RPE: retinal pigmented epithelial cell. Scale bar = 100μm

が，少し細胞が網膜周辺に浸潤し始め，14日後，光受容体層への細胞浸潤と光受容体層の厚みが増すなど EAU 病変はピークに達し，21日後には，外節部に多少の萎縮が見られる程度でほぼ寛解しました（図101）．

図102 は，網膜ブドウ膜の細胞組織学的な構造を示しており，IRBP は，photo-receptor（光受容体）の外節，網膜色素上皮や網膜 interphotoreceptor space に局在します．

EAU の発症機構を細胞生物学的に調べるために，著者らは，未処理と EAU マウスの網膜を protease 処理して mono-dispersed（単分散）細胞を得，Percoll 密度勾配遠心法（PBS/30％Percoll/40％Percoll/50％Percoll/60％Percoll あるいは PBS/40％Percoll/60％Percoll）で 3〜5 種類の細胞分画（PBS/30, 30/40, 40/50, 50/60 分画と沈渣など）

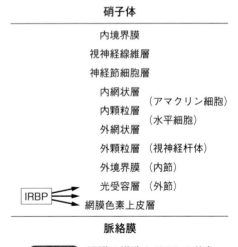

図102 網膜の構造と IRBP の分布

16 ▶ 自己免疫疾患

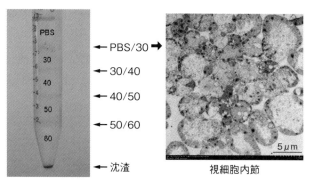

図 103 単分散網膜細胞の Percoll 密度勾配
(PBS/30%/40%/50%/60%)[222]
遠心分離と PBS/30 分画に回収された細胞成分の電顕像.

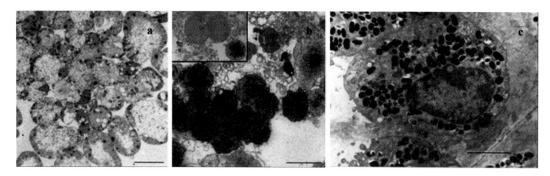

図 104 未処理マウス網膜からの単分散細胞を Percoll 密度勾配遠心し,得られた細胞分画の電顕像[222]
未処理 B10R マウスの 10 眼から網膜単分散細胞を得,Percoll 密度勾配(PBS/30/40/60)遠心後,PBS/30 分画(a),30/40 分画(b),沈渣(c)の電顕像を調べた.図 b の挿入図:photoreceptor 細胞の細胞体の分裂像.Scale bar = 5μm

Day	Fraction	Cell number	%
0	PBS/40	3.82 ± 1.77	46.1
	40/60	0.51 ± 0.30	6.1
	Pellet	3.96 ± 0.58	47.8
11	PBS/40	3.32 ± 1.77	37.0
	40/60	1.44 ± 0.41	17.3
	Pellet	3.93 ± 1.47	45.7
14	PBS/40	3.03 ± 0.89	37.7
	40/60	2.54 ± 1.65	29.0
	Pellet	2.70 ± 0.58	33.3

表 24 IRBP 処理後,0 日,11 日および 14 日の網膜から得た単分散細胞を Percoll 密度勾配(PBS/40% Percoll/60% Percoll)遠心後の分画中の細胞数(× 10^5 細胞/眼,平均値±標準偏差;n = 3)と総細胞数に対して占める割合[222]

を得，PBS/30 分画は形態学的に主として photoreceptor（光受容体）の内節（図 103），30/40 分画は主として photoreceptor（光受容体）の細胞体と外節，40/50 と 50/60 分画は主として炎症浸潤細胞，沈渣は主として網膜色素上皮細胞からなることが判明しました（図 104）.

未処理マウスでは，PBS/40 分画と沈渣に総細胞数の 94％を回収し，PBS/40 分画は photoreceptor の細胞体と内外節，沈渣は網膜色素上皮細胞でした．

EAU マウスでは，加えて 40/60 分画に炎症細胞が day 11 で 17.3％，day 14 で 29％回収されました（表 24）．炎症浸潤細胞は，11 日後では，Mac-1$^+$/Ly6G$^-$（マクロファージ：29.2％），Mac-1$^+$/Ly6G$^+$（顆粒球：36.2％），CD4$^+$（T リンパ球：5.2％）と CD8$^+$（T リンパ球：1.6％）で，14 日後では，Mac-1$^+$/Ly6G$^-$（10.4％），Mac-1$^+$/Ly6G$^+$（67.4％），CD4$^+$（T リンパ球：10.5％）と CD8$^+$（T リンパ球：1.2％）でした．逆に，PBS/40 の細胞数は 11 日後に 13％，14 日後に 21％，沈渣の細胞数は，14 日後に 36％減少し，40/60 分画の炎症細胞が，EAU の初期に photoreceptor 細胞を，ピーク時に網膜色素上皮細胞を傷害する可能性が示唆されました．

16-4-3. EAU による網膜破壊の機序（in vivo）

それぞれの分画での opsin（photoreceptor 内節に存在）の発現を経時的に追跡した結果，day 0 には photoreceptor 内節に存在する opsin が，IRBP 免疫後，day 11 や day 14 には消失した（図 105）ので，内節が EAU での標的であることが示唆されました．実際，11 日後，図 106a の内節は激しく破壊され，網膜色素上皮細胞の形はまだ保たれていましたが，4 視野中 7 個のマクロファージのうちの 1 個は色素上皮細胞の顆粒を貪食していました（図 106b）．しかし，光受容体

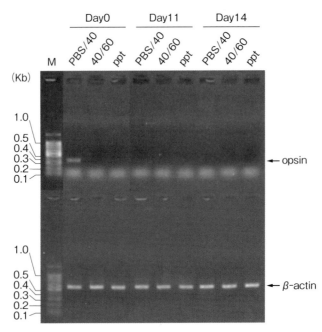

図 105　未処置マウス，EAU 発症（day 11 と day 14）マウス網膜からの単分散細胞を Percoll 密度勾配遠心後，PBS/40 と 40/60 の中間層と沈渣中の細胞での opsin mRNA の発現解析[222]

上段: opsin の発現；下段: β-actin の発現；M: 100-bp DNA ladder

16 ▶ 自己免疫疾患

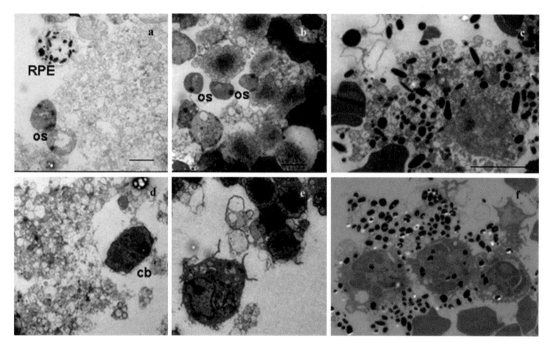

図 106 EAU〔11 日（a-c）と 14 日（d-f）〕マウス網膜（10 眼）の PBS/30，30/40 と沈渣分画の電顕像[222]

a, d: PBS/30 分画；b, e: 30/40 分画；c, f: 沈渣分画．Cb: cell body of photoreceptor cells; os: outer segment of photoreceptor cells. Scale bar = 5 μm

細胞の細胞体と外節は，一見，intact で，42 視野中の 164 個のマクロファージのどれも外節を貪食していませんでした（図 106c）．一方，EAU 14 日では，内節は破壊されたまま PBS/30 に残っており（図 106d），光受容体細胞の細胞体は相変わらず intact のようでしたが（図 106e），外節が傷害を受け，大多数（87.2%：14 視野中 47 個のマクロファージのうち 42 個）のマクロファージが，外節（図 106e）や色素上皮細胞の顆粒（図 106f）を貪食していました．

これらの結果は，EAU による網膜の破壊は，11 日後，光受容体細胞内節と色素細胞がマクロファージによって非貪食性に破壊され，14 日後，外節や色素細胞の顆粒がマクロファージによって貪食されることによって起こることを示唆しています．

16-4-4．EAU による網膜破壊の機序（*in vitro*）

未処置マウスの網膜の PBS/40 分画（10^5 細胞）のみを 12 時間培養しても，PBS/40（光受容体細胞の細胞体と内節など）の形態に変化はありませんでした（図 107a）．しかし，EAU（14 day）の全浸潤細胞（40/60 分画：4.7×10^4 細胞）と共培養すると，内節は破壊されたまま残り（図 107b），外節（図 107b）や色素上皮細胞の顆粒（図 107c）が貪食されました．しかし，全浸潤細胞から Mac-1$^+$ 細胞を除いた分画（1.2×10^4 細胞）と共培養すると，これらの components は，おおよそ intact でした（図 107d）．

2003 年，Rao らが，EAU 後 9～11 日に，microglia（Mac-1$^+$ 単核細胞）が，ラットの光受容体細胞層に移動し，TNF-α と NO が EAU の誘導に重要な役割を果たしているようだと報告し

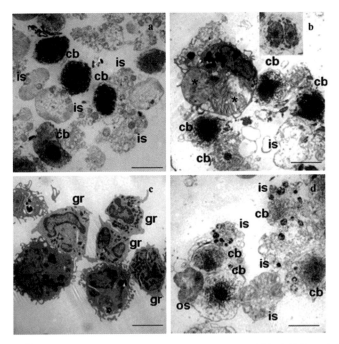

図107 Mac-1⁺ 単核細胞の光受容体の内外節と網膜色素細胞の破片に対する *in vitro* 非貪食あるいは貪食活性[222]

未処理マウスの網膜単分散細胞のPBS/40分画だけ（a），あるいは，PBS/40分画にEAU 14日のbulk 40/60分画（b, c；4.7×10^4細胞），Mac-1⁺細胞を除いた40/60分画（d；1.2×10^4細胞）を加え，12時間培養した．cb: cell body; is: inner segment; gr: granulocyte; os: outer segment. b図の挿入図は，分裂直後の光受容体細胞で，＊は貪食された外節．Scale bar = 5μm

ています[223]．実際，著者らは，マウスでの実験系で，EAU（9 day）の網膜からMac-1⁺単核球細胞を単離しましたが（図108Aのa，b：9視野で22細胞），その大きさは直径$6.2 \pm 1.0\mu m$（平均値± SD，n = 22）で，EAU後14日に浸潤するMac-1⁺細胞（図108Aのc；マクロファージ：直径$11.9 \pm 1.5\mu m$；平均値± SD，n = 22）より明らかに小さく，EAU（9 day）の網膜Mac-1⁺細胞分画に顆粒球はいませんでした．

未処理マウスのPBS/40分画（10^5細胞）とEAU（11 day）の浸潤細胞（EAU，11日後）とを12時間共培養しますと，内節は完全に破壊され，色素上皮細胞の顆粒が貪食されましたが（図108Bのa），抗TNF-α抗体（1μg/mL）を加えると破壊はかなり抑えられ（図108Bのb），iNOSの阻害剤である0.5 mM N^G-monomethyl-L-arginine（NMMA）を添加すると，驚いたことに，内節はほぼ無傷に保たれ（図108Bのc），Mac-1⁺単核球細胞による内節の非貪食性破壊にTNF-αやNOが関与することが示唆されました．

16-4-5．自己免疫疾患制御への総括

1947年，Klempererは，全身の「結合組織」が病変の主座であり，フィブリノイド変性という病理組織学的変化が共通して見られる疾患群を膠原病（collagen disease）と命名しました[205]．

16 ▶ 自己免疫疾患

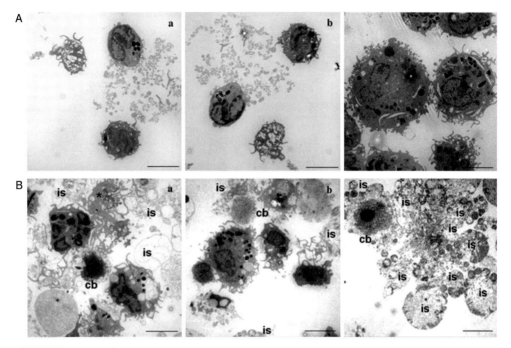

図108 Mac-1⁺単核細胞の光受容体の内節に対する非貪食活性における TNF-α と NO の関与[222]

A：EAU マウスの網膜の Mac-1⁺ 細胞の電顕像．a, b: day 9; c: day 14
B：未処理マウスの PBS/40 分画（10^5 細胞）を EAU 11 日の 40/60 分画（2×10^4 細胞）と無添加（a），抗 TNF-α 抗体（b）あるいは NMMA（c）存在下に 12 時間培養した．cb: cell body; is: inner segment; ＊：光受容体内節を攻撃する面白い形態の細胞．Scale bar ＝ 5μm

　現在も，膠原病は，原因不明の全身性慢性炎症性病変ですが，自分自身のからだの構成成分と反応してしまうリンパ球（自己反応性リンパ球）や抗体（自己抗体）が見つかり，自己免疫疾患とも呼ばれ，自己反応性 CTL や自己反応性抗体が，自己免疫疾患のエフェクターであると考えられてきました．が，1980 年後半になると，受動的に移入された Th1 細胞によって自己免疫疾患が誘導されることなどから，エフェクター細胞は，Th1 細胞と考えられるようになりました[208-210]．しかし，Th1 細胞は，抗原が非自己（細菌やウイルスなどの病原体，同種異系やアレルゲンなど）であれ，altered self（がん特異抗原やがん関連抗原など）であれ，あくまでヘルプする細胞ですので，エフェクター細胞や分子を含めた機序は不明ということになります．

　EAU は Th1 依存性の疾患で[208]，マクロファージが rod 外節の貪食に関与し[224, 225]，ラットでの細胞除去実験から，血液由来の活性化マクロファージが組織傷害のエフェクター細胞と示唆し[226, 227]，ラットでの EAU で，microglia が光受容体細胞層に移動し，TNF-α と peroxynitrite の産生がその後のマクロファージの浸潤につながっている，と報告されています[213]．しかし，TNF-α 活性を中和すると，骨髄系細胞の浸潤を妨げないで組織傷害を阻害するとも報告されています[228]．従来の研究結果では，IRBP が，感受性マウスで EAU を誘導しますが，エフェクター細胞やその標的細胞あるいは分子は同定されていませんでした．

　著者らは，IRBP 免疫後，経時的に網膜を回収し，protease で処理して単分散細胞を得，Percoll 密度勾配遠心で，光受容体内節，外節と細胞体，網膜色素細胞と炎症浸潤細胞分画の電

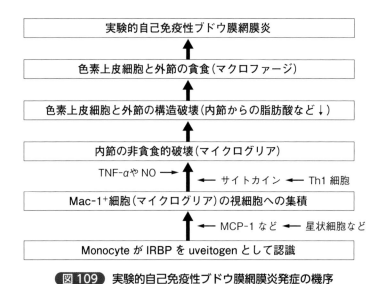

図 109　実験的自己免疫性ブドウ膜網膜炎発症の機序

顕像から，11日後に光受容体内節と網膜色素細胞が非貪食的に傷害され，14日後に外節と色素顆粒が貪食されることを明らかにし，in vitro の培養系で，光受容体内節と網膜色素細胞の非貪食的傷害と外節と色素顆粒の貪食を再現し，エフェクター細胞が，それぞれ，microglia と macrophage で，非貪食的傷害に TNF-α と NO が関与することを明らかにしました．他の研究者の実験結果を加味すると図109になります．1回の IRBP の免疫では，約3週間で寛解するので，今後，自己免疫疾患の患者さんで，自己免疫誘導分子が，なぜ，供給され続けるのかを明らかにすれば，免疫抑制剤以外による根治治療も可能かもしれません．

17 生活習慣病

　がん，心疾患と脳血管障害，この3つが3大死因で，生活習慣病は，糖尿病，脂質異常症と高血圧です．生活習慣病は，異種や同種異系の侵入が原因ではなく，自己の組織の糖などの代謝異常，脂質の過剰摂取などによる脂質代謝異常や血管内皮細胞の動脈硬化によって発症します．

　これらの疾患は，一見，自己／非自己の識別機構の解明が命題である免疫学の対象にはならないように見えますが，がん化や糖尿病の原因の一部は細菌やウイルスの感染症であり，糖尿病，脂質異常症や動脈硬化についても，マクロファージなどの免疫担当細胞が発症に関与しています[229, 230]．第2次世界大戦後間もない時期から，lipophageという名前で，文献に見られたりしますので[231]，生活習慣病は，高等動物に特異的な疾患ではなく，免疫生物学の対象になると思います．

　生活習慣病を免疫・炎症の図に当てはめると，Toll-like receptorsなどによる瞬時の自己／非自己識別は不要かもしれませんが，マクロファージなどの組織への浸潤やマクロファージを活性化するCXCケモカインやIFN-γに替わる，新しいサイトカインが見つかるかもしれません．他方，マクロファージなどの免疫担当細胞が，生活習慣病の発症に関与しているので，生活習慣病は下等動物にも見られる可能性があり，下等な生物で実験系を組めると思います．そういう意味でも，免疫学を免疫生物学と呼ぶ方がベターだと，著者は，思います．

文 献

1. Yoshida R., Hori K., Fujiwara M., Saeki Y., Kagamiyama H., and Nozaki M. (1976) Nonidentical subunits of protocatechuate 3,4-dioxygenase. Biochemistry 15: 4048-4053.
2. Yoshida R., and Hayaishi O. (1978) Induction of pulmonary indoleamine 2,3-dioxygenase by intraperitoneal injection of bacterial lipopolysaccharide. Proc. Natl. Acad. Sci. USA. 75: 3998-4000.
3. Sayama S., Yoshida R., Oku T., Imanishi J., Kishida T., and Hayaishi O. (1981) Inhibition of interferon-mediated induction of indoleamine 2,3-dioxygenase in mouse lung by inhibitors of prostaglandin biosynthesis. Proc. Natl. Acad. Sci. USA. 78: 7327-7330.
4. Urade Y., Yoshida R., Kitamura H., and Hayaishi O. (1983) Induction of indoleamine 2,3-dioxygenase in alveolar interstitial cells of mouse lung by bacterial lipopolysaccharide. J. Biol. Chem. 258: 6621-6627.
5. Takikawa O., Yoshida R., and Hayaishi O. (1983) Monooxygenase activities of dioxygenases. J. Biol. Chem. 258: 6808-6815.
6. Watanabe K., Yoshida R., Shimizu T., and Hayaishi O. (1985) Enzymatic formation of prostaglandin $F_{2\alpha}$ from prostaglandin H_2 and D_2. J. Biol. Chem. 260: 7035-7041.
7. Yasui H., Takai K., Yoshida R., and Hayaishi O. (1986) Interferon enhances tryptophan metabolism by inducing pulmonary indoleamine 2,3-dioxygenase. Its possible occurrence in cancer patients. Proc. Natl. Acad. Sci. USA. 83: 6622-6626.
8. Yoshida R., Imanishi J., Oku T., Kishida T., and Hayaishi O. (1981) Induction of pulmonary indoleamine 2,3-dioxygenase by interferon. Proc. Natl. Acad. Sci. USA. 78: 129-132.
9. Hozumi N., and Tonegawa S. (1976) Evidence for somatic rearrangement of immunoglobulin genes coding for variable and constant regions. Proc. Natl. Acad. Sci. USA. 10: 3628-3632.
10. Hedrick S. M., Cohen D. I., Nielsen E. A., and Davis M. M. (1984) Isolation of cDNA clones encoding T cell-specific membrane-associated proteins. Nature 308: 149-153.
11. Loveland B. E., Hogarth P. M., Ceredig R. H., and MaKenzie I. F. C. (1981) Cells mediating graft rejection in the mouse. I. Lyt-1 cells mediate skin graft rejection. J. Exp. Med. 153: 1044-1057.
12. Zijlstra M., Auchincloss H. Jr., Loring J. M., Chase C. M., Russell P. S., and Jaenisch R. (1992) Skin graft rejection by beta 2-microglobulin-deficient mice. J. Exp. Med. 175: 885-893.
13. Dalloul A. H., Chmouzis E., Ngo K., and Fung-Leung W. P. (1996) Adoptively transferred $CD4^+$ lymphocytes from CD8 -/- mice are sufficient to mediate the rejection of MHC class II or class I disparate skin grafts. J. Immunol. 156: 4114-4119.
14. Krieger N. R., Yin D. P., and Fathman C. G. (1996) $CD4^+$ but not $CD8^+$ cells are essential for allorejection. J. Exp. Med. 184: 2013-2018.
15. Fukui M., Yasui H., Watanabe K., Fujimoto T., Kakuma T., Yoshida R., Ohi M., and Kuno K. (1996) Hypoxic contraction of contractile interstitial cells isolated from bovine lung. Am. J. Physiol. 270: L962-L972.
16. Gorer P. A. (1936). The detection of antigenic differences in mouse erythrocytes by the employment of immune sera. Br. J. Exp. Pathol. 17: 42-50.
17. Zinkernagel R. M., and Doherty P. (1974) Restriction of in vitro T cell-mediated cytotoxicity in lymphocytic choriomeningitis virus within a syngeneic or semiallogeneic system. Nature 248: 701-703.
18. Yoshida R., Park S. W., Yasui H., and Takikawa O. (1988) Tryptophan degradation in transplanted tumor cells

undergoing rejection. J. Immunol. 141: 2819-2823.
19. Yoshida R., Takikawa O., Oku T., and Habara-Ohkubo A. (1991) Mononuclear phagocytes: a major population of effector cells responsible for rejection of allografted tumor cells in mice. Proc. Natl. Acad. Sci. USA. 88: 1526-1530.
20. Ushio Y., Yamamoto N., Sanchez-Bueno A., and Yoshida R. (1996) Failure to reject an allografted tumor after elimination of macrophages in mice. Microbiol. Immunol. 40: 489-498.
21. Sanchez-Bueno A., Verkhusha V., Tanaka Y., Takikawa O., and Yoshida R. (1996) Interferon-γ-dependent expression of inducible nitric oxide synthase, interleukin-12, and interferon-γ-inducing factor in macrophages elicited by allografted tumor cells. Biochem. Biophys. Res. Commun. 224: 555-563.
22. Takikawa O., Oku T., Ito N., Ushio Y., Yamamoto N., Yoneda Y., Tsuji J., Sanchez-Bueno A., Verkhusha V., and Yoshida R. (1996) Multiple expression of Ly-6C and accumulation of a Ly-6C pre-mRNA in activated macrophages involved in an allografted tumor. Biochem. Biophys. Res. Commun. 226: 247-253.
23. Yoshida R., Matsuura A., Einaga K., Ushio Y., Yamamoto N., and Yoneda Y. (1997) Two distinct populations of primary cytotoxic cells infiltrating into allografted tumor rejection site: Infiltration of macrophages cytotoxic against allografted tumor precedes that of multiple sets of cytotoxic T lymphocytes with distinct specificity to alloantigens. Microbiol. Immunol. 41: 149-159.
24. Yoshida R., Sanchez-Bueno A., Yamamoto N., and Einaga-Naito K. (1997) Ca^{2+}-dependent, Fas- and perforin-independent apoptotic death of allografted tumor cells by a type of activated macrophage. J. Immunol. 159: 15-21.
25. Ushio-Umeda Y., and Yoshida R. (1997) Mechanisms of allografted tumor rejection: the roles of T cells in allograft rejection mediated by a type of bone marrow-derived macrophages. Microbiol. Immunol. 41: 981-990.
26. Yamamoto N., Einaga-Naito K., Kuriyama M., Kawada Y., and Yoshida R. (1998) Cellular basis of skin allograft rejection in mice: Specific lysis of allogeneic skin components by non-T cells. Transplantation 65: 1-8.
27. Yoneda Y., and Yoshida R. (1998) The role of T cells in allografted tumor rejection: IFN-γ released from T cells is essential for induction of effector macrophages in the rejection site. J. Immunol. 160: 6012-6017.
28. Hirota R., Tajima S., Yoneda Y., Tamayama T., Watanabe M., Ueda K., Kubota T., and Yoshida R. (2002) Alopecia of IFN-γ knockout mouse as a model for disturbance of the hair cycle: A unique arrest of the hair cycle at the anagen phase accompanied by mitosis. J. Interferon Cytokine Res. 22: 935-945.
29. Yoshida R., Yoneda Y., Kuriyama M., and Kubota T. (1999) IFN-γ- and cell-to-cell contact-dependent cytotoxicity of allograft-induced macrophage against syngeneic tumor cells and cell lines: An application of allografting to cancer treatment. J. Immunol. 163: 148-154.
30. Yoshida R., Oku T., Takikawa O., Einaga-Naito K., Yoneda Y., Hirota R., and Kubota T. (2000) Leukocyte integrin-dependent and antibody-independent cytotoxicity of macrophage against allografts. Microbiol. Immunol. 44: 56-67.
31. Lee K., Takenaka H., Yoneda Y., Goto T., Sano K., Nakanishi M., Eguchi A., Okada M., Tashiro J., Sakurai K., Kubota T., and Yoshida R. (2004) Differential susceptibility of cells expressing allogeneic MHC or viral antigen to killing by antigen-specific CTL. Microbiol. Immunol. 48: 15-25.
32. Tashiro-Yamaji J., Einaga-Naito K., Kubota T., and Yoshida R. (2006) A novel receptor on allograft ($H-2^d$)-induced macrophage ($H-2^b$) toward an allogeneic major histocompatibility complex class I molecule, $H-2D^d$, in mice. Microbiol. Immunol. 50: 105-116.
33. Tashiro-Yamaji J., Kubota T., and Yoshida R. (2006) Macrophage MHC receptor 2: A novel receptor on allograft ($H-2D^dK^d$)-induced macrophage ($H-2D^bK^b$) recognizing an MHC class I molecule, $H-2K^d$, in mice. Gene 384: 1-8.

34. Nomi H., Tashiro-Yamaji J., Miura-Takeda S., Shimizu T., Azuma H., Ueda H., Katsuoka Y., Kubota T., and Yoshida R. (2007) Infiltration of H-2^d-specific cytotoxic macrophage with unique morphology into rejection site of allografted Meth A (H-2^d) tumor cells in C57BL/6 (H-2^b) mice. Microbiol. Immunol. 51: 297-306.

35. Nomi H., Tashiro-Yamaji J., Yamamoto Y., Miura-Takeda S., Miyoshi-Higashino M., Takahashi T., Azuma H., Ueda H., Katsuoka Y., Kubota T., and Yoshida R. (2007) Acute rejection of allografted CTL-susceptible leukemia cells from perforin/Fas ligand double-deficient mice. J. Immunol. 179: 2180-2186.

36. Yoneda Y., Tashiro-Yamaji J., Kubota T., and Yoshida R. (2008) Two types of allograft-induced cytotoxic macrophages, one against allografts and the other against syngeneic or allogeneic tumor cells. Microbiol. Immunol. 52: 347-354.

37. Shimizu T., Tashiro-Yamaji J., Hayashi M., Inoue Y., Ibata M., Kubota T., Tanigawa N., and Yoshida R. (2010) HLA-B62 as a possible ligand for the human homologue of mouse macrophage MHC receptor 2 (MMR2) on monocytes. Gene 454: 31-38.

38. Inoue Y., Tashiro-Yamaji J., Hayashi M., Kiyonari H., Shimizu T., Ibata M., Yamana H., Kubota T., Tanigawa N., and Yoshida R. (2011) Transgene number-dependent, gene expression rate-independent rejection of D^d-, K^d-, or D^dK^d-transgened skin or tumor cells from C57BL/6 (D^bK^b) mice. Microbiol. Immunol. 55: 446-453.

39. Tashiro-Yamaji J., Shimizu T., Hayashi M., Yamana H., Tanigawa N., Uchiyama K., Kubota T., Yoshida R. (2012) Specific binding of HLA-B44 to human macrophage MHC receptor 1 on monocytes. Gene 501: 127-134.

40. Tashiro-Yamaji J., Maeda S., Ikawa M., Okabe M., Kubota T., Yoshida R. (2013) Macrophage MHC and T cell receptors essential for rejection of allografted skin and lymphoma. Transplantation 96: 251-257.

41. Yamana H., Tashiro-Yamaji J., Hayashi M., Maeda S., Shimizu T., Tanigawa N., Uchiyama K., Kubota T., Yoshida R. (2014) Down-regulated expression of monocyte/macrophage MHC receptors in human and mouse monocytes by expression of their ligands. Clin. Exp. Immunol. 178: 118-128.

42. Yoshida R. (2014) MHC class I recognition by monocyte-/macrophage-specific receptors. Adv. Immunol. 124: 207-247.

43. Sakurai K., Takenaka H., Yoneda Y., Tashiro-Yamaji J., Yamamoto Y., Lee K., Yamaguchi S., Miyoshi M., Kubota T., and Yoshida R. (2005) IgE production after 4 routes of injections of Japanese cedar pollen allergen without adjuvant: Crucial role of resident cells at intraperitoneal or intranasal injection site in the production of specific IgE toward the allergen. Microbiol. Immunol. 49: 433-441.

44. Yamamoto Y., Tashiro-Yamaji J., Sakurai K., Miyoshi-Higashino M., Nomi H., Miura-Takeda S., Okada M., Yamaguchi S., Takenaka H., Kubota T., and Yoshida R. (2007) Essential role of monocytes in the *in vitro* production of IL-4 and nonspecific IgE antibody by peripheral blood lymphocytes from mice sensitized *s.c.* once with cedar pollen. J. Interferon Cytokine Res. 27: 1019-1029.

45. Miyoshi-Higashino M., Hirano M., Ogita-Nakanishi H., Yamamoto-Kimoto Y., Sakurai K., Tashiro-Yamaji J., Nomi H., Takahashi T., Miura-Takeda S., Takenaka H., Kubota T., and Yoshida R. (2009) IL-4-dependent induction of IgE^+ basophils in peripheral blood and IgE^+ B cells in spleen as respective indicators of allergen sensitization and a precursor of cells secreting allergen-specific IgE antibody. Microbiol. Immunol. 53: 30-40.

46. Hirano M., Ogita-Nakanishi H., Miyachi W., Hannya N., Yamamoto-Kimoto Y., Sakurai K., Miyoshi-Higashino M., Tashiro-Yamaji J., Kato R., Ijiri Y., Tanaka K., Kanazawa A., Terada T., Kawata R., Takenaka H., Kubota T., and Yoshida R. (2012) Essential role of macrophages in the initiation of allergic rhinitis in mice sensitized intranasally once with cedar pollen: regulation of class switching of immunoglobulin in B cells by controlling interleukin-4 production in T cells of submandibular lymph nodes. Microbiol. Immunol. 56: 392-405.

47. Hannya N., Ogita-Nakanishi H., Kato R., Ijiri Y., Hayashi T., Tanaka K., Kawata R., Takenaka H., Kubota T., and Yoshida R. (2018) The 1st step essential for allergen-specific IgE antibody production upon the 2nd step: Induction of non-specific IgE^+ small B cells containing secondly-sensitized allergen-specific ones in mice

firstly-sensitized with an allergen. Microbiol. Immunol. 62: 99-110.
48. Lemaitre B., Nicolas E., Michaut L., Reichhart J. M., and Hoffmann J. A. (1996) The dorsoventral regulatory gene cassette spätzle/Toll/cactus controls the potent antifungal response in Drosophila adults. Cell 86: 973-983.
49. Poltorak A., He X., Smirnova I., Liu M. Y., Van Huffel C., Du X., Birdwell D., Alejos E., Silva M., Galanos C., Freudenberg M., Ricciardi-Castagnoli P., Layton B., and Beutler B. (1998) Defective LPS signaling in C3H/HeJ and C57BL/10ScCr mice: mutations in Tlr4 gene. Science 282: 2085-2088.
50. Medzhitov R., Preston-Hurlburt P., and Janeway C. A. Jr. (1997) A human homologue of the Drosophila Toll protein signals activation of adaptive immunity. Nature 388: 394-397.
51. Akira S. (2004) Toll receptor families: structure and function. Semin. Immunol. 16: 1-2.
52. Porter R. R. (1958) Separation and isolation of fractions of rabbit gamma-globulin containing the antibody and antigenic combining sites. Nature 182: 670-671.
53. Edelman G. M., and Poulik M. D. (1961) Studies on structural units of the gamma-globulins. J. Exp. Med. 113: 861-884.
54. Yoshida R., Murray H. W., and Nathan C. F. (1988) Agonist and antagonist effects of interferon-α and -β on activation of human macrophages: Two classes of interferon-γ receptors and blockade of the high-affinity sites by interferon-α or -β. J. Exp. Med. 167: 1171-1185.
55. Hulett M. D., and Hogarth P. M. (1994) Molecular basis of Fc receptor function. Adv. Immunol. 57: 1-127.
56. Pantelouris E. M. (1968) Absence of thymus in a mouse mutant. Nature 217: 370-371.
57. Pennycuik P. R. (1971) Unresponsiveness of nude mice to skin allografts. Transplantation 11: 417-418.
58. Kim B., Rosenstein M., Weiland D., Eberlein T. J., and Rosenberg S. A. (1983) Clonal analysis of the lymphoid cells mediating skin allograft rejection. Mediation of graft rejection in vivo by cloned Lyt-1^+2^- proliferative, noncytotoxic long-term cell lines. Transplantation 36: 525-532.
59. Rosenberg A. S., Mizuochi T., Sharrow S. O., and Singer A. (1987) Phenotype, specificity, and function of T cell subsets and T cell interactions involved in skin allograft rejection. J. Exp. Med. 165: 1296-1315.
60. Howe C. J., Isaacson P. G., and Spencer J. (1994) Characterization of the stability of human and murine thymic B cell/thymocyte rosettes and investigation of unusual immunophenotypic findings. Cell Immunol. 158: 218-227.
61. Arden B., Clark S. P., Kabelitz D., and Mak T. W. (1995) Human T-cell receptor variable gene segment families. Immunogenetics 42: 455-500.
62. Clark S. P., Arden B., Kabelitz D., Mak T. W. (1955) Comparison of human and mouse T-cell receptor variable gene segment subfamilies. Immunogenetics 42: 531-540.
63. Honjo T., and Kataoka T. (1978) Organization of immunoglobulin heavy chain genes and allelic deletion model. Proc. Natl. Acad. Sci. USA. 75: 2140-2144.
64. Evans R. L., Lazarus H., Penta A. C., and Schlossman S. F. (1978) Two functionally distinct subpopulations of human T cells that collaborate in the generation of cytotoxic cells responsible for cell-mediated lympholysis. J. Immunol. 120: 1423-1428.
65. Davies D. A., Manstone A. J., Viza D. C., Colombani J., and Dausset J. (1968) Human transplantation antigens: the HL-A (Hu-1) system and its homology with the mouse H-2 system. Transplantation 6: 571-586.
66. Bjorkman P. J., Saper M. A., Samraoui B., Bennett W. S., Strominger J. L., and Wiley D. C. (1987) The foreign antigen binding site and T cell recognition regions of class I histocompatibility antigens. Nature 329: 512-518.
67. Tamaki S., Ichinohe T., Matsuo K., Hamajima N., Hirabayashi N., and Dohy H. (2001) Superior survival of blood and marrow stem cell recipients given maternal grafts over recipients given paternal grafts. Bone Marrow Transpl. 28: 375-380.
68. Steinman R. M., and Cohn Z. A. (1973) Identification of a novel cell type in peripheral lymphoid organs of mice. I. Morphology, quantitation, tissue distribution. J. Exp. Med. 137: 1142-1162.

69. Kodama T., Freeman M., Rohrer L., Zabrecky J., Matsudaira P., and Krieger M. (1990) Type I macrophage scavenger receptor contains alpha-helical and collagen-like coiled coils. Nature 343: 531-535.
70. Fadok V. A., Laszlo D. J., Noble P. W., Weinstein L., Riches D. W., and Henson P. M. (1993) Particle digestibility is required for induction of the phosphatidylserine recognition mechanism used by murine macrophages to phagocytose apoptotic cells. J. Immunol. 151: 4274-4285.
71. Corr M., Slanetz A. E., Boyd L. F., Jelonek M. T., Khilko S., al-Ramadi B. K., Kim Y. S., Maher S. E., Bothwell A. L., and Margulies D. H. (1994) T cell receptor-MHC class I peptide interactions: affinity, kinetics, and specificity. Science 265: 946-949.
72. Hinata K., Watanabe M., Toriyama K., and Isogai A. (1993) A review of recent studies on homomorphic self-incompatibility. Inter. Rev. Cytol. 143: 257-296.
73. Takasaki T., Hatakeyama K., Suzuki G., Watanabe M., Isogai A., and Hinata K. (2000) The S receptor kinase determines self-incompatibility in *Brassica* stigma. Nature 403: 913-916.
74. Takayama S., Shimosato H., Shiba H., Funato M., Che F. S., Watanabe M., Iwano M., and Isogai A. (2001) Direct ligand-receptor complex interaction controls *Brassica* self-incompatibility. Nature 413: 534-538.
75. Muramatsu M., Sankaranand V. S., Anant S., Sugai M., Kinoshita K., Davidson N. O., and Honjo T. (1999) Specific expression of activation-induced cytidine deaminase (AID), a novel member of the RNA-editing deaminase family in germinal center B cells. J. Biol. Chem. 274: 18470-18476.
76. Muramatsu M., Kinoshita K., Fagarasan S., Yamada S., Shinkai Y., and Honjo T. (2000) Class switch recombination and hypermutation require activation-induced cytidine deaminase (AID), a potential RNA editing enzyme. Cell 102: 553-563.
77. van Nood E., Vrieze A., Nieuwdorp M., Fuentes S., Zoetendal E. G., de Vos W. M., Visser C. E., Kuijper E. J., Bartelsman J. F., Tijssen J. G., Speelman P., Dijkgraaf M.G., and Keller J. J. (2013) Duodenal infusion of donor feces for recurrent Clostridium difficile. N. Engl. J. Med. 368: 407-415.
78. Kanaya T., Hase K., Takahashi D., Fukuda S., Hoshino K., Sasaki I., Hemmi H., Knoop K. A., Kumar N., Sato M., Katsuno T., Yokosuka O., Toyooka K., Nakai K., Sakamoto A., Kitahara Y., Jinnohara T., McSorley S. J., Kaisho T., Williams I. R., and Ohno H. (2012) The Ets transcription factor Spi-B is essential for the differentiation of intestinal microfold cells. Nature Immunol. 13: 729-36.
79. Cohen S., and Levi-Montalcini R. (1957) Purification and properties of a nerve growth-promoting factor isolated from mouse sarcoma 180. Cancer Res. 17: 15-20.
80. Jelkmann W. (1986) Erythropoietin research, 80 years after the initial studies by Carnot and Deflandre. Respir. Physiol. 63: 257-266.
81. Blackburn M. J., and Patt H. M. (1977) Increased survival of haemopoietic pluripotent stem cells in vitro induced by a marrow fibroblast factor. Br. J. Haematol. 37: 337-344.
82. Nagano Y., Kojima Y., and Sawai Y. (1954) . Immunity and interference in vaccinia; inhibition of skin infection by inactivated virus. C. R. Seances. Soc. Biol. Fil. 148: 750-752.
83. Isaacs A., and Lindenmann J. (1957) Virus interference. I. The interferon. Proc. R. Soc. Lond. B. Biol. Sci. 147: 258-267.
84. Taniguchi T., Ohno S., Fujii-Kuriyama Y., and Muramatsu M. (1980) The nucleotide sequence of human fibroblast interferon cDNA. Gene 10: 11-15.
85. Nagata S., Taira H., Hall A., Johnsrud L., Streuli M., Ecsödi J., Boll W., Cantell K., and Weissmann C. (1980) Synthesis in E. coli of a polypeptide with human leukocyte interferon activity. Nature 284: 316-320.
86. Taniguchi T., Matsui H., Fujita T., Takaoka C., Kashima N., Yoshimoto R., and Hamuro J. (1983) Structure and expression of a cloned cDNA for human interleukin-2. Nature 302: 305-310.
87. Shirai T., Yamaguchi H., Ito H., Todd C. W., and Wallace R. B. (1985) Cloning and expression in Escherichia coli

of the gene for human tumour necrosis factor. Nature 313: 803-806.
88. Hirano T., Yasukawa K., Harada H., Taga T., Watanabe Y., Matsuda T., Kashiwamura S., Nakajima K., Koyama K., Iwamatsu A., Tsunasawa S., Sakiyama F., Matsui H., Takahara Y., Taniguchi T., and Kishimoto T. (1986) Complementary DNA for a novel human interleukin (BSF-2) that induces B lymphocytes to produce immunoglobulin. Nature 324: 73-76.
89. Matsushima K., Morishita K., Yoshimura T., Lavu S., Kobayashi Y., Lew W., Appella E., Kung H. F., Leonard E. J., and Oppenheim J. J. (1988) Molecular cloning of a human monocyte-derived neutrophil chemotactic factor (MDNCF) and the induction of MDNCF mRNA by interleukin 1 and tumor necrosis factor. J. Exp. Med. 167: 1883-1893.
90. Kinashi T., Harada N., Severinson E., Tanabe T., Sideras P., Konishi M., Azuma C., Tominaga A., Bergstedt-Lindqvist S., Takahashi M., Matsuda F., Yaoita Y., Takatsu K., and Honjo T. (1986) Cloning of complementary DNA encoding T-cell replacing factor and identity with B-cell growth factor II. Nature 324: 70-73.
91. Hirota R., Tajima S., Yoneda Y., Okada M., Tashiro J., Ueda K., Kubota T., and Yoshida R. (2003) Induction of hair regrowth in the alopecia site of IFN-γ knockout mice by allografting and IFN-γ injection into the transplantation site. J. Interferon Cytokine Res. 23: 433-439.
92. Okada M., Tashiro-Yamaji J., Takahashi T., Nomi H., Yamamoto Y., Yamaguchi S., Ueda K., Kubota T., and Yoshida R. (2005) Regulation of hair regrowth in alopecic site of IFN-γ $-/-$ mice by macrophages infiltrating into allograft in IFN-γ $+/+$ mice. J. Interferon Cytokine Res. 25: 564-574.
93. Yoneda Y., Hirota R., Tashiro J., Okada M., Lee K., Ueda K., Kubota T., and Yoshida R. (2003) Cellular origin of IFN-γ essential for hair cycle in normal skin. J. Interferon Cytokine Res. 23: 299-305.
94. Fleming T. J., Fleming M. L., and Malek T. R. (1993) Selective expression of Ly-6G on myeloid lineage cells in mouse bone marrow. RB6-8C5 mAb to granulocyte-differentiation antigen (Gr-1) detects members of the Ly-6 family. J. Immunol. 151: 2399-2408.
95. Maeda S., Ueda K., Yamana H., Tashiro-Yamaji J., Ibata M., Mikura A., Okada M., Yasuda E., Shibayama Y., Yoshino M., Kubota T., and Yoshida R. (2015) Blood supply-susceptible melanin pigment formation in hair bulb melanocytes of mice. Plast. Reconstr. Surg. Glob. Open. 3:e328; doi: 10.1097/GOX.0000000000000284.
96. Alhaidari Z., Olivry T., and Ortonne J. P. (1999) Melanocytegenesis and melanogenesis: genetic regulation and comparative clinica diseases. Veterinary Dermatol. 10: 3-16.
97. Kunisada T., Yoshida H., Yamazaki H., Miyamoto A., Hemmi H., Nishimura E., Shultz L. D., Nishikawa S., and Hayashi S. (1998) Transgene expression of steel factor in the basal layer of epidermis promotes survival, proliferation, differentiation and migration of melanocyte precursors. Development 125: 2915-2923.
98. Kunisada T., Yamazaki H., Hirobe T., Kamei S., Omoteno M., Tagaya H., Hemmi H., Koshimizu U., Nakamura T., and Hayashi S. (2000) Keratinocyte expression of transgenic hepatocyte growth factor affects melanocyte development, leading to dermal melanocytosis. Mech. Dev. 94: 67-78.
99. Stewart R. J., and Marsden P. A. (1995) Biological control of the tumour necrosis factor and interleukin 1 signaling cascade. Am. J. Kidney Dis. 25: 954-966.
100. Baker E. A., El-Gaddal S., Williams L., and Leaper D. J. (2006) Profiles of inflammatory cytokines following colorectal surgery: relationship with wound healing and outcome. Wound Rep. Regen. 14: 566-572.
101. Werner S., and Grose R. (2003) Regulation of wound healing by growth factors and cytokines. Physiol. Rev. 83: 835-870.
102. Arai M., Ogita-Nakanishi H., Lee K., Yoshimura K., Kawata R., Kanazawa A., Terada T., Takenaka H., Sato T., Endo Y., Kato R., Ijiri Y., Tanaka K., Tashiro-Yamaji J., Kubota T., and Yoshida R. (2012) Role of cytokines in lavage or drainage fluid after hemithyroidectomy in wound healing: Involvement of histamine in the acceleration and delay of wound healing. Wound Rep. Regen. 20: 158-165.

103. Numata Y., Terui T., Okuyama R., Hirasawa N., Sugiura Y., Miyoshi I., Watanabe T., Kuramasu A., Tagami H., and Ohtsu H. (2006) The accelerating effect of histamine on the cutaneous wound-healing process through the action of basic fibroblast growth factor. J. Invest. Dermatol. 126: 1403-1409.
104. Weller K., Foitzik K., Paus R., and Syska W. (2006) Mast cells are required for normal healing of skin wounds in mice. FASEB J. 20: E1628-1635.
105. Leonard W. J., Depper J. M., Crabtree G. R., Rudikoff S., Pumphrey J., Robb R. J., Krönke M., Svetlik P. B., Peffer N. J., Waldmann T. A., and Greene W. C. (1984) Molecular cloning and expression of cDNAs for the human interleukin-2 receptor. Nature 311: 626-631.
106. Nikaido T., Shimizu A., Ishida N., Sabe H., Teshigawara K., Maeda M., Uchiyama T., Yodoi J., and Honjo T. (1984) Molecular cloning of cDNA encoding human interleukin-2 receptor. Nature 311: 631-635.
107. Yamasaki K., Taga T., Hirata Y., Yawata H., Kawanishi Y., Seed B., Taniguchi T., Hirano T., and Kishimoto T. (1988) Cloning and expression of the human interleukin-6 (BSF-2/IFN beta 2) receptor. Science 241: 825-828.
108. Miyanari Y., Atsuzawa K., Usuda N., Watashi K., Hishiki T., Zayas M., Bartenschlager R., Wakita T., Hijikata M., and Shimotohno K. (2007) The lipid droplet is an important organelle for hepatitis C virus production. Nature Cell Biol. 9: 1089-1097.
109. Doniņa S., Strēle I., Proboka G., Auziņš J., Alberts P., Jonsson B., Venskus D., and Muceniece A. (2015) Adapted ECHO-7 virus Rigvir immunotherapy (oncolytic virotherapy) prolongs survival in melanoma patients after surgical excision of the tumour in a retrospective study. Melanoma Res. 25: 421-426.
110. Cavazzana-Calvo M., Hacein-Bey S., de Saint Basile G., Gross F., Yvon E., Nusbaum P., Selz F., Hue C., Certain S., Casanova J. L., Bousso P., Deist F. L., and Fischer A. (2000) Gene therapy of human severe combined immunodeficiency (SCID) -X1 disease. Science 288: 669-672.
111. Amato R. J., Hawkins R. E., Kaufman H. L., Thompson J. A., Tomczak P., Szczylik C., McDonald M., Eastty S., Shingler W. H., de Belin J., Goonewardena M., Naylor S., and Harrop R. (2010) Vaccination of metastatic renal cancer patients with MVA-5T4: a randomized, double-blind, placebo-controlled phase III study. Clin. Cancer Res. 16: 5539-5547.
112. Müller C., Kägi D., Aebischer T., Odermatt B., Held W., Podack E. R., Zinkernagel R. M., and Hengartner H. (1989) Detection of perforin and granzyme A mRNA in infiltrating cells during infection of mice with lymphocytic choriomeningitis virus. Eur. J. Immunol. 19: 1253-1259.
113. Yagita H., Nakata M., Kawasaki A., Shinkai Y., and Okumura K. (1992) Role of perforin in lymphocyte-mediated cytolysis. Adv. Immunol. 51: 215-242.
114. Horwitz M. S., Krahl T., Fine C., Lee J., and Sarvetnick N. (1999) Protection from lethal coxsackievirus-induced pancreatitis by expression of gamma interferon. J. Virol. 73: 1756-1766.
115. Horwitz M. S., la Cava A., Fine C., Lee J., and Sarvetnick N. (2000) Pancreatic expression of interferon-gamma protects mice from lethal coxsackievirus B3 infection and subsequent myocarditis. Nat. Med. 6: 693-697.
116. Kyuwa S., Tagawa Y., Shibata S., Doi K., Machii K., and Iwakura Y. (1998) Murine coronavirus-induced subacute fatal peritonitis in C57BL/6 mice deficient in gamma interferon. J. Virol. 72: 9286-9290.
117. Binder G. K., and Griffin D. E. (2001) Interferon-γ-mediated site-specific clearance of alphavirus from CNS neurons. Science 293: 303-306.
118. Geiger K. D., Nash, T. C., Sawyer S., Krahl T., Patstone G., Reed J. C., Krajewski S., Dalton D., Buchmeier M. J., and Sarvetnick N. (1997) Interferon-γ protects against herpes simplex virus type-1-mediated neuronal death. Virology 238: 189-197.
119. Patterson C. E., Lawrence D. M., Echols L. A., and Rall G. F. (2002) Immune-mediated protection from measles virus-induced central nervous system disease is noncytolytic and gamma interferon dependent. J. Virol. 76: 4497-4506.

120. Yamaguchi S., Tashiro-Yamaji J., Lee K., Takahashi T., Sano K., Endo Y., Nakanishi M., Eguchi A., Okada M., Nomi H., Yamamoto Y., Takenaka H., Kubota T., and Yoshida R. (2005) IFN-γ: A cytokine essential for rejection of CTL-resistant virus-infected cells. J. Interferon Cytokine Res. 25: 328-337.
121. Baltimore D. (1970) RNA-dependent DNA polymerase in virions of RNA tumor viruses. Nature 226: 1209-1211.
122. Temin H. M., and Mizutani S. (1970) RNA-dependent DNA polymerase in virions of Rous sarcoma virus. Nature 226: 1211-1213.
123. Huebner R. J., and Todaro G. J. (1969) Oncogenes of RNA tumor viruses as determinants of cancer. Proc. Natl. Acad. Sci. USA. 64: 1087-1094.
124. Roussel M., Saule S., Lagrou C., Rommens C., Beug H., Graf T., and Stehelin D. (1979) Three new types of viral oncogene of cellular origin specific for haematopoietic cell transformation. Nature 281: 452-455.
125. Finlay C. A., Hinds P. W., and Levine A. J. (1989) The p53 proto-oncogene can act as a suppressor of transformation. Cell 57: 1083-1093.
126. Sumegi J., Uzvolgyi E., and Klein G. (1990) Expression of the RB gene under the control of MuLV-LTR suppresses tumorigenicity of WERI-Rb-27 retinoblastoma cells in immunodefective mice. Cell Growth Differ. 1: 247-250.
127. Gold M., Hausmann R., Maitra U., and Hurwitz J. (1964) The enzymatic methylation of RNA and DNA. 8. Effects of bacteriophage infection on the activity of the methylating enzymes. Proc. Natl. Acad. Sci. USA. 52: 292-297.
128. Okada Y., and Hosokawa Y. (1961) Isolation of a new variant of HVJ showing low cell fusion activity. Biken J. 4: 217-220.
129. Harris H., Miller O. J., Klein G., Worst P., and Tachibana T. (1969) Suppression of malignancy by cell fusion. Nature 223: 363-368.
130. Köhler G., and Milstein C. (1975) Continuous cultures of fused cells secreting antibody of predefined specificity. Nature 256: 495-497.
131. Plummer P. J. (1946) Scrapie-A Disease of Sheep: A Review of the literature. Can. J. Comp. Med. Vet. Sci. 10: 49-54.
132. Gibbs C. J. Jr, Gajdusek D. C., Asher D. M., Alpers M. P., Beck E., Daniel P. M., and Matthews W. B. (1968) Creutzfeldt-Jakob disease (spongiform encephalopathy): transmission to the chimpanzee. Science 161:388-389.
133. Gajdusek C. (1967) Discussion on kuru, scrapie and the experimental kuru-like syndrome in chimpanzees. Curr. Top. Microbiol. Immunol. 40: 59-63.
134. Gajdusek D. C., and Zigas V. (1957) Degenerative disease of the central nervous system in New Guinea; the endemic occurrence of kuru in the native population. N. Engl. J. Med. 257: 974-978.
135. Prusiner S. B. (1982) Novel proteinaceous infectious particles cause scrapie. Science 216: 136-144.
136. Diener T. O., McKinley M. P., and Prusiner S. B. (1982) Viroids and prions. Proc. Natl. Acad. Sci. USA. 79: 5220-5224.
137. Coombs R. R. A., and Gell P. G. H. (1968) Clinical Aspects of Immunology, 1st edition, p. 575, Blackwell Scientific Publications, Oxford.
138. Ishizaka K., and Ishizaka T. (1966) Physicochemical properties of reaginic antibody. 1. Association of reaginic activity with an immunoglobulin other than gammaA- or gammaG-globulin. J. Allergy 37: 169-185.
139. Ishizaka K., Ishizaka T., and Hornbrook M. M. (1966) Physicochemical properties of reaginic antibody. V. Correlation of reaginic activity wth gamma-E-globulin antibody. J. Immunol. 97: 840-853.
140. Coffman R., Ohara J., Bond M., Carty J., Zlotnik A., and Paul W. E. (1986) B cell stimulatory factor-1 enhances the IgE response of lipopolysaccharide-activated B cells. J. Immunol. 136: 4538-4541.
141. Paul W. E. (1991) Interleukin-4: a prototypic immunoregulatory lymphokine. Blood 77: 1859-1870.

142. Ricci M., Matsuci A., and Rocci O. (1997) IL-4 as a key factor influencing the development of allergen-specific Th2-like cells in atopic individuals. J. Invest. Allergol. Clin. Immunol. 7: 144-150.
143. Woerly G., Roger N., Loiseau S., and Capron M. (1999) Expression of Th1 and Th2 immunoregulatory cytokines by human eosinophils. Int. Arch. Allergy Immunol. 118: 95-97.
144. Pouliot P., Turmel V., Gelinas E., Laviolette M., and Bissonnette E. Y. (2005) Interleukin-4 production by human alveolar macrophages. Clin. Exp. Allergy 35: 804-810.
145. Yuan D., Weiss E. A., Layton J. E., Krammer P. H., and Vitetta E. S. (1985) Activation of the $\gamma 1$ gene by lipopolysaccharide and T-cell-derived lymphokines containing a B cell differentiation factor for IgG1 [BCDFγ]. J. Immunol. 135: 1465-1469.
146. Lane P., Brocker T., Hubele S., Padovan E., Lanzavecchia A., and McConnell F. (1993) Soluble CD40 ligand can replace the normal T cell-derived CD40 ligand signal to B cells in T cell-dependent activation. J. Exp. Med. 177: 1209-1213.
147. Kousset F., Garcia E., and Banchereau J. (1991) Cytokine induced proliferation and immunoglobulin production of human B lymphocytes triggered through their CD40 antigen. J. Exp. Med. 173: 705-710.
148. Noelle R. J., Snow E. C., Uhr J. W., and Vitetta E. S. (1983) Activation of antigen-specific B cells: role of T cells, cytokines, and antigen in induction of growth and differentiation. Proc. Natl. Acad. Sci. USA. 80: 6628-6631.
149. Owens T. (1988) A noncognate interaction with anti-receptor antibody-activated helper T cells induces small resting murine B-cells to proliferate and to secrete antibody. Eur. J. Immunol. 18: 395-401.
150. Krusmeier M., and Snow E. C. (1988) Induction of lymphokine responsiveness of hapten-specific B lymphocytes promoted through an antigen-mediated T helper lymphocyte interaction. J. Immunol. 190: 367-375.
151. Whalen B. J, Tony H. P., and Parker D. C. (1988) Characterization of the effector mechanism of help for antigen-presenting and bystander resting B cell growth mediated by Ia-restricted Th2 helper T cell lines. J. Immunol. 141: 2230-2239.
152. Aiba Y., Kometani K., Hamadate M., Moriyama S., Sakaue-Sawano A., Tomura M., Luche H., Fehling H. J., Casellas R., Kanagawa O., Miyawaki A., and Kurosaki T. (2010) Preferential localization of IgG memory B cells adjacent to contracted germinal centers. Proc. Natl. Acad. Sci. USA. 107: 12192-12197.
153. Kometani K., Nakagawa R., Shinnakasu R., Kaji T., Rybouchkin A., Moriyama S., Furukawa K., Koseki H., Takemori T., and Kurosaki T. (2013) Repression of the transcription factor Bach2 contributes to predisposition of IgG1 memory B cells toward plasma cell differentiation. Immunity 39: 136-147.
154. Kurosaki T., Kometani K., and Ise W. (2015) Memory B cells. Nat. Rev. Immunol. 15: 149-159.
155. Shinnakasu R., Inoue T., Kometani K., Moriyama S., Adachi Y., Nakayama M., Takahashi Y., Fukuyama H., Okada T., and Kurosaki T. (2016) Regulated selection of germinal-center cells into the memory B cell compartment. Nature Immunol. 17: 861-869.
156. Inoue T., Moran I., Shinnakasu R., Phan T. G., and Kurosaki T. (2018) Generation of memory B cells and their reactivation. Immunol. Rev. 283: 138-149.
157. Nowell P., and Hungerford D. (1960) A minute chromosome in chronic granulocytic leukemia. Science 132: 1497.
158. Rowley J. D. (1973) A new consistent chromosomal abnormality in chronic myelogenous leukaemia identified by quinacrine fluorescence and Giemsa staining. Nature 243: 290-293.
159. Rous P. (1911) A sarcoma of the fowl transmissible by an agent separable from the tumor cells. J. Exp. Med. 12: 696-705.
160. Czernilofsky A. P., Levinson A. D., Varmus H. E., Bishop J. M., Tischer E., and Goodman H. M. (1980) Nucleotide sequence of an avian sarcoma virus oncogene (src) and proposed amino acid sequence for gene

product. Nature 287: 198-203.
161. Land H., Parada L. F., and Weinberg R. A. (1983) Tumorigenic conversion of primary embryo fibroblasts requires at least two cooperating oncogenes. Nature 304: 596-602.
162. Soda M., Choi Y. L., Enomoto M., Takada S., Yamashita Y., Ishikawa S., Fujiwara S., Watanabe H., Kurashina K., Hatanaka H., Bando M., Ohno S., Ishikawa Y., Aburatani H., Niki T., Sohara Y., Sugiyama Y., and Mano H. (2007) Identification of the transforming EML4-ALK fusion gene in non-small-cell lung cancer. Nature 448: 561-566.
163. Lane D. P., and Crawford L. V. (1979) T antigen is bound to a host protein in SV40-transformed cells. Nature 278: 261-263.
164. Linzer D. I., and Levine A. J. (1979) Characterization of a 54K dalton cellular SV40 tumor antigen present in SV40-transformed cells and uninfected embryonal carcinoma cells. Cell 17: 43-52.
165. DeLeo A. B., Jay G., Appella E., Dubois G. C., Law L. W., and Old L. J. (1979) Detection of a transformation-related antigen in chemically induced sarcomas and other transformed cells of the mouse. Proc. Natl. Acad. Sci. USA. 76: 2420-2424.
166. Mercer W. E., Nelson D., DeLeo A. B., Old L. J., and Baserga R. (1982) Microinjection of monoclonal antibody to protein p53 inhibits serum-induced DNA synthesis in 3T3 cells. Proc. Natl. Acad. Sci. USA. 79: 6309-6312.
167. Finlay C. A., Hinds P. W., and Levine A. J. (1989) The p53 proto-oncogene can act as a suppressor of transformation. Cell 57: 1083-1093.
168. Donehower L. A., Harvey M., Slagle B. L., McArthur M. J., Montgomery C. A. Jr., Butel J. S., and Bradley A. (1992) Mice deficient for p53 are developmentally normal but susceptible to spontaneous tumours. Nature 356: 215-221.
169. Miki Y., Swensen J., Shattuck-Eidens D., Futreal P. A., Harshman K., Tavtigian S., Liu Q., Cochran C., Bennett L. M., Ding W., Bell R., Rosenthal J., Hussey C., Tran T., McClure M., Frye C., Hattier T., Phelps R., Haugen-Strano A., Katcher H., Yakumo K., Gholami Z., Shaffer D., Stone S., Bayer S., Wray C., Bogden R., Dayananth P., Ward J., Tonin P., Narod S., Bristow P., Norris F., Helvering L., Morrison P., Rosteck P., Lai M., Barrett J., Lewis C., Neuhausen S., Cannon-Allbright L., Goldgar D., Wiseman R., Kamb A., and Skolnick M. (1994) A strong candidate for the breast and ovarian cancer susceptibility gene BRCA1. Science 266: 66-71.
170. Lee W. H., Shew J. Y., Hong F. D., Sery T. W., Donoso L. A., Young L. J., Bookstein R., and Lee E. Y. (1987) The retinoblastoma susceptibility gene encodes a nuclear phosphoprotein associated with DNA binding activity. Nature 329: 642-645.
171. Beutler B., Mahoney J., Le Trang N., Pekala P., and Cerami A. (1985) Purification of cachectin, a lipoprotein lipase-suppressing hormone secreted by endotoxin-induced RAW 264.7 cells. J. Exp. Med. 161: 984-995.
172. Beutler B., and Cerami A. (1986) Cachectin and tumour necrosis factor as two sides of the same biological coin. Nature 320: 584-588.
173. Farr L. E., Sweet W. H., Robertson J. S., Foster C. G., Locksley H. B., Sutherland D. L., Mendelsohn M. L., and Stickley E. E. (1954) Neutron capture therapy with boron in the treatment of glioblastoma multiforme. Am. J. Roentgenol. Radium. Ther. Nucl. Med. 71: 279-293.
174. Miyatake S., Kawabata S., Hiramatsu R., Furuse M., Kuroiwa T., and Suzuki M. (2014) Boron neutron capture therapy with bevacizumab may prolong the survival of recurrent malignant glioma patients: four cases. Radiat. Oncol. 9: 6.
175. van der Bruggen P., Traversari C., Chomez P., Lurquin C., De Plaen E., Van den Eynde B., Knuth A., and Boon T. (1991) A gene encoding an antigen recognized by cytolytic T lymphocytes on a human melanoma. Science 254: 1643-1647.
176. Steinman R. M., Gutchinov B., Witmer M. D., and Nussenzweig M. C. (1983) Dendritic cells are the principal stimulators of the primary mixed leukocyte reaction in mice. J. Exp. Med. 157: 613-627.

177. Lipowska-Bhalla G., Gilham D. E., Hawkins R. E., and Rothwell D. G. (2012) Targeted immunotherapy of cancer with CAR T cells: achievements and challenges. Cancer Immunol. Immunother. 61: 953-962.
178. Brunet J. F., Denizot F., Luciani M. F., Roux-Dosseto M., Suzan M., Mattei M. G., and Golstein P. (1987) A new member of the immunoglobulin superfamily-CTLA-4. Nature 328: 267-270.
179. Ishida Y., Agata Y., Shibahara K., and Honjo T. (1992) Induced expression of PD-1, a novel member of the immunoglobulin gene superfamily, upon programmed cell death. EMBO J. 11: 3887-3895.
180. Tepper R. I., Coffman R. L., and Leder P. (1992) An eosinophil-dependent mechanism for the antitumor effect of interleukin-4. Science 257: 548-551.
181. Hock H., Dorsch M., Kunzendorf U., Qin Z., Diamantstein T., and Blankenstein T. (1993) Mechanisms of rejection induced by tumor cell-targeted gene transfer of IL-2, IL-4, IL-7, tumor necrosis factor or interferon gamma. Proc. Natl. Acad. Sci. USA. 90: 2774-2778.
182. Allione A., Consalvo M., Nanni P., Lollini P. L., Cavallo F., Giovarelli M., Forni M., Gulino A., Colombo M. P., Dellabona P., Hock H., Blankenstein T., Rosenthal F. M., Gansbacher B., Bosco M. C., Musso T., Gusella L., and Forni G. (1994) Immunizing and curative potential of replicating and nonreplicating murine mammary adenocarcinoma cells engineered with interleukin (IL)-2, IL-4, IL-6, IL-7, IL-10, tumor necrosis factor alpha, granulocyte-macrophage colony-stimulating factor, and gamma-interferon gene or admixed with conventional adjuvants. Cancer Res. 54: 6022-6026.
183. Korec S., Herberman R. B., Dean J. H., and Cannon G. B. (1980) Cytostasis of tumor cell lines by human granulocytes. Cell. Immunol. 53: 104-115.
184. Cameron D. J. (1983) A comparison of the cytotoxic potential in polymorphonuclear leukocytes obtained from normal donors and cancer patients. Clin. Immunol. Immunopathol. 28: 115-124.
185. Lichtenstein A., and Kahle J. (1985) Anti-tumor effect of inflammatory neutrophils: characteristics of *in vivo* generation and *in vitro* tumor cell lysis. Int. J. Cancer 35: 121-127.
186. Fady C., Reisser D., and Martin F. (1990) Non-activated rat neutrophils kill syngeneic colon tumor cells by the release of low molecular weight factor. Immunobiology. 181: 1-12.
187. Midorikama Y., Yamashita T., and Sendo F. (1990) Modulation of the immune response to transplanted tumors in rats by selective depletion of neutrophils *in vivo* using a monoclonal antibody: abrogation of specific transplantation resistance to chemical carcinogen-induced syngeneic tumors by selective depletion of neutrophils *in vivo*. Cancer Res. 50: 6243-6247.
188. Cavallo F., Offringa R., van der Burg S. H., Forni G., and Melief C. J. (2006) Vaccination for treatment and prevention of cancer in animal models. Adv. Immunol. 90: 175-213.
189. Dougan M., and Dranoff G. (2009) Immune therapy for cancer. Annu. Rev. Immunol. 27: 83-117.
190. Hu H. M., Urba W. J., and Fox B. A. (1998) Gene-modified tumor vaccine with therapeutic potential shifts tumor-specific T cell response from a type 2 to a type 1 cytokine profile. J. Immunol. 161: 3033-3041.
191. Rosenberg S. A., Spiess P., and Lafreniere R. (1986) A new approach to adoptive immunotherapy of cancer with tumor-infiltrating lymphocytes. Science 233: 1318-1321.
192. Tanaka H., Yoshizawa H., Yamaguchi Y., Ito K., Kagamu H., Suzuki E., Gejyo F., Hamada H., and Arakawa M. (1999) Successful adoptive immunotherapy of murine poorly immunogenic tumors with specific effector cells generated from gene-modified tumor-primed lymph node cells. J. Immunol. 162: 3574-3582.
193. Kjaergaard J., and Shu S. (1999) Tumor infiltration by adoptively transferred T cells is independent of immunologic specificity but requires down-regulation of L-selectin expression. J. Immunol. 163: 751-759.
194. Mukai S., Kjaergaard J., Shu S., and Plautz G. E. (1999) Infiltration of tumors by systemically transferred tumor-reactive T lymphocytes is required for antitumor efficacy. Cancer Res. 59: 5245-5249.
195. Noguchi Y., Chen Y. T., and Old L. (1994) A mouse mutant p53 product recognized by $CD4^+$ and $CD8^+$ T cells.

Proc. Natl. Acad. Sci. USA. 91: 3171-3175.

196. Ibata M., Takahashi T., Shimizu T., Inoue Y., Maeda S., Tashiro-Yamaji J., Okada M., Ueda K., Kubota T., and Yoshida R. (2011) Spontaneous rejection of intradermally transplanted non-engineered tumor cells by neutrophils and macrophages from syngeneic strains of mice. Microbiol. Immunol. 55: 726-735.

197. Shrieve D. C., Deen D. F., and Harris J. W. (1983) Effects of extreme hypoxia on the growth and viability of EMT6/SF mouse tumor cells in vitro. Cancer Res. 43: 3521-3527.

198. Lewis C., and Murdoch C. (2005) Macrophage responses to hypoxia. Implications for tumor progression and anti-cancer therapies. Am. J. Pathol. 167: 627-635.

199. Leek R. D., Lewis C. E., Whitehouse R., Greenall M., Clarke J., and Harris A. L. (1996) Association of macrophage infiltration with angiogenesis and prognosis in invasive breast carcinoma. Cancer Res. 56: 4625-4629.

200. Negus R. P., Stamp G. W., Hadley J., and Balkwill F. R. (1997) Quantitative assessment of the leukocyte infiltrate in ovarian cancer and its relationship to the expression of C-C chemokines. Am. J. Pathol. 150: 1723-1734.

201. Burton J. L., Wells J. M., Corke K., Maitland N., Hamdy F. C., and Lewis C. E. (2000) Macrophages accumulate in avascular, hypoxic areas of prostate tumors: implications for the targeted therapeutic gene delivery to such sites. J. Pathol. 192: 8A.

202. Collingridge D. R., Hill S. A., and Chaplin D. J. (2001) Proportion of infiltrating IgG-binding immune cells predict for tumor hypoxia. Br. J. Cancer 84: 626-630.

203. Ohno S., Ohno Y., Suzuki N., Kamei T., Koike K., Inagawa H., Kohchi C., Soma G.-I., and Inoue M. (2004) Correlation of histological localization of tumor-associated macrophages with clinicopathological features in endometrial cancer. Anticancer Res. 24: 3335-3342.

204. Takahashi T., Ibata M., Zhiqian Yu., Shikama Y., Endo Y., Miyauchi Y., Nakamura M., Tashiro-Yamaji J., Miura-Takeda S., Shimizu T., Okada M., Ueda K., Kubota T., and Yoshida R. (2009) Rejection of intradermally injected syngeneic tumor cells from mice by specific elimination of tumor-associated macrophages with liposome-encapsulated dichloromethylene diphosphonate, followed by induction of $CD11b^+/CCR3^-/Gr-1^-$ cells cytotoxic against the tumor cells. Cancer Immunol. Immunother. 58: 2011-2023.

205. Klemperer P. (1947) Diseases of the collagen system. Bull. N. Y. Acad. Med. 23: 581-588.

206. Salinas-Carmona M. C., Nussenblatt R. B., and Gery I. (1982) Experimental autoimmune uveitis in the athymic nude rat. Eur. J. Immunol. 12: 480-484.

207. Roses A. D., Alonow C. W., McAdams M. W., and Lane R. J. M. (1981) No direct correlation between serum antiacetylcholine receptor antibody levels and clinical state of individual patients with myasthenia gravis. Neurology (Minneap) 31: 220-224.

208. Gregerson D. S., Obritsch W. F., Fling S. P., and Cameron J. D. (1986) S-antigen-specific rat T cell lines recognize peptide fragments of S-antigen and mediate experimental autoimmune uveoretinitis and pinealitis. J. Immunol. 136: 2875-2882.

209. Mochizuki M., Kuwabara T., McAllister C., Nussenblatt R. B., and Gery I. (1985) Adoptive transfer of experimental autoimmune uveoretinitis in rats: immunopathogenic mechanisms and histologic features. Invest. Opthalmol. Vis. Sci. 26: 1-9.

210. Caspi R. R., Roberge F. G., McAllister C., el-Saied M., Kuwabara T., and Gery I. (1986) T cell lines mediating experimental autoimmune uveoretinitis (EAU) in the rat. J. Immunol. 136: 928-933.

211. Kabat E. A., Wolf A., and Bezer A. E. (1945) Rapid production of acute disseminated encephalomyelitis in rhesus monkeys by injection of brain tissue with adjuvants. Science 104: 362-363.

212. Huang D., Wang J., Kivisakk P., Rollins B. J., and Ransohoff R. M. (2001) Absence of monocyte chemoattractant protein 1 in mice leads to decreased local macrophage recruitment and antigen-specific T helper cell type 1

immune response in experimental autoimmune encephalomyelitis. J. Exp. Med. 193: 713-725.

213. Meehan T. F., and DeLuca H. F. (2002) CD8$^+$ T cells are not necessary for 1α,25-dihydroxyvitamin D3 to suppress experimental autoimmune encephalomyelitis in mice. Proc. Natl. Acad. Sci. USA. 99: 5557-5560.

214. Agawal R. K., and Caspi R. R. (2004) Rodent models of experimental autoimmune uveitis. Methods Mol. Med. 102: 395-420.

215. Duncan T., Fariss R. N., and Wiggert B. (2006) Confocal immunolocalization of bovine serum albumin, serum retinol-binding protein, and interphotoreceptor retinoid-binding protein in bovine retina. Mol. Vis. 12: 1632-1639.

216. Borst D. E., Redmond T. M., Elser J. E., Gonda M. A., Wiggert B., Chader G. J., and Nickerson J. M. (1989) Interphotoreceptor retinoid-binding protein: gene characterization, protein repeat structure, and its evolution. J. Biol. Chem. 264: 1115-1123.

217. Wacker W. B., and Lipton M. M. (1965) Experimental allergic uveitis: Homologous retina as uveitogenic antigen. Nature 206: 253-254.

218. Gery I., and Streilein J. W. (1994) Autoimmunity in the eye and its regulation. Curr. Opin. Immunol. 6: 938-945.

219. Caspi R. R., Roberge F. G., Chan C. C., Wiggert B., Chader G. J., Rozenszain L. A., Lando Z., and Nussenblatt R. B. (1988) A new method of autoimmune disease: experimental autoimmune uveoretinitis induced in mice with two different retinal antigens. J. Immunol. 140: 1490-1495.

220. Namba K., Ogasawara K., Kitaichi N., Matsuki N., Takahashi A., Sasamoto Y., Kotake S., Matsuda H., Iwabuchi K., Ohno S., and Onoé K. (1998) Identification of a peptide inducing experimental autoimmune uveoretinitis (EAU) in H-2Ak-carrying mice. Clin. Exp. Immunol. 111: 442-449.

221. Jiang H.-R., Lumsden L., and Forrester J. V. (1999) Macrophages and dendritic cells in IRBP-induced experimental autoimmune uveoretinitis in B10RIII mice. Invest. Ophthalmol. Vis. Sci. 40: 3177-3185.

222. Miura-Takeda S., Tashiro-Yamaji J., Oku H., Takahashi T., Shimizu T., Sugiyama T., Ikeda T., Kubota T., and Yoshida R. (2008) Experimental autoimmune uveoretinitis initiated by non-phagocytic destruction of inner segments of photoreceptor cells by Mac-1$^+$ mononuclear cells. Microbiol. Immunol. 52: 601-610.

223. Rao N. A., Kimoto T., Zamir E., Giri R., Wang R., Ito S., Pararajasegaram G., Read R. W., and Wu G. S. (2003) Pathogenic role of retinal microglia in experimental uveoretinitis. Invest. Ophthalmol. Vis. Sci. 44: 22-31.

224. Forrester J. V., Liversidge J., Dua H. S., Towler H., and McMenamin P. G. (1990) Comparison of clinical and experimental uveitis. Curr. Eye Res. 9: 75-84.

225. Butler T. L., and McMenamin G. (1996) Resident and infiltrating immune cells in the uveal tract in the early and late stages of experimental autoimmune uveoretinitis. Invest. Opthalmol. Vis. Sci. 37: 2195-2210.

226. Forrester J. V., Huitinga I., Lumsden L., and Dijkstra C. D. (1998) Marrow-derived activated macrophages are required during the effector phase of experimental autoimmune uveoretinitis in rats. Curr. Eye Res. 17:426-437.

227. Pouvreau L., Zech J. C., Thillaye-Goldenberg B., Naud M. C., Van Rooijen N., and de Kozak Y. (1998) Effect of macrophage depletion by liposomes containing dichloromethylene-diphosphonate on endotoxin-induced uveitis. J. Neuroimmunol. 86: 171-181.

228. Robertson M., Liversidge J., Forrester J. V., and Dick A. D. (2003) Neutralizing tumor necrosis factor-α activity suppresses activation of infiltrating macrophages in experimental autoimmune uveoretinitis. Invest. Opthalmol. Vis. Sci. 44: 3034-3041.

229. Moore K. J., Sheedy F. J., and Fisher E. A. (2013) Macrophages in atherosclerosis: a dynamic balance. Nat. Rev. Immunol. 13: 709-721.

230. Colin S., Chinetti-Gbaguidi G., and Staels B. (2014) Macrophage phenotypes in atherosclerosis. Immunol. Rev. 262: 153-166.

231. Gordon I. (1947) Mechanism of lipophage deposition in atherosclerosis. Arch Pathol (Chic). 44: 247-260.

あとがき

　私は，大学院時代，他の研究室でやられていない，あるいは，他の研究室より進んでいるテーマ（前期：プロトカテキン酸 3,4-2 原子酸素添加酵素の構造解析；後期：インドールアミン 2,3-2 原子酸素添加酵素の反応機構と酵素誘導機構）を研究させてもらい，Osamu Hayaishi の名前が入れば，impact factor の高い雑誌，特に Proceedings of the National Academy of Sciences of the United States of America（PNAS）では，査読も省かれ，投稿すると数カ月後に活字になりました．早石修 NIH 毒物学部長が米国で名声を得られ，京都大学医学部医化学教室教授として帰国された結果でした．

　このような恵まれた環境が，大学院終了後の助手時代でも続きました．米国留学を終えて，（財）大阪バイオサイエンス研究所で細胞生物学部門を担当し，癌の研究がしたいと思い，免疫学の命題である，自己/非自己の識別機構に興味を持ちました．私は，免疫学に素人でしたが，"すべての生物はそれぞれに完成品で，下等動物も自己/非自己を識別できるので，種を維持できる"と，感じていました．私は，帰国後数年で，1900 年頃，Lathrop ががん細胞を移植し，がん細胞が拒絶された実験と同様の実験系で同種異系腫瘍の拒絶実験を行い，エフェクター細胞がどんな細胞か調べました．Lathrop は乳がん細胞（腺上皮由来なら癌，間質細胞由来なら肉腫）を皮内あるいは皮下に，私は Meth A 線維肉腫細胞（大きな間質系細胞）を腹腔内に，移植しました．私は，たまたま，CTL に傷害される線維芽細胞や白血病細胞などを同種異系細胞として使わず，移植部への浸潤細胞と簡単に見分けられ，腹腔で増える ascites（腹水）型の大きなサイズの Meth A 細胞を使用しました．そして，1991 年，Osamu Hayaishi に communicate していただいたお蔭で，エフェクター細胞はマクロファージという論文が PNAS に何とか掲載されました．当初，私は，おそらく他の研究者も，エフェクター細胞は 1 種類と信じていました．しかし，移植部には，少なくとも 3 種類（AIM-1，AIM-2 と CTL）の，移植片（Meth A 細胞）に対して細胞傷害活性を持つ細胞が浸潤していました．Meth A 細胞がたまたま CTL に resistant であったため，CTL より数日早く移植部に浸潤する allograft-induced macrophage（AIM）を発見できたことは，今振り返ると非常に幸運だったし，思い出すと身震いします．自分のテーマで実験をやりだした途端，学会では前の演者の講演が終わると，真に，どっと聴衆が他の会場へ移動され，講演に呼んでいただいたときには，終了後罵声に近い質問も受けました．その後，論文に投稿すると，ことごとく reject され，約 5 年間，このマクロファージに関連する論文は通りませんでした．1996 年の 3 月，また reject されるだろうと投稿した雑誌の reviewer の一人が，「このまま掲載してよい」と言われ，もう一人の reviewer が「この分野での定説は，多くの人の積み重ねを経ています．それを否定したいなら，移植片がマクロファージによって MHC 特異的に傷害される証拠を示しなさい」とコメントをいただきました．その結果を追加すると，また，その証拠に，クレームがつくのだろうと，諦め半分で修正論文を送ったところ，4 月 18 日に accept の返事を受け取りました．

　大阪医科大学在職時，預かった院生の診療科が何を専門にしているか，あるいは，院生本人がどういう外来を担当しているかなどで，院生の研究テーマを決めました．同種異系移植片拒絶機構と

がん細胞の傷害機構については，私自身の興味もあり，何とか実験系は組めましたが，自己免疫疾患やアレルギーの発症機構などについては，何から手をつけたらいいのかわかりませんでした．論文は，世界中の研究者に読んでほしいと，必ず英文雑誌に full paper として投稿し，reviewer にボロボロに言われながら，辛うじて掲載してもらい，結果的に訂正論文 0 で研究生活を終えることができました．本書を書き終え，真に，綱渡りだったなと振り返っております．

　本書での基本的な考え方は，"すべての生物はそれぞれに完成品で，下等動物も自己／非自己を識別できるので，種を維持できる"からスタートし，下等動物にもある細胞による自己／非自己の識別の可能性を追究しました．2013 年 3 月末に退官後，数カ月で Transplantation への論文が通り，本庶佑先生のご推薦で Advances in Immunology に総説を書かせていただき，2014 年 9 月に発刊されました．2013 年 4 月から 2018 年 3 月まで，同志社大学生命医科学部の萩原明於教授と米井嘉一教授から嘱託講師を依頼され，免疫学（ヒトの病理と防御システム I）の講義を担当させていただきました．免疫学は，自己／非自己識別機構を追究する学問ですが，私が目にする免疫学の教科書では，高等動物が持つ，リンパ球による自己／非自己識別が強調されてきました．私は，〔i）現存する生物は，それぞれ完成品，ii）下等動物も，自己／非自己を識別し種を維持，iii）下等動物は，その都度，自己／非自己を識別し，高等動物は，非自己情報を記憶，2 回目以降，より早く，より強く反応〕という持論に基づいて，自然免疫（主として自己／非自己識別）と獲得免疫（主として記憶）を並列に扱いました．また，分担執筆だと免疫現象の解釈が様々で，かえって，わかりにくいとも感じました．したがって，本書は，基本的考え方が同じであるように，私一人で書くことにこだわりましたが，多岐の分野にわたり，文献に基づいて書くことは簡単ではありませんでした．免疫学は，発生と生体防御に関する生物学なので，医学に限らず，生命医科学，農学，理学，薬学や歯学にも必須の学問であり，本書は，免疫生物学を正しく理解する上で必須の書物と確信しています．

　最後に，大学院生としてご指導いただいて以来，的確なご助言をいただいた早石修京都大学名誉教授，典型的な体育会系学生に，研究を 0 から教えていただいた野崎光洋滋賀医科大学名誉教授，講演や執筆などにご推薦いただいた本庶佑京都大学特別教授に厚く御礼申し上げます．生来気難しく，ときに，苛立ちを隠さない私に，辛抱強くお付き合いいただいた，（財）大阪バイオサイエンス研究所細胞生物学部門の共同研究者の皆様，研究所職員の皆様，激しいディスカッションにも付き合っていただいた，留学時代以来の友人，松浦晃洋藤田医科大学教授に深謝いたします．また，一時期，研究継続を諦めかけた私に，研究の機会を与えていただいた，大阪医科大学藤本守元学長，生理学教室窪田隆裕教授，多くの院生を預けてくださった，形成外科田嶋定夫教授，上田晃一教授，耳鼻咽喉科竹中洋教授，河田了教授，一般消化器外科谷川允彦教授，内山和久教授，林道廣教授，泌尿器科勝岡洋治教授，東治人教授，眼科池田恒彦教授，大阪薬科大学循環病態治療学田中一彦教授，林哲也教授，難しいテーマに手探りで頑張っていただいた 28 名の院生諸氏，そして，研究をサポートいただいた大阪医科大学研究機器センターの皆様に，心より感謝いたします．

　本書は，内容が従来の立ち位置と違うので，著者は，自費出版を覚悟しておりました．（株）中外医学社，青木三千雄相談役，青木滋社長，をはじめ，面会くださった，企画部岩松宏典課長，拙文の校閲を担当いただいた上村裕也氏に感謝申し上げます．

平成 31 年 2 月 6 日
吉田 龍太郎

索 引

用 語 編

ADCC 40, 68, 80, 129, 178, 179
AID 95
AIDS 127, 131, 134
AIM 78, 81, 82, 116, 181, 182, 184-186, 189, 193, 221
allograft 52, 60, 62, 64, 78, 81, 116, 181, 184
altered self 3, 180, 181, 184, 203
ATL 133, 175
ATXBM 3, 7, 55
バリア 9-11, 21, 170
BCG 141, 167
BCR 3, 6, 7, 19, 29, 30, 36, 39, 43, 46-48, 57, 58, 82, 89, 90, 95, 96, 143, 160, 168, 196, 197
BSE 136, 137
CAR-T 179
CJD 136, 137
CTL 4, 6, 7, 17, 54, 64, 74, 78, 79, 81, 88, 97, 128-131, 133, 160, 178, 180-182, 184-186, 190, 192, 194, 203, 221
CTLA-4 179
DC 44, 49, 71, 72, 100
DIC 174
DTH 128
EBV 134, 172, 195
Fas 133, 196
Fas ligand 133, 196
GFP 83
HBV 133
HCV 133
HHV-8 134, 172
HPV 133
HTLV-1 133, 171, 175, 195
IDO 2, 4, 63
IGRA 141
IL-4 6, 30, 31, 37, 48, 49, 73, 74, 96, 107, 121, 143, 146-150, 152, 153, 159, 161-165, 175, 178, 179
IRBP 197, 198, 200, 203, 204

常在性細胞 15, 19, 25, 30, 49, 67, 68, 72, 81, 94, 110-112, 121, 160, 162, 167
Kuru 病 136, 137
LPS 2, 14, 25, 146
M 細胞 100, 101
膜消化 9, 21, 98, 100, 170
Meth A 4, 61, 78, 79, 81, 115, 129, 130, 133, 172, 181, 182, 184-187, 190, 191, 221
MHC 3, 4, 6, 7, 11, 17, 24, 37, 39, 45, 48, 52, 54, 56-58, 60, 62, 64, 72-75, 78, 79, 81-83, 86-90, 96, 97, 102, 104, 105, 116, 128, 143, 159, 160, 162, 164-166, 175, 178, 179, 182, 184, 186, 197, 221
MHC 拘束性 4, 45, 57, 72, 73, 75, 88, 96, 128
MMR 6, 81-83, 85-90, 185
myc 171, 176
negative selection 4, 57, 143
oncogene 134, 171, 172
p53 134, 172, 173, 178
PAF 143
PD-1 179
PE 76
positive selection 4, 57, 143
PPD 141, 167
プリオン病 136, 137
ras 171, 178
Rb 134, 173
skin components 5, 61, 181, 182, 186
SLE 140, 167
src 127, 171
TCR 3, 4, 6, 7, 17, 19, 29, 30, 36, 39, 43, 44, 46-48, 56-58, 67, 73, 74, 82, 83, 87, 89, 90, 96, 97, 143, 160-162, 168, 179, 196, 197
T_{DTH} 70
転座 134, 171, 172, 175, 176
TGC 83
TLR 14, 15, 19, 25, 76, 77, 83, 88, 90, 97, 111, 122, 160, 168

223

人名編

Baltimore 134
Behring 17, 34, 42, 69, 94
Beutler 14
Bishop 171
Boon 178
Cerami 173
Cohn 2
Crawford 172
Czernilofsky 171
Davis 46, 54, 71
Edelman 17, 34, 35, 42, 94
Fukuoka 125
Gorer 3, 4, 52, 56, 78, 181, 186
Grist 7, 42, 53
Hoffmann 14
Honjo 54, 95, 111, 121, 179
Ishizaka 138
Isaacs 109, 128
Janeway 14
Jenner 32, 33, 42, 69, 70, 71, 74, 91-94, 123, 130-132
Kerr 2
Kishimoto 109, 121
Kitasato 17, 34, 69, 94

Köhler 135
Kotake 10
Lathrop 4, 51, 78
Levine 172
Lindenmann 109, 128
Loveland 3, 7, 54, 55
McKenzie 3, 54, 55
Mechnikov 71
Milstein 135
Nagata 109
Nathan 2
Okada 135
Old 172, 181
Porter 17, 34, 35, 42, 94
Prusiner 137
Rous 171
Samelsson 2
Stehelin 171
Steinman 71
Taniguchi 109
Temin 134
Tonegawa 14, 17, 18, 28, 35, 46, 54, 71, 95, 161
Varmus 171
Weinberg 171

リーズナブル免疫生物学	ⓒ

発　行	2019年3月20日　1版1刷
著　者	吉田　龍太郎
発行者	株式会社　中外医学社
	代表取締役　青木　　滋
	〒162-0805　東京都新宿区矢来町62
	電　話　　(03) 3268-2701(代)
	振替口座　　00190-1-98814番

印刷・製本/有限会社祐光　　　　　　＜HI・HU＞

ISBN978-4-498-10608-6　　　　　　Printed in Japan

JCOPY ＜(社)出版者著作権管理機構 委託出版物＞

本書の無断複製は著作権法上での例外を除き禁じられています．
複製される場合は，そのつど事前に，(社)出版者著作権管理機構
(電話 03-5244-5088, FAX 03-5244-5089, e-mail: info@jcopy.
or.jp) の許諾を得てください．